Brigitte Benkert

Einfach stillen

**Das Standardwerk
mit allem Wissenswerten**

Brigitte Benkert

Einfach stillen

Das Standardwerk
mit allem Wissenswerten

Die Autorin: Brigitte Benkert ist diplomierte Pflegefachfrau/Still- und Laktationsberaterin IBCLC und seit 1983 engagiert für das Stillen. Als Vertretung der Arbeitsgemeinschaft Freier Stillgruppen ist sie Mitglied der Nationalen Stillkommission am Bundesinstitut für Risikobewertung. Sie lebt seit 2003 in der Schweiz, ist Gutacherin bei der Schweizerischen Stiftung Stillen, die Krankenhäuser nach den UNICEF-Kriterien als stillfreundlich auszeichnet. Sie arbeitet hauptberuflich in der Stillberatung. Ihr besonders Engagement gilt Kindern, die ihren Stillstart mit einem Aufenthalt in der Kinderklinik beginnen. Bei ihren Schulungen im In- und Ausland versucht sie, Gesundheitspersonal, Stillberaterinnen und Eltern die bestmögliche Betreuung zu vermitteln. Daneben ist Frau Benkert PR-Beraterin/PR-Referentin (DPRG) und setzt sich mit ihren zahlreichen Publikationen für eine Veränderung der Stillkultur ein.

Danksagung: Ein ganz besonderer Dank für die Unterstützung bei der Entstehung des Buches geht an Frau Christa Herzog, Frau Maryse Lehners, Frau Eva Rothmund und Herrn Dr. Abou-Dakn sowie an alle Eltern, die mit den zur Verfügung gestellten Bildern dazu beigetragen haben, dass Text und Bild facettenreich und ausdrucksstark sind. Ebenfalls ein herzliches Dankeschön geht an meinen Sohn Gernot Benkert.

Bibliografische Information der Deutschen Bibliothek: Die Deutsche Bibliothek verzeichnet diese Publikation in der Deutschen Nationalbibliografie; detaillierte bibliografische Daten sind im Internet unter http://dnb.ddb.de abrufbar

Urania Verlag
in der Verlagsgruppe Dornier GmbH
Postfach 80 06 69, 70506 Stuttgart

www.urania-verlag.de
www.verlagsgruppe-dornier.de

© 2005 Urania Verlag, Stuttgart
in der Verlagsgruppe Dornier GmbH.
Alle Rechte vorbehalten.

Umschlaggestaltung: Behrend & Buchholz, Hamburg
Umschlagbild: BAUMGARTNER OLIVIA/
CORBIS SYGMA
Illustrationen: Brigitte und Gernot Benkert
Gestaltung und Layout: Berliner Buchwerkstatt,
Britta Dieterle

Printed in Germany

ISBN 3-332-01609-1

Bildnachweis:

Arbeitsgemeinschaft Freier Stillgruppen (AFS):
S. 21, 66, 78, 98, 156
Ameda: S. 88 l., 89 l., 93, 95, 96
Anita GmbH: S. 45
Brigitte Benkert: S. 19, 115, 117, 121, 123, 139 l.
m., 145, 155
Dagmar Gräßle: S. 133
Christa Herzog: S. 15, 31 l. m., 41, 57, 65, 71 u., 75,
87, 97, 139 r., 143, 147, 166, 171
Initiative Liewensufank: S. 72, 118
Medela: S. 31 r., 88 r., 89 r., 95, 96, 99, 101
Tina Moser: S. 11
Nürtinger Hebammenpraxis, Eva Rothmund: S. 69,
70, 71 o.
Stillgruppe Neuss, Michael Hecker: S. 52
Theraline: S. 47
Carsten Treide: S. 173
Heidi Velten: S. 8/9, 17, 32/33, 84, 108/109,
134/135

Inhalts-verzeichnis

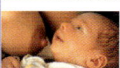
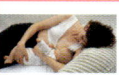
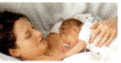
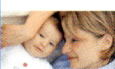

Zum Geleit

Es ist in den letzten Jahren wieder »modern« geworden, sein Kind zu stillen. So zeigen aktuelle Befragungen, dass die meisten Mütter angeben, ihre Kinder wieder natürlich ernähren zu wollen. Leider mussten wir erst nachweisen, dass die menschlichste Ernährungsform der Kinder die Gesundheit dieser schützt. Untersuchungen belegen, dass das Stillen auch in Industriestaaten mindestens 20 % der kindlichen Todesfälle im ersten Lebensjahr hätte verhindern können. Wie mittlerweile auch bekannt ist, kann das Nichtstillen ebenso für die Mütter nicht unerhebliche gesundheitliche Risiken mit sich führen. Zusätzlich beinhaltet künstliche Ernährung für die Familie wie auch für die Gesellschaft finanzielle und ökologische Nachteile.

Leider führt der Trend in Deutschland jedoch nur dazu, dass viele Frauen in der Klinik mit dem Stillen beginnen. Innerhalb kurzer Zeit wechseln dann bedauerlicher Weise die meisten von ihnen zu der schlechteren Ersatznahrung.

Da in unserer Gesellschaft die häufigste Familienform die Kleinfamilie, also Vater, Mutter und Kind, ist, fehlen jungen Müttern die Vorbilder. Und durch viele Fehlinformationen – bewusst oder unbewusst – werden Eltern schon zu Beginn der Stillbeziehung verunsichert. Sie sind dann fälschlicherweise der Auffassung, in der künstlichen Babynahrung den Schlüssel zu ihren Problemen in Händen zu halten.

Deshalb ist es von großer Bedeutung, dass Experten ihr Wissen veröffentlichen und somit dazu beitragen, dass Mütter im Stillen bestärkt werden und die großen Vorteile und Zugewinne der natürlichen menschlichen Ernährung erkennen.

Der Autorin, Frau Brigitte Benkert, ist es erneut gelungen, aktuelle wissenschaftliche Erkenntnisse in verständlicher und anschaulicher Weise darzulegen. Die Eltern erhalten damit einen Ratgeber, der sie hervorragend in der Stillzeit begleitet und alle aufkommenden Fragen beantwortet. Aber auch den Fachfrauen und -männern bietet sie mit ihrem Buch ein deutschsprachiges Standardwerk.

Dem Verlag ist zu danken, dass er mit diesem Ratgeber dem aktuellen Wissensstand und dem breitem Interesse nach guter Information nachkommt, denn viele junge Paare suchen nach Hilfe.

Bücher, die uns das Stillen wieder bewusst machen, helfen, die Lücken zu schließen, da stillfreundliche Krankenhäuser, optimal für das Stillen ausgebildete Ärzte und Ärztinnen, gut informierte und hilfreiche Hebammen und Laktationsberaterinnen leider immer noch nicht überall zu finden sind. Es wäre wunderbar, wenn all dies wieder selbstverständlich wäre!

Denn Stillen ist mehr als die natürliche Ernährungsform für Ihr Baby – es ist der beste Kontakt, den Sie zu Ihrem Kind jetzt aufnehmen können! Viel Glück dabei.

Dr. Michael Abou-Dakn
St. Joseph Krankenhaus, Berlin
Vorsitzender der WHO-UNICEF-Initiative
»Stillfreundliches Krankenhaus« Deutschland,
Mitglied der Nationalen Stillkommission
Deutschland

Vorwort

Liebe werdende Eltern, liebe Eltern,

mit diesem Buch möchte ich Ihnen einen umfassenden Ratgeber an die Hand geben. Ungestörtes Kennenlernen, sanftes Berühren und eine schützende Atmosphäre helfen dem Baby, sich an die grenzenlose weite, laute und grelle Welt zu gewöhnen. Ihr Baby zeigt Ihnen, wann es das erste Mal gestillt werden möchte. Stillen setzt die enge Bindung, die Ihr Baby im Mutterleib erfahren hat, fort und dient nicht nur der Ernährung, sondern auch dem Beziehungsaufbau.

Was lernt Ihr Fötus im Mutterleib?
Ihr Fötus sieht, hört, schmeckt, spürt und reagiert auf Gefühle und Handlungen. Er führt mit 10 bis 13 Wochen die Hand zum Mund. Mit etwa 12 bis 15 Wochen saugt und schluckt er. Er gewöhnt sich an Lärm. Das Rauschen des Blutes und die Darmgeräusche sind so laut, wie der Lärm einer Großstadtstraße. Er hört Ihren Herzschlag und reagiert auf Stimmen, Musik und Geräusche von außen. Ihr Baby bewegt sich, für Sie wird dies ungefähr mit fünf Monaten spürbar. Im schützenden Fruchtwasser wird Ihr Fötus geschaukelt und sanft massiert. Die Geschmacksknospen werden zwischen der 28. und 30. Woche aktiv. Das Baby schmeckt, was Sie essen, und reagiert darauf.

Was kann Ihr Baby ab der ersten Lebensstunde?
Ihr Baby kann sehen. Es sieht im Abstand von 25 bis 30 cm scharf. Schon vier Stunden nach der Geburt erkennt es Ihr Gesicht wieder. Es erkennt klare Formen, klare Umrisse, starke Kontraste. Es bevorzugt geschwungene Linien vor geraden und liebt kräftige Farben wie Gelb, Blau, Rot, Grün.

Ihr Baby kann hören.
Neugeborene erkennen die Stimme ihrer Mutter aus 16 verschiedenen Stimmen heraus. Sie erkennen Menschen, die schon während der Schwangerschaft Kontakt mit ihnen aufgenommen haben. In den ersten Monaten nehmen Babys verschiedene Laute einer jeden Sprache auf. Ab dem sechsten Monat analysieren sie ihre Muttersprache(n).

Ihr Baby tastet, schmeckt und riecht.
Berühren, streicheln, Wärme, Luft, Wasser und Körpergrenzen werden bewusst wahrgenommen. Nahrungsmittel prägen den Geschmack der Muttermilch. Babys erkennen Geschmacksstoffe aus dem Fruchtwasser wieder.

Auf den folgenden Seiten werden Sie die Bedeutung und Vorteile der Muttermilch kennen lernen. Auch bei einem schwierigeren Start wird es Ihnen mit Unterstützung möglich sein, erfolgreich zu stillen. Probleme können Sie überwinden. Hierzu finden Sie Tipps und Lösungsmöglichkeiten.

Ich wünsche Ihnen eine schöne gemeinsame Stillzeit.

Brigitte Benkert

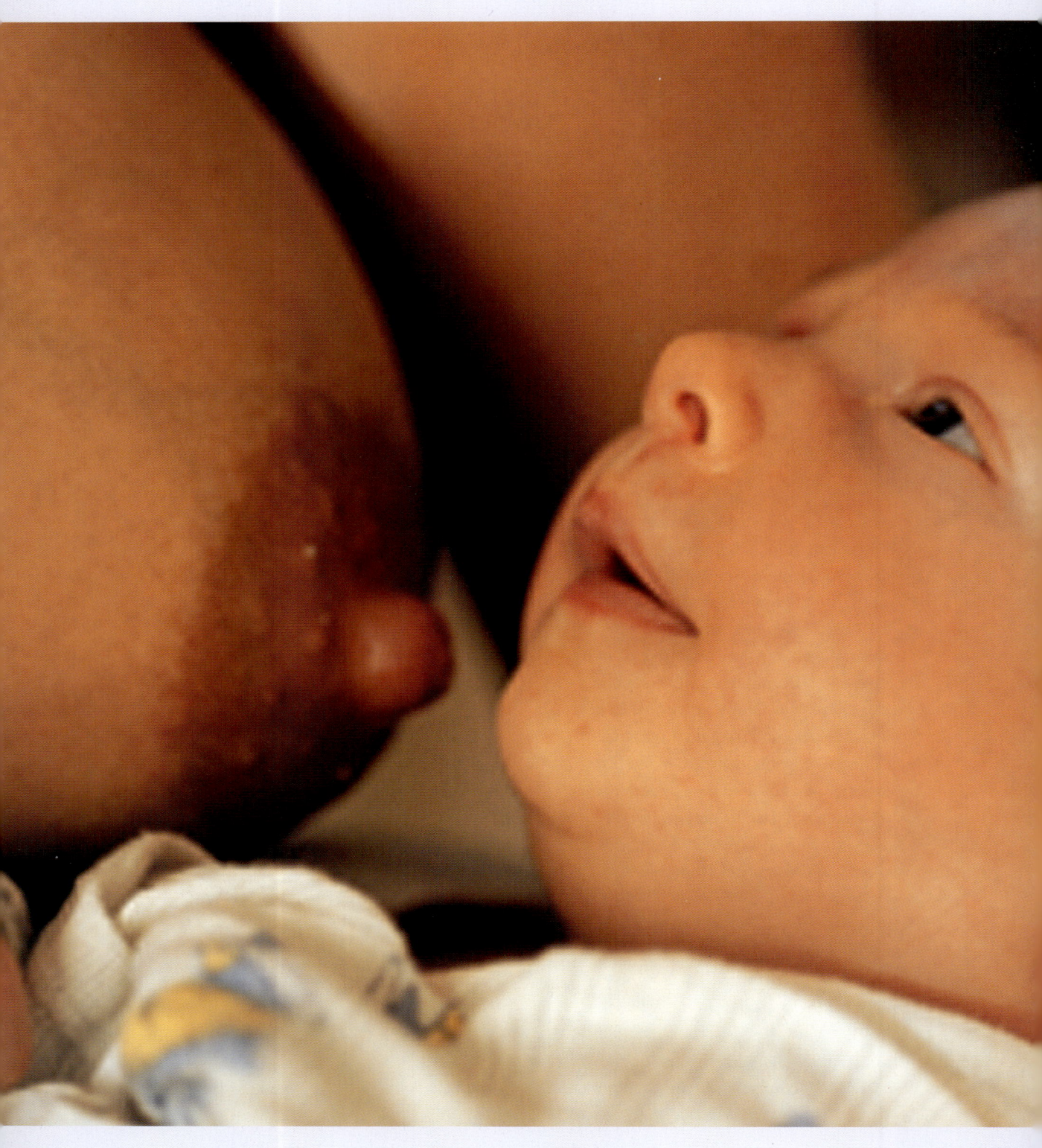

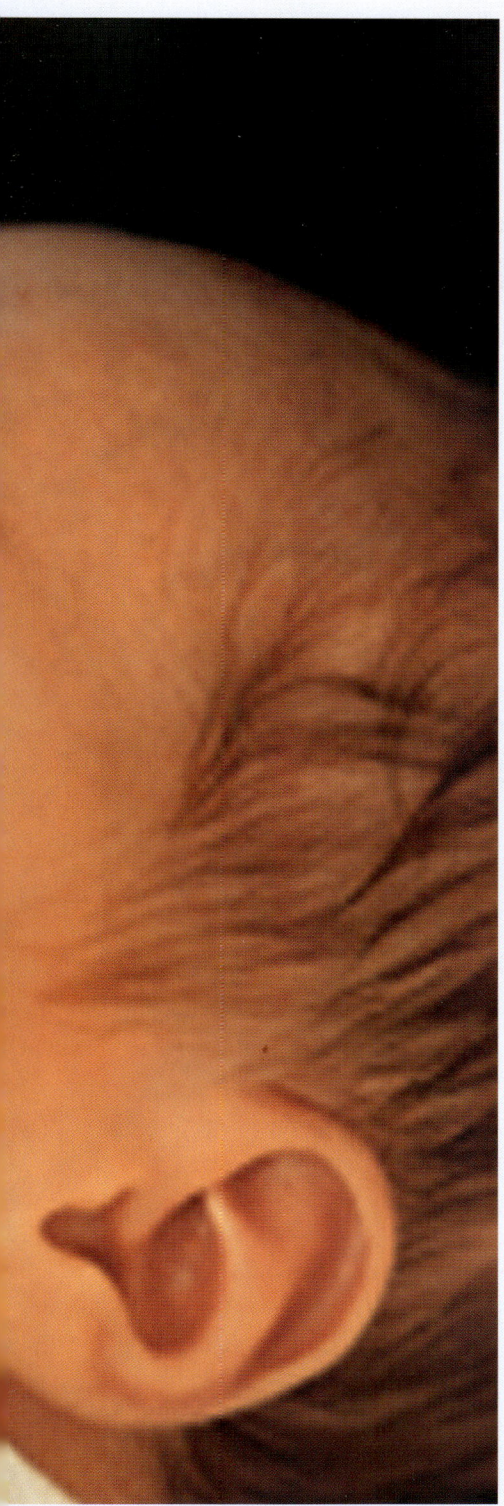

Wissenswertes über das Stillen

Stillen ist natürlich und das Beste für Mutter, Kind, Gesellschaft und Umwelt. Muttermilch ist ein einzigartiges Nahrungsmittel, durch nichts gleichwertig ersetzbar. Wussten Sie, dass Stillen in den Menschen- und Kinderrechten verankert ist? Zahlreiche wissenschaftliche Studien belegen die hervorragende Qualität der Muttermilch. Jedes Kind hat ein Recht auf eine gesunde und auf sein Bedürfnis abgestimmte Nahrung.

Muttermilch ist einzigartig

Muttermilch ist ein individuell zusammengesetztes Lebenselexier. Signalisiert das Kind einen besonderen Bedarf, so stellt sich die Muttermilch darauf ein. Wussten Sie, dass bei zu früh geborenen Kindern die Muttermilch mehr Natrium enthält? Die Fetttröpfchen entsprechen denen im Fruchtwasser und sind leichter verdaulich. Bei anfälligen und gefährdeten Kindern sind mehr Schutzstoffe in der Muttermilch nachweisbar.

Die Natur hat es so eingerichtet, dass alle Neugeborenen von der ersten Lebensstunde an die für sie am besten geeignete Nahrung zu sich nehmen können. Muttermilch ist genau auf die Bedürfnisse eines Neugeborenen abgestimmt, sie verändert sich in ihrer Zusammensetzung nach dem Bedarf des Kindes. Wir wissen, dass die Muttermilch für Frühgeborene ebenso den speziellen Bedürfnissen des Frühchens entspricht. Im Verlauf der ersten Tage und Wochen verändert sich die Muttermilch – ganz nach der Entwicklung des Babys. Die Anpassung des Babys an das Leben auf der Welt dauert gut ein halbes Jahr. Eigentlich ist das Menschenkind nach der Entbindung noch nicht reif genug, um überleben zu können. Das Neugeborene braucht Mutter und Muttermilch, um sich optimal entwickeln zu können.

Wir wissen inzwischen von über dreihundert verschiedenen Stoffen, die Verbindungen untereinander eingehen und dazu beitragen, dass das Baby über die Muttermilch alles erhält, was es für eine gute Entwicklung seines Körpers und seiner Funktionen benötigt.

Faszinierend ist zum Beispiel, dass die Muttermilch für ein zu früh geborenes Baby mehr Schutzfaktoren enthält als für ein Reifgeborenes. Über das Kolostrum, der ersten Muttermilch, erhält das Neugeborene in den ersten Tagen mehr Schutzfaktoren als später, wenn der Körper des Babys schon besser mit »Eindringlingen« umgehen kann. Jedoch ab dem Zeitpunkt, an dem das Baby anfängt mehr »Bodenkontakt« aufzunehmen, steigt der Anteil der Schutzstoffe in der Muttermilch nochmals enorm an.

Muttermilch verändert sich in ihrer Zusammensetzung:

Muttermilch passt sich den Bedürfnissen des Babys an

In den ersten Tagen erhält das Baby das Kolostrum, welches dann in die Übergangsmilch wechselt. Nach zehn bis vierzehn Tagen wird die so genannte reife Muttermilch gebildet.

Muttermilch verändert sich im Laufe einer Stillmahlzeit – das Baby erhält so Flüssigkeit und Nahrung in ausreichender Menge

Zu Beginn der Stillmahlzeit erhält das Baby die durstlöschende Vordermilch. Im Laufe der

Mahlzeit steigt der Fettgehalt der Milch und die kalorienreiche Hintermilch sättigt.

Die Zusammensetzung der Muttermilch verändert sich im Laufe des Tages

Zum Beispiel ist der Fettgehalt der Muttermilch in der Tagesmitte am höchsten. Die Fette sind über die Ernährung der Mutter beeinflussbar. So ist ein höherer Anteil ungesättigter Fettsäuren in der Muttermilch nachweisbar, wenn Sie mehr pflanzliche Fette zu sich nehmen. Auch die wertvollen Fette durch den Verzehr von Hochseefischen gehen in die Muttermilch über.

Muttermilch ist in ihrer Zusammensetzung von Frau zu Frau verschieden

Die Zusammensetzung der Muttermilch wird gesteuert vom Bedürfnis des Babys und ist von daher individuell. Die mütterliche Ernährung kann in verschiedenen Bereichen Einfluss auf die Zusammensetzung nehmen. Die Qualität der Muttermilch wird über das Hormon Prolaktin gesteuert und gesichert, auch bei Müttern mit schlechterer Ernährungslage.

Stillen ist nicht nur Nahrung

Das Baby setzt die innige Verbindung vom Mutterleib zur Mutter damit automatisch fort und die Mutter-Kind-Bindung wird so intensiver. Bei einem Baby, das mit der Flasche ernährt wird, ist es deshalb wichtig, auf Nähe und Hautkontakt zu achten, um auch hier die emotionale Bindung optimal aufzubauen.

Muttermilchersatznahrung

Keine Muttermilchersatznahrung kann die einzigartige Muttermilch nachbilden, aber der Stand der Wissenschaft ermöglicht natürlich auch die Ernährung eines Babys mit künstlicher

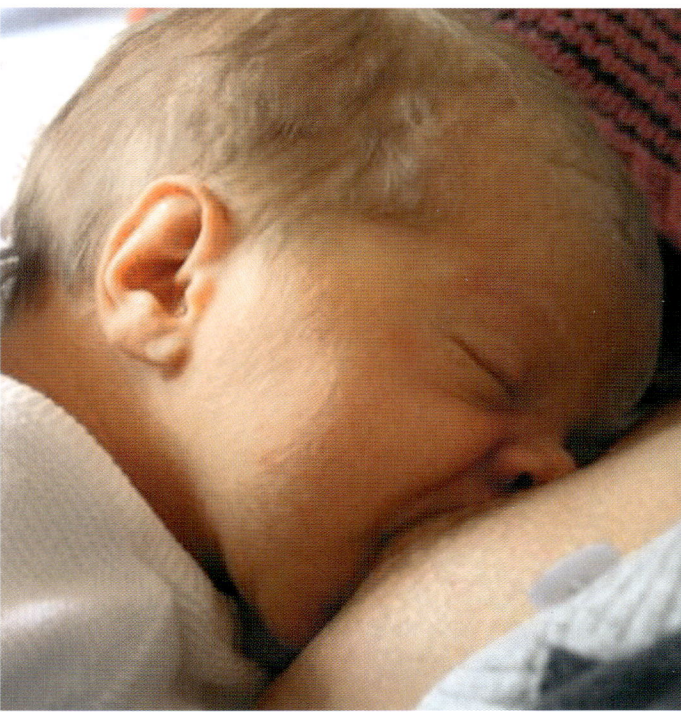

Stillen nährt nicht nur, sondern beruhigt auch das Baby.

Säuglingsmilch, wenn wirklich keine Muttermilch zur Verfügung steht. Ein Baby braucht Nahrung zum Überleben und eine künstliche Säuglingsnahrung, bei der versucht wurde, die Muttermilch nachzubilden, ist mehr auf die Bedürfnisse des Babys abgestimmt als verdünnte Kuhmilch, Kondensmilch, Wasser, Reis oder was sonst noch in Notlagen gegeben wird.

Allerdings handelt es sich wirklich um eine Ausnahmesituation, wenn nicht gestillt werden kann. Über 98 % der Mütter können erfolgreich stillen, wenn sie Unterstützung erhalten.

In Ländern, in denen Krieg herrscht, in Flüchtlingsgebieten oder in Ländern, die von einer Naturkatastrophe heimgesucht worden sind, ist Stillen die beste und sicherste Ernährung für Babys. Für die Mütter ist es wichtig, dass sie in solchen Situationen Nahrungszulagen erhalten.

Stillen hat viele Vorteile

Seit die Forscher sich für die Inhaltsstoffe der Muttermilch interessieren, gibt es zahlreiche wissenschaftliche Beweise für ihre Einzigartigkeit. Immer mehr verschiedene Inhaltsstoffe wurden darin entdeckt. Durch Muttermilch werden Mutter und Kind vor unzähligen chronischen und akuten Erkrankungen geschützt.

Die Nationale Stillkommission in Deutschland hat sich seit 1995 vermehrt dafür eingesetzt, erstmals einheitliche Studienkriterien festzulegen, um dann Daten erheben zu können. Im Gegensatz zu früher wird das ausschließliche Stillen des Kindes (keine andere Flüssigkeit oder Nahrung) in den ersten Tagen und folgenden Wochen und Monaten empfohlen, und das wiederum ergibt eine andere Datenlage. Früher war Vollstillen auch gleichzusetzen mit Stillen und Flüssigkeitsgabe. Seitens der Entbindungseinrichtungen wird von einem Anstieg des Stillens berichtet, ein hoher Prozentsatz der Mütter verlässt die Klinik ausschließlich stillend. Noch nicht ideal gelöst ist die Begleitung der Mütter durch unterschiedliche Betreuungsangebote im Verlauf der ganzen Stillzeit.

Die erste bundesweite Studie zu Stillen und Säuglingsernährung wurde vom Forschungsinstitut für Kinderernährung 1997/1998 durchgeführt. Diese Studie ergab: 90% der Mütter beginnen, ihre Babys zu stillen. Nur etwa die Hälfte davon stillt bis zum vierten Monat. Davon stillen 13% der Mütter bis zum sechsten Monat. Nur wenige Frauen stillen sechs Monate ausschließlich und nach Einführung der Beikost weiter bis ins zweite Lebensjahr hinein. Die meisten Frauen stillen innerhalb des ersten Lebensjahres komplett ab.

Die Mutter profitiert vom Stillen

Positive Auswirkungen

- Durch das Stillen wird die innige Verbundenheit zwischen Mutter und Kind fortgesetzt.
- Die Gebärmutter bildet sich schneller zurück.
- Stillen bewirkt eine natürliche Schwangerschaftsverhütung.
- Die freigesetzten Hormone während des Stillens erhöhen die Fähigkeit zu lieben und zu beruhigen. Die Mutter fühlt sich entspannt und glücklich.
- Die Hormone unterstützen eine optimale Auswertung der Fettreserven der Mutter. Es ist also kein Essen für zwei erforderlich.
- Uteruskontraktionen während des Stillens sorgen für ein schnelleres Abklingen des Wochenflusses.
- Die Mutter nimmt leichter ab, insbesondere an hartnäckigen Stellen.

Brustkrebs

In einer Studie aus den USA wurden mehr als 14 000 Frauen in der Prä- und Postmenopause erfasst. Bei einer Stilldauer von mindestens vier bis zwölf Monaten reduziert sich das Risiko an

Brustkrebs in der Prämenopause zu erkranken um 11 %. Bei Frauen, die mehrere Kinder stillen und auf eine Gesamtstilldauer in ihrem Leben von mindestens 24 Monate kommen, vermindert sich das Risiko um 25 %.

Eine Überprüfung von 47 Brustkrebsstudien, die den Aspekt Stillen mit evaluierten, lässt folgende Schlussfolgerung zu: Je länger Frauen stillen, desto geringer wird das Risiko an Brustkrebs zu erkranken. Das relative Risiko an Brustkrebs zu erkranken sinkt pro Jahr Stillzeit um drei bis vier Prozent.

Osteoporose

Das Risiko von Frakturen der Hüfte bei Frauen über 65 Jahre reduziert sich um die Hälfte, wenn sie gestillt haben. Pro Kind, das über neun Monate gestillt wurde, vermindert sich das Risiko, eine Osteoporose zu entwickeln, um je 25 %.

Bei 308 Frauen, die ihre Kinder sechs Monate ausschließlich stillten, wurde festgestellt, dass die Knochendichte in dieser Zeit abnahm. Im Verlauf von 18 Monaten stieg die Knochendichte über den Grundbemessungswert hinaus. Stillende Frauen wiesen nach 18 Monaten eine höhere Knochendichte im Vergleich zu nicht stillenden Frauen.

Eierstockkrebs

Das Risiko an Eierstockkrebs zu erkranken, reduziert sich um je 20 % bis 25 % pro Kind bei Müttern, die nach jeder Schwangerschaft mindestens zwei Monate stillen, im Vergleich zu Müttern, die nicht stillen. Bei einer längeren Stillzeit wurde keine weitere große Risikoverminderung registriert.

Multiple Sklerose (MS)

Ein gestilltes Kind erhält durch Muttermilch einen besonderen Schutz, nicht an MS zu erkranken. Erkrankte Erwachsene wurden in der Regel nicht gestillt.

Das Kind profitiert von der Muttermilch

Positive Auswirkungen

- Muttermilch ist optimal zusammengesetzt und enthält alles in der richtigen Dosierung, was ein Baby braucht: Fette, Eiweiße, Kohlehydrate, Mineralstoffe, Spurenelemente, Vitamine, Enzyme, Schutz- und Abwehrstoffe.
- Muttermilch unterstützt den Aufbau des körpereigenen Immunsystems des Babys.
- Stillen unterstützt den Aufbau einer guten Mutter-Kind-Beziehung.
- Stillen vermindert den Ausbruch von allergischen Erkrankungen.
- Stillen vermindert den Ausbruch von Autoimmunerkrankungen.
- Gestillte Kinder haben später weniger soziale Probleme, Schlafstörungen etc.
- Wachstumsfaktoren in der Muttermilch unterstützen die Entwicklung des Babys.

Die Wissenschaft hat festgestellt, dass Muttermilch Krankheiten vorbeugt. Eine Auswahl an Studien stützt diese Aussage:

Magen-Darm-Infektionen

Bei 674 Kindern wurde die Ernährung ins Verhältnis gesetzt mit der Häufigkeit, an Magen-Darm-Infektionen zu erkranken. Die Häufigkeit der Erkrankungen bei mindestens über 13 Wochen ausschließlich gestillten Kinder lag bei 2,9 %. Bei den teilgestillten Kindern erkrankten 15,7 % und bei den mit künstlicher Säuglingsmilch ernährten Säuglingen lag die Häufigkeit bei 16,7 %. Diese Kinder erkrankten fünfmal häufiger als ausschließlich gestillte Kinder.

In einer weiteren Beobachtungsstudie wurden in Belarus 2862 Kinder, die drei Monate ausschließlich gestillt und dann teilgestillt wurden, verglichen mit 621 Kindern, die sechs Monate ausschließlich gestillt wurden. Bei der

Gruppe, die länger ausschließlich gestillt wurde erkrankten die Kinder seltener an einer Magen-Darm-Infektion im Vergleich zur kürzer gestillten Gruppe.

Zuckerkrankheit (Diabetes mellitus Typ 1)

Eine frühe Einführung von künstlicher Säuglingsmilch und Beikost erhöht das Risiko an insulinpflichtigem jugendlichem Diabetis zu erkranken. Je länger ein Kind ausschließlich gestillt wird, desto geringer das Risiko einen jugendlichen Diabetis zu entwickeln. In Schweden werden die meisten Kinder mindestens sieben Monate ausschließlich gestillt und erfahren so einen Schutz durch die Muttermilch.

Akute Atemwegsinfektionen

Eine wissenschaftliche Studie untersuchte die Häufigkeit der Erkrankung an Atemwegsinfekten bei Kindern zwischen null und sieben Jahren. Von den mindestens 15 Wochen ausschließlich gestillten Kindern erkrankten 17 % an einem Atemwegsinfekt. Dahingegen erkrankten 31 % der teilgestillten und 32 % der mit künstlicher Säuglingsmilch ernährten Kinder an akuten Atemwegsinfekten. Daneben wurde festgestellt, dass von den Kindern, die vor der 15. Lebenswoche Beikost erhielten, 21 % in der Kindheit Asthma entwickelten, sowie einen höheren Körperfettanteil aufwiesen und dicker waren. Der systolische Blutdruck war bei Kindern, die mit künstlicher Säuglingsnahrung ernährt wurden, höher als bei den gestillten Kindern.

Ohrinfektionen

400 Kinder wurden mit zwei, sechs, zehn und zwölf Monaten untersucht. Als Resultat war festzustellen, dass gestillte Kinder ein signifikant geringeres Risiko haben, an einer akuten Mittelohrentzündungen zu erkranken als nicht gestillte Kinder. Durch das Saugen an der Brust wird die Eustachsche Röhre (Verbindung vom Rachen zum Mittelohr) besser belüftet und somit Ohrinfektionen vorgebeugt.

Harnwegsinfekte

Ausschließlich Stillen senkt das Risiko an Harnwegsinfekten zu erkranken. Je länger ein Kind ausschließlich gestillt wird, desto länger der Schutz vor Harnwegsinfekten nach dem Abstillen. Ausschließliches Stillen während mindestens sechs Monaten hat einen Langzeitschutzeffekt zur Folge.

Allergien

Stillen verhindert zwar nicht den Ausbruch einer Allergie, aber es verzögert ihn und schwächt den Verlauf ab. Wenn in Ihrer Familie Allergien bekannt sind, ist es wichtig, mindestens sechs Monate ausschließlich zu stillen. Die Arbeitsgemeinschaft »Allergiekrankes Kind e. V.« (Adresse s. Seite 187) hat eine Ernährungsbroschüre.

Plötzlicher Säuglingstod

Wissenschaftliche Untersuchungen zeigten, dass Kinder, die gestillt werden, seltener am plötzlichen Kindstod sterben als Kinder, die mit künstlicher Säuglingsnahrung ernährt werden. Das Risiko im ersten Lebensjahr verringert sich um 21 % im Vergleich mit nicht gestillten Kindern. Bei allen Babys, die mindestens drei Monate gestillt werden, verringert sich das Risiko um 38 %.

Neigung zu Übergewicht in Kindheit und Jugend

In einer Studie, bei der 9357 deutsche Kinder im Alter von fünf und sechs Jahren teilnahmen, wurde festgestellt, dass Kinder, die nie gestillt wurden, eher zur Übergewicht tendieren als gestillte Kinder. 4,5 % der Kinder, die nicht gestillt wurden, waren übergewichtig im Vergleich zu 2,3 % der von drei bis fünf Monate gestillten Kinder. Je länger die Kinder ausschließlich gestillt wurden, desto niedriger war das Risiko, übergewichtig zu werden. Übergewichtige Kinder sind gefährdet, auch als Erwachsene übergewichtig zu sein. Eine lange Stillzeit beugt dem vor.

Stillen bedeutet mehr als nur Nahrung

Der Einfluss der Nahrungsaufnahme durch Saugen an der Brust auf die Entwicklung von Kiefer- und Zahnstellung

Eine Untersuchung von 600 Schädeln aus alten Kulturen in amerikanischen Museen zeigte, dass alle ein normal entwickeltes Gebiss aufwiesen. Die Zähne standen korrekt und erlaubten einen perfekten Biss. Da die Schädel aus einer Zeit vor der Einführung von Saugflaschen und künstlicher Säuglingsmilch stammten, wurde davon ausgegangen, dass diese Menschen gestillt wurden. Eine Analyse von Schädeln aus dem 20. Jahrhundert zeigt die Tendenz zu Zahnfehlstellung und Bissanormalitäten.

Der Einfluss des Stillens auf die neurologische Entwicklung in der ersten Lebenswoche

Eine wissenschaftliche Studie untersuchte die neurologische Entwicklung von gestillten und nicht gestillten Kindern unter einem Jahr. Die motorische Entwicklung sowie die Entwicklung von Lauten und Sprache wurde bei achtmonatigen Kindern miteinander verglichen. Es zeigte sich, dass gestillte Kinder diese Fähigkeiten schneller entwickelten als nicht gestillte. Je länger ein Kind gestillt wurde, desto stärker zeigte sich die schnellere Entwicklung der Motorik und Sprache.

Der Einfluss auf die Intelligenz

Babys, die lange gestillt werden, entwickeln eine höhere Intelligenz. Verglichen wurden in Dänemark Erwachsene, die zwischen 1959 und 1961 geboren waren. Die gestillten Erwachsenen erreichten einen höheren Intelligenzquotienten im Vergleich zu den nicht gestillten.

Muttermilch und Stillen – ein Gewinn für die Gesellschaft

Gestillte Kinder und stillende Mütter sind gesünder. Das trägt zur Kosteneinsparung im Gesundheitswesen bei. Muttermilch ist natürlich verpackt, es entsteht kein Verpackungsmüll. Stillende Frauen schützen die Umwelt.

Gestillte Kinder entwickeln Vertrauen, lernen mit Frust umzugehen und entwickeln eine stabile Persönlichkeit. Dies ist ein aktiver Beitrag zur Sucht- und Gewaltprävention.

Der Profit für die Familie

Stillen macht unabhängig

Das Kind kann überallhin mitgenommen werden. Reisen wird dadurch einfacher und auch das Stillen nachts geht ohne größeren Aufwand.

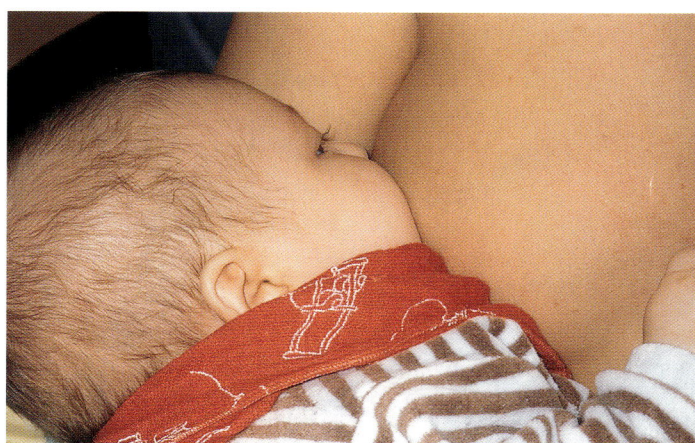

Muttermilch ist jederzeit verfügbar.

Entscheidung für oder gegen das Stillen

Die Gesellschaft nimmt großen Einfluss auf das Stillverhalten. In Kulturen, in denen Stillen die Norm ist, zweifeln Mütter selten an der Milchqualität oder der Milchmenge. Großmütter verfügen über eigene Stillerfahrungen und unterstützen so das Stillen ihrer Enkel. Falsche und unzureichende Informationen über die Vorteile und die Handhabung des Stillens durch Familie, Freunde und Verwandtschaft sowie keine Unterstützung durch gut geschultes Personal verhindern einen optimalen Stillbeginn und führen aufgrund von anscheinend »unlösbaren« Stillproblemen zum frühzeitigen Abstillen.

In Deutschland gibt es keine Stillkultur mehr, denn eine »mit der Flasche gefütterte Gesellschaft« ist herangewachsen. Nach dem Motto: »Die Flaschennahrung ist so gut.« Die Babynahrungsindustrie verfügt über große Marktanteile und die meisten so genannten Stillinformationen kommen von der Industrie mit dem Ziel, ihre Produkte an die Frau zu bringen.

Deshalb können diese Informationen nicht unbedingt als stillfördernd eingestuft werden. Außerdem werden die jungen Familien mit kleinen Geschenken bedacht, die sie bei der Entscheidung der Wahl von künstlich hergestellter Babynahrung beeinflussen sollen. So versucht jeder Hersteller, den anderen zu übertrumpfen. Das Gesundheitspersonal nimmt hier eine Schlüsselrolle ein. Die Mitgabe von Milchproben am Entlassungstag verunsichert Frauen und führt zu frühem Zufüttern bei den ersten Stillschwierigkeiten zu Hause.

Ich bin keine Milchkuh

Es gibt Frauen, die Probleme haben, ihren Körper zu akzeptieren. Für sie ist das Berühren der eigenen Brust ein Tabu oder nur dem Partner in Verbindung mit Sex erlaubt. Es gibt aber auch Erfahrungsberichte von Frauen, die sich für das Stillen entschieden haben, um dem Baby den besten Start zu ermöglichen. Diese Frauen sagen aus, dass sie gelernt haben, damit umzugehen und dass sie das Stillen als angenehm empfunden haben.

Stillen oder Flasche

Die Werbestrategien der Babynahrungsindustrie enthalten in ihren Aussagen die Botschaft, dass es egal sei, ob ein Baby gestillt wird oder nicht. Flaschenernährung sei mindestens genauso gut wie Muttermilch, behaupten sie. Wissenschaftliche Untersuchungen belegen aber (siehe Seite 10ff.), dass keine künstliche Nahrung mit Muttermilch gleichzusetzen ist und dass die Ernährung mit der Flasche regelrecht die Gesundheit der Kinder gefährden kann.

Internationaler Kodex zur Vermarktung von Muttermilchersatzprodukten

Der Internationale Kodex zur Vermarktung von Muttermilchersatzprodukten wurde am 21.01.1981 von der World-Health-Assembly (WHA), der Vollversammlung der Weltgesundheitsorganisation (WHO), verabschiedet. Er ist ein Werkzeug, um das Stillen zu schützen. Damit der Internationale Kodex effektiv sein kann, ist es wichtig, dass er auch in jedem Land angewendet wird.

Da dies gerade in den Industrienationen nicht so einfach zu verwirklichen war – immerhin haben hier alle Babynahrungshersteller ihren Sitz und ihre Marktanteile –, folgten weitere Resolutionen der WHA. Eine EG-Direktive, die in ihren Forderungen schwächer war, wurde 1994 durch das Säuglingsnahrungswerbegesetz und eine Änderung der Diätverordnung in Deutschland ins nationale Recht umgesetzt. Die in Florenz im August 1990 verabschiedete Innocenti Deklaration ruft alle Regierungen auf, den Internationalen Kodex und andere damit verbundene Resolutionen der WHA bis 1995 umzusetzen. Bisher verankerten 24 Staaten weltweit den Internationalen Kodex in ihren nationalen Gesetzen.

Der Internationale Kodex zur Vermarktung von Muttermilchersatzprodukten ist ein Kodex zur Vermarktung, kein Ethik-Kodex. Er beinhaltet eine Auflistung von Regeln für Industrie, Gesundheitspersonal und Regierung, um damit die Vermarktung von Muttermilchersatzprodukten zu regeln. Vermarktung beinhaltet alle Werbeaktivitäten, von der Etikettierung über die Platzierung in den Regalen bis hin zum Umgang mit dem Gesundheitspersonal und seinen Verbänden.

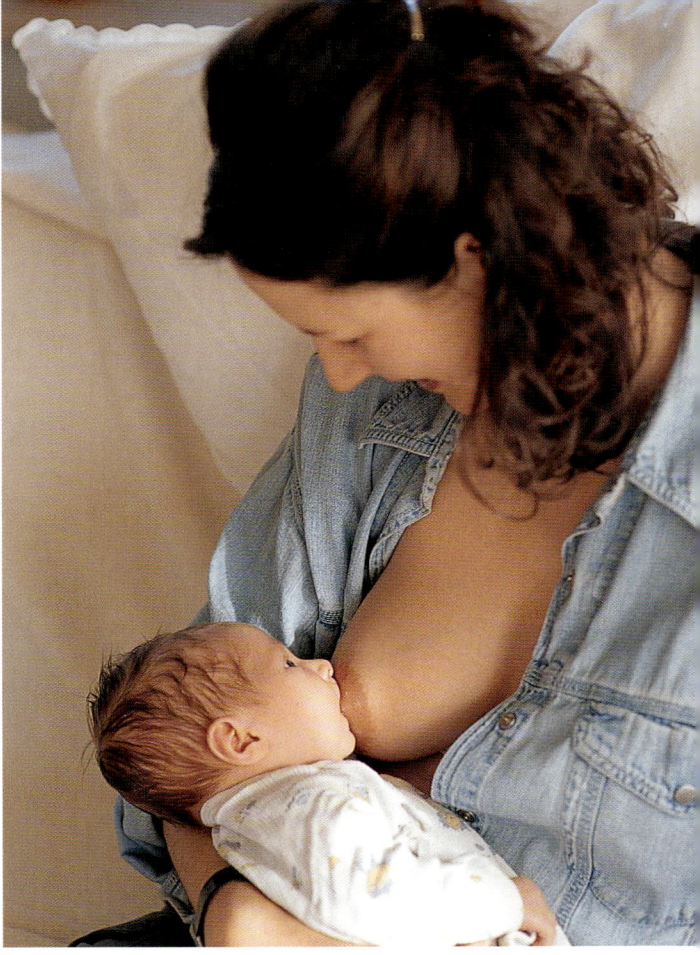

Stillen bietet viele Vorteile für Mutter und Kind.

Der Internationale Kodex zur Vermarktung von Muttermilchersatzprodukten (WHO-Kodex) behandelt Muttermilchersatzprodukte, das bedeutet, es sind alle Produkte davon betroffen, die anstelle der Brust dem Baby gegeben werden können und so Einfluss auf das Stillen nehmen. Betroffen sind die Säuglingsmilchnahrungen, andere Milchprodukte, mit der Flasche zu fütternde Ergänzungsnahrung, Getreideerzeugnisse, Tees, Säfte, Schnuller, Flaschen und Sauger.

Der Internationale Kodex stellt einen Kompromiss dar, keinen Idealzustand. Er ist das Ergebnis von Verhandlungen. Deshalb sollten nationale Maßnahmen darüber hinausgehen und neue Produkte und veränderte Vermarktungspraktiken einschließen.

Der Kodex ist ein Werkzeug, kein Schluss-
punkt. Falls er richtig eingeführt ist, wird er die
Vermarktungspraktiken regeln. Aber darüber
hinaus verhilft das Verstehen
des Kodexes dem Gesund-
heitspersonal und der Ge-
sellschaft zu einem tieferen
Einblick in die Wichtigkeit
ihrer eigenen Rollen, die
sie bei den Entscheidungen
der Mütter über die Art der
Säuglingsernährung spielen, und die Folgen,
die daraus erwachsen können.

*Jährlich sterben
laut UNICEF
1,5 Millionen
Kinder, weil sie
nicht gestillt
werden.*

Die wichtigsten
zehn Forderungen

1. Keine Werbung für künstliche Säug-
   lingsfertignahrung in der breiten Öffentlichkeit
2. Keine Verteilung von Gratisproben, sowohl
   direkt als auch indirekt, über Gesundheitspersonal an Mütter und Schwangere
3. Keine Werbung für Produkte in Gesund-
   heitseinrichtungen. Das schließt die Verteilung von Gratis- oder verbilligten Proben
   ein.
4. Keine Firmenvertreter zur Beratung von
   Müttern und Schwangeren
5. Keine Geschenke oder Muster an das
   Gesundheitspersonal
6. Keine Idealisierung von künstlicher Säuglingsnahrung, weder mit Worten noch
   durch Abbildungen von Säuglingen auf den
   Etiketten von Säuglingsmilchprodukten
7. Informationen für das Gesundheitspersonal
   müssen sachlich gehalten, wissenschaftlich
   und faktisch abgesichert sein
8. Alles Informationsmaterial muss:
   • auf die Vorteile und die Überlegenheit
   des Stillens eingehen
   • auf die Risiken von künstlicher Säuglingsmilch und die Ernährung mit der
   Flasche hinweisen

• auf die negativen Auswirkungen des
Teilstillens auf die Milchbildung hinweisen
ebenso wie auf die Möglichkeit ausschließlich zu stillen
• auf die sozialen und finanziellen Folgen
des Gebrauchs von künstlicher Säuglingsmilch hinweisen

9. Für ungeeignete Produkte, wie gesüßte,
   kondensierte Milch, darf nicht als Säuglingsnahrung geworben werden. Die Etiketten der Packungen sollen eindeutige
   Hinweise über die Vorteile von Stillen und
   die Gefahren der falschen Zubereitung
   enthalten. Es ist nicht erlaubt Begriffe wie
   »humanisiert«, »maternisiert« oder »der
   Muttermilch angeglichen« als Werbe-
   ausdrücke zu verwenden. Ebenso sind
   Abbildungen von Säuglingen auf den
   Etiketten nicht erlaubt.
10. Unabhängig davon, welche Regelung ein-
    zelne Länder getroffen haben, sollte sich
    die Industrie an den Internationalen Kodex
    zur Vermarktung von Muttermilchersatz-
    produkten weltweit halten.

Die Vollversammlung der Weltgesundheitsorganisation hat diesen Kodex nicht aus Bos-
haftigkeit gegen die Vermarktung von Muttermilchersatzprodukten verabschiedet, wie es
die Hersteller oft darzustellen versuchen,
sondern zum Schutz von Kind und Mutter.

Die Bedeutung der Ernährung des Säuglings mit Muttermilch wurde quasi neu entdeckt
und mit wissenschaftlichen Untersuchungen
untermauert. Das gilt für die Entwicklungsländer wie auch für die Industrieländer, denn
überall auf der Welt profitieren Säuglinge von
der ihrem Bedarf angepassten, einzigartigen
Muttermilch.

Europa setzt sich gemeinsam für das Stillen
ein. Ein europaweit gültiger Aktionsplan zur
Förderung des Stillens ist 2004 verabschiedet
worden.

Gründe für eine weltweite Anwendung des Kodexes

Einsparung von Kosten im Gesundheitswesen

Eine amerikanische Untersuchung hat ergeben, dass nicht gestillte Kinder 15-mal so oft im Krankenhaus behandelt werden müssen und somit die Kosten 15-mal höher sind als bei gestillten Kindern.

Die Industrienationen sollten mit gutem Beispiel vorangehen und das Stillen schützen und fördern

Dies ist wichtig, zumal die Industrienationen für den Export der Säuglingsmilchnahrung in die Entwicklungsländer verantwortlich waren und sind.

Medizinisches Fachpersonal wird oft in Industrienationen ausgebildet und dann in Entwicklungsländer entsandt

Gerade dieses Personal sollte unbedingt eine solide Ausbildung in der Stillhandhabung und Stillförderung erhalten und nicht die Flaschenkultur exportieren.

Werbepraktiken nehmen Einfluss auf die Mütter in der Dritten Welt wie auch in den Industrienationen, sei es durch Zeitschriften, Poster oder Geschenke

Da in der Dritten Welt zu der künstlichen Babynahrung zusätzlich noch verschmutztes Wasser, fehlende Elektrizität und hohe Armut als belastende Faktoren dazukommen, ist gerade hier die Einführung von künstlicher Säuglingsmilchnahrung ganz besonders lebensbedrohlich.

Der Internationale Kodex sieht auch in einem Passus vor, dass durchaus ein legitimer Markt für vorgefertigte Säuglingsnahrung und für Bestandteile zur Zubereitung derselben besteht, wenn Mütter nicht oder nur teilweise stillen. Er räumt ein, dass alle diese Produkte dementsprechend für die, die sie brauchen, über kommerzielle Verteilersysteme zugänglich gemacht werden sollten, aber sie sollten nicht in einer Weise vermarktet werden, die den Schutz und die Förderung des Stillens beeinträchtigt.

Die Vermarktung künstlich hergestellter Nahrung darf Mütter und Kinder nicht vom Stillen abwerben.

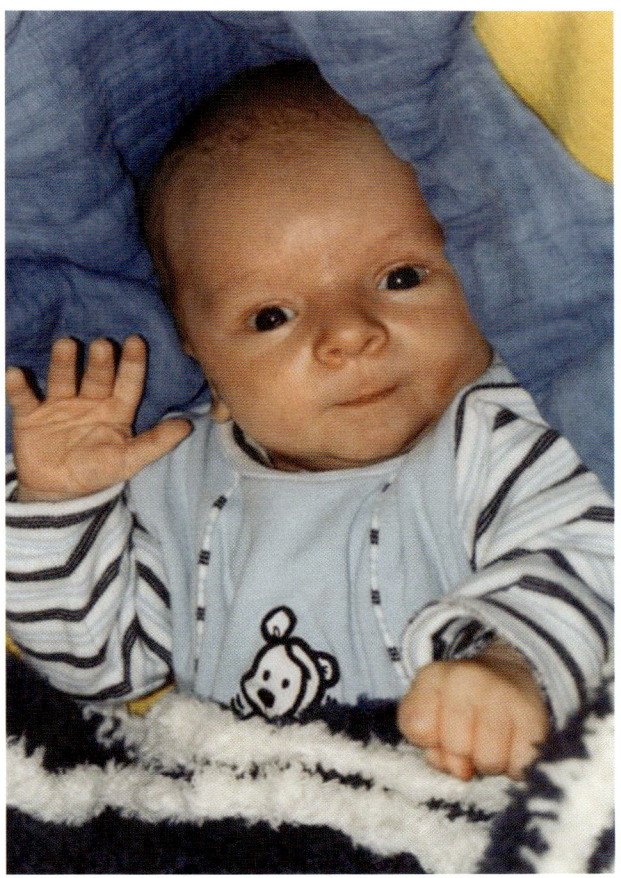

Muttermilch fördert die Entwicklung eines Babys.

Zusammen-setzung der Muttermilch

Reife Muttermilch besteht zu 88 % aus Wasser und zu 12 % aus festen Bestandteilen. Damit ist gewährleistet, dass das Baby beim Stillen genug Flüssigkeit und Nahrung erhält. Eine zusätzliche Gabe von Tee oder Zuckerlösungen in den ersten Tagen ist nicht notwendig. Generell kann während der gesamten Stillzeit auf Zugaben verzichtet werden.

Das Kolostrum

Leider hat das Kolostrum fälschlicherweise den Namen Vormilch erhalten, was den Eindruck erweckt, dass diese Milch nicht gut genug für ein Neugeborenes ist, sozusagen eine Vorstufe der richtigen Milch. Es gibt Kulturen, in denen Babys anstelle von dem als »minderwertig« eingestuften Kolostrum in den ersten Tagen andere Nahrung erhalten, bis die »richtige weiße« Milch vorhanden ist.

Das Kolostrum enthält alles, was das Baby anfangs braucht, und bietet optimalen Schutz vor Erkrankungen.

Dabei hat die Natur das Bestmögliche entwickelt, um dem Baby optimalen Schutz und Stimulation des Stoffwechsels zu geben. Kolostrum ist genau die richtige Milch für Ihr Baby, damit es sich langsam auf das Leben außerhalb der Gebärmutter einstellen kann. Es beinhaltet alles, was das Baby momentan braucht. Das Kolostrum enthält, in der genau richtigen Menge, die notwendige Nahrung und Flüssigkeit und zudem Antikörper, die vor Infektionen und Allergien schützen, und viele weiße Blutkörperchen, die als Schutzpolizei fungieren und Eindringlinge abwehren.

Das Kolostrum ist außerdem reich an Wachstumsfaktoren, welche die Ausreifung und Auskleidung des Verdauungstrakts unterstützen und so die Besiedelung mit krankmachenden Keimen verhindern. Eine Nahrungsmittelintoleranz kann dadurch weitgehend vermieden werden. Seine gelbe Farbe erhält das Kolostrum durch den hohen Carotin-Gehalt (reich an Vitamin A), der das Kind vor Infekten und Augenerkrankungen schützt.

Da das Baby am Anfang nur kleine Mengen Kolostrum benötigt und auch nur kleine Mengen gebildet werden, ist die Konzentration der im Kolostrum gelösten festen Bestandteile hoch. Aber je häufiger das Baby an der Brust saugt, desto mehr wird die Milchbildung angeregt. Die kleinen Nahrungsmengen am Anfang regen den Magen-Darm-Trakt des Babys optimal an. Dadurch wird die Ausscheidung des Kindspechs beschleunigt und die Abbauprodukte des Bilirubins werden schneller ausgeschieden, was einer Neugeborenengelbsucht vorbeugt.

Durch die häufige Nahrungsaufnahme von kleinen Mengen wird der Stoffwechsel angeregt und der Blutzuckergehalt bleibt konstant, da das Baby in der Lage ist, zusätzlich zur Nahrungsaufnahme Glukose aus den Fettreserven über eine Umwandlung in der Leber zu mobilisieren.

Anlegen nach Bedarf, Tag und Nacht, ist in den ersten Tagen hilfreich, um die Milchbildung optimal anzuregen. Die Milchmenge steigt dabei unmerklich. Die Nachfrage bestimmt das Angebot und der so gefürchtete schmerzhafte Milcheinschuss bleibt oft unbemerkt. Zufüttern von zuckerhaltigen Lösungen, Wasser und Tee bringt das Gleichgewicht des Stoffwechsels eines Babys durcheinander und löst Probleme bei Mutter und Kind aus. Schmerzhafte Brustwarzen, saugmüde Babys, zu wenig Milch oder gar ein schmerzhafter Milcheinschuss wurden bei diesen Eingriffen beobachtet.

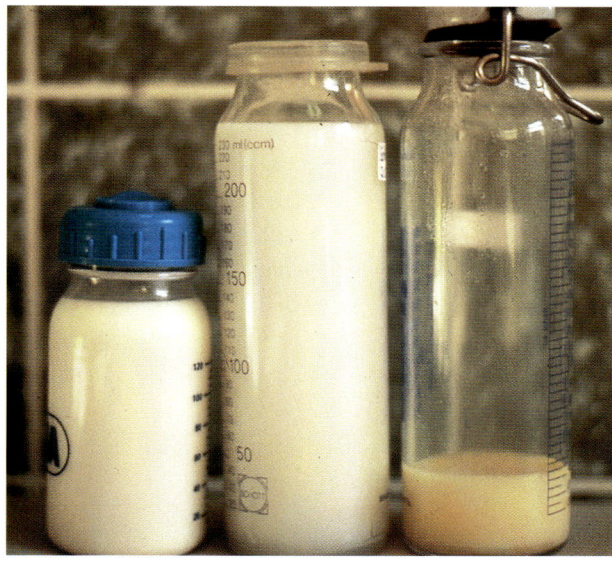

So kann Milch aussehen. Von rechts nach links: Kolostrum, reife Muttermilch und künstliche Säuglingsnahrung

Milchmengen

In den ersten 24 Stunden beträgt die Milchmenge durchschnittlich 37 ml (+/- 7 – 123 ml). Mütter, die schon ein Kind gestillt haben, bilden meist schneller größere Mengen Milch. Anfangs erhält das Baby pro Mahlzeit durchschnittlich 5 – 10 ml, aber innerhalb der ersten 36 Stunden steigt die Milchmenge an.

Wenn das Kind nach seinem individuellen Start nach Bedarf (mindestens sechs- bis achtmal innerhalb von 24 Stunden) angelegt wurde, auch nachts, beträgt die durchschnittliche Milchmenge am fünften Tag 500 ml. Die Menge steigt zwischem dem dritten und fünften Monat auf durchschnittlich 750 ml täglich an, um den sechsten Monat herum auf 800 ml.

Eine Mutter, die Mehrlinge stillt, ist dazu in der Lage, ausreichend Milch für alle Kinder zu bilden. Zwillingsmütter verdoppeln ihre Tagesmenge, Drillingsmütter verdreifachen diese sogar.

Interessant ist auch, dass die Qualität der Milch nicht vom Ernährungsstatus der Mutter abhängt, es sei denn, die Mütter sind ausgesprochen unterernährt, was in unseren Breiten kaum vorkommt.

Eine Untersuchung in Gambia stellte fest, dass Mütter, die während des Festes Ramadan fasteten, ihre Kinder trotzdem mit ausreichender Muttermilch versorgten, allerdings zehrte es an den Reserven der Mütter und diese dehydrierten über Nacht.

Das Anlegen nach Bedarf regt die Milchbildung an.

Beobachtet wurde auch, dass der Prolaktinspiegel (der dafür sorgt, dass ausreichend Muttermilch gebildet wird, die qualitativ in Ordnung ist) bei schlecht ernährten Frauen im Blut höher ist.

Übergangsmilch

Der Übergang vom Kolostrum in die Übergangsmilch erfolgt zwischen dem vierten bis neunten Tag. Die Proteinkonzentration und die

Immunglobuline sinken, der Fett- und Laktose-
gehalt (Kalorien) steigt an. Die Konzentration
der fettlöslichen Vitamine
nimmt ab, während die
Konzentration der wasser-
löslichen Vitamine ansteigt.
Die Übergangsmilch
weist viele Unterschiede
von Mutter zu Mutter und
von Mahlzeit zu Mahlzeit auf, genau auf die
Bedürfnisse des jeweiligen Babys abgestimmt.

*Die Übergangs-
milch entspricht
den individuellen
Bedürfnissen
des Babys.*

Reife Muttermilch

Nach etwa zehn bis vierzehn Tagen wird reife
Muttermilch gebildet. Sie enthält 88 % Wasser
und 12 % feste Bestandteile.

Zusammensetzung der reifen Muttermilch (pro 100 ml)

- Wasser 87,1 ml
- Eiweiß 0,9 g
  (Kasein 35 %, Alpha Lakealbumin 65 %,
  freie Aminosäuren u. a., Bifidus-Faktor,
  lebende Zellen u. a.)
- Fette Ø 3,8 mg
  (davon ungesättigte Fettsäuren 47 %/
  1,5 – 5 g, gallestimulierende Lipase)
- Zucker 7,0 g
  (Laktose 95 %, Oligosaccharide 5 %/
  0,4 – 0,6 g)
- Mineralien/Spurenelemente
- Vitamine

Kohlehydrate

Die reife Muttermilch verfügt über verschiedene Kohlenhydrate. Der Milchzucker (Laktose)
macht den Hauptbestandteil (95 %) aus.
Laktose ist ein Zweifachzucker, der sich in
Glukose und Galaktose durch das Enzym

Laktase im Magen-Darm-Trakt aufspalten lässt.

Somit lässt sich auch erklären, warum ausschließlich gestillte Kinder vor Karies geschützt
sind. Die Laktose wird erst im Magen-Darm-
Trakt in Glukose aufgespaltet. Karies wird durch
die Aktivität des Bakteriums Streptokokkus
mutans verursacht. Dieses Bakterium ernährt
sich von Glukose und bildet aggressive Säuren,
die den Zahnschmelz angreifen. Muttermilch
enthält zudem Schutz- und Abwehrstoffe zum
Beispiel das Laktoferrin, die dieses Bakterium
beseitigen. Gestillte Kinder sind erst karies-
gefährdet, wenn sie zusätzlich zur Muttermilch
zuckerhaltige Getränke und Nahrung erhalten.

Galaktose unterstützt die Entwicklung des
zentralen Nervensystems. Glukose mobilisiert
die Eigenregulation des Stoffwechsels, sodass
fehlende Bestandteile aus den Fettreserven
gewonnen werden können. Galaktose ist ein
Baustein für Galaktolipidverbindungen, die zum
Beispiel für den Aufbau der Gehirnzellen benötigt werden. Laktose unterstützt die Aufnahme
und Verwertung von Kalzium und Eisen sowie
die Besiedelung des Magen-Darm-Trakts mit
Laktobazillus bifidus, dessen Wachstum ebenfalls durch die Oligosaccharide unterstützt
wird. Der Laktobazillus bifidus sorgt für den
Aufbau der Darmschleimhaut und für ein milch-
saures Milieu im Darm, das von vielen Bakterien verabscheut wird.

Laktose reguliert ebenso den Wassergehalt
der Muttermilch, der zur Deckung des Flüssig-
keitsbedarfs des Säuglings ausreicht, auch in
tropischen Gebieten.

Oligosaccharide (Mehrfachzucker)

Etwa 5 % davon sind in der Muttermilch enthalten. Über 100 verschiedene Oligosaccharide
wurden bisher entdeckt. Diese Mehrfachzucker
(Ketten von sechs bis zehn Einfachzuckern)

gehen viele Verbindungen ein und es ist faszinierend, für was sie alles verantwortlich sind. Kuhmilch enthält keine Oligosaccharide. In der Muttermilch machen sie 0,4–0,6 g pro 100 ml aus. Sie unterstützen die Auskleidung des Magen-Darm-Trakts und der Epithelzellen der Atemwege. Sie binden krank machende Bakterien. Erreger für Lungenentzündung zum Beispiel haben keine Chancen und auch Harnwegsinfekte werden verhindert.

Stärke

Muttermilch enthält keine Stärke. Die Bauchspeicheldrüsenfermente, die benötigt werden, um Stärke zu spalten, sind in den ersten Wochen sehr niedrig. Stärke belastet den Verdauungsapparat, da sie nicht verwertet werden kann. Künstliche Säuglingsnahrung enthält Stärke.

Fett

50 % des Energiebedarfs werden über die Verwertung des Fettes gedeckt. Der Fettgehalt der Muttermilch unterliegt Tagesschwankungen und variiert zwischen 1,5 g pro 100 ml und 5 g pro 100 ml. Durchschnittlich liegt der Fettgehalt zwischen 3–4 mg pro 100 ml.

Der Fettgehalt verändert sich auch während einer Stillmahlzeit. So ist die Hintermilch fünfmal fetthaltiger als die Vordermilch. Bei der künstlich hergestellten Säuglingsnahrung ist der Fettgehalt konstant. Wenn die Mutter ihren Fettbedarf durch die Ernährung mit ungesättigten pflanzlichen Fetten deckt, steigt der Gehalt an ungesättigten Fettsäuren in der Muttermilch an. Die langkettigen ungesättigten Fettsäuren sind besonders für die Entwicklung des Frühgeborenen notwendig. Sie unterstützen die Entwicklung des Gehirns.

Fette setzen sich aus unterschiedlichen Fettsäuren zusammen:

- mittelkettige Fettsäuren (sind mehr in der Kuhmilch)
- langkettige gesättigte Fettsäuren (sind mehr in der Muttermilch)
- langkettige hochungesättigte Fettsäuren/ LCP (sind nur in der Muttermilch vorhanden)

Fettverdauung

Muttermilch verfügt über das Enzym Lipase, das in Verbindung mit dem Gallensaft für die Fettverdauung verantwortlich ist. Kuhmilch enthält keine Lipase.

Die Fettverdauung durchläuft drei Phasen:

- Lipase im Speichel: Die Fettverdauung beginnt, es bilden sich Milchfetttröpfchen.
- Lipase der Bauchspeicheldrüse: Die Milchfetttröpfchen werden aufgespalten in zwei freie Fettsäuren und Monoglyzeride.
- Gallensaftstimulierte Lipase: Die Fettverdauung ist vollendet. Es entstehen drei freie Fettsäuren und Glyzerin.

Neugeborene können freie Fettsäuren leichter verwerten als Monoglyzeride. Folglich ist die Fettaufnahme und -verwertung besser als bei künstlicher Nahrung. Wir wissen auch, dass Pasteurisierung (Hitzebehandlung) der Milch die Fettaufnahme um 30 % vermindert.

Eiweiß

Das Eiweiß übernimmt viele Funktionen. Wenn die Energieaufnahme nicht ausreicht, liefert Eiweiß Energie. Es ist verantwortlich für den Aufbau des Immunsystems. Enzyme und Wachstumsfaktoren haben Eiweiß als Basis. Der Eiweißgehalt im Kolostrum beträgt 2 g pro 100 ml, in reifer Muttermilch 1 g pro 100 ml.

Nahrungseiweiße sind Laktalbumine, Laktoglobuline und Kasein. Das Kasein der Muttermilch besteht aus kleineren Ketten und ist leichter verdaulich als das Kasein in Kuhmilch.

Die bläulich-weiße Farbe der Muttermilch wird bestimmt durch den Kalzium- und Phosphorgehalt. Die Aminosäurenzusammensetzung der Muttermilch ist einzigartig. Kuhmilch kann in diesem Bereich der Muttermilch nicht nachgebildet werden.

In der Muttermilch vorhandene Enzyme

Laktoferrin
Laktoferrin bindet das Eisen und verhindert so, dass Bakterien, die in einem eisenhaltigen Milieu heranwachsen könnten, einen Nährboden finden (zum Beispiel Escherichia coli; verursacht Durchfall). Zusätzliche Eisenzufuhr greift in diesen Regulationsmechanismus ein.

Der Eisengehalt in der Muttermilch ist zwar niedrig, wird aber vom Körper optimal verwertet; von daher ist keine weitere Zufuhr erforderlich.

Lysozym
Es ist in Zusammenarbeit mit anderen Komponenten für die Auflösung und Zerstörung von krank machenden Bakterien verantwortlich. In den ersten sechs Monaten steigt der Gehalt des Lysozyms stetig an.

Amylase
Amylase wird von der Bauchspeicheldrüse des Neugeborenen in kleinen Mengen produziert. Es ist während der Stillzeit in der Muttermilch enthalten und bewirkt die Aufspaltung der Kohlehydrate in Einfach- oder Zweifachzucker.

Lipase
Lipase ist nur in der Muttermilch enthalten, nicht in der Kuhmilch. Sie wird aktiviert durch den Gallensaft im Dünndarm und unterstützt die Fettverdauung. Frühgeborene brauchen deshalb unbedingt Muttermilch, denn die Lipase ist für sie besonders wichtig. Ihre Bauchspeicheldrüse kann Lipase noch nicht ausreichend bilden.

Wachstumsfaktoren und Hormone

Wachstumsfaktoren und Hormone sind nur in Muttermilch enthalten, nicht in künstlicher Säuglingsnahrung. Epidermale Wachstumsfaktoren stimulieren das Wachstum der Schleimhäute und der Haut, den Zellaufbau und die Auskleidung des Magen-Darm-Trakts.

Wachstumsfaktoren der Nerven
Sie stimulieren das Wachstum der Sympathikusnerven.

Insulin
Insulin stimuliert die Ausreifung des Magen-Darm-Trakts.

Schilddrüsenhormone (Thyroide)
Sie beugen Schilddrüsenunterfunktion vor und unterstützen die Magen-Darm-Trakt-Entwicklung.

Prostaglandine
Sie regen die Magen-Darm-Tätigkeit an. Während der Monatsblutung steigen die Prostaglandine an und können Durchfälle verursachen.

Delta sleep-inducing Peptide
Sie beeinflussen das Schlaf-Wach-Muster.

Immunglobuline

Das sekretorische Immunglobulin A ist in der Muttermilch am meisten vertreten. Es übernimmt eine Schutzfunktion im Magen-Darm-Trakt und verhindert, dass Bakterien und Viren über die Schleimhäute eindringen können.

Freie Aminosäuren

Sie sind in der Muttermilch in hoher Konzentration vorhanden.

Nukleotide

Sie sind notwendig für die DNS, RNS und fördern die Funktion der Zellmembranen und die Gehirnentwicklung. Sie unterstützen den Laktobazillus bifidus, die Eiweißsynthese und haben Einfluss auf viele Stoffwechselprozesse.

Carnitine

Sie sind für die Verstoffwechselung der längerkettigen Fettsäuren verantwortlich und sie unterstützen die Mobilisierung der Glukose aus den Reserven, was wiederum der Unterzuckerung (Hypoglykämie) vorbeugt.

Mineralstoffe und Spurenelemente

Sie sind genau in der richtigen Dosierung vorhanden. Die kindlichen Nieren sind anfangs nicht in der Lage, höhere Konzentrationen zu verarbeiten. Künstliche Säuglingsnahrung hat per Diätverordnung strikte Grenzwerte festgesetzt bekommen, da zu hohe Konzentrationen die Nierenfunktion schädigen und bis hin zum Ausfall führen könnten.

Muttermilch enthält in ausreichender Menge:

Natrium – Kalzium – Phosphat – Magnesium – Zink – Eisen – Fluor – Kupfer – Mangan – Jod – Selen

Eisen

Der Eisengehalt in der Muttermilch ist zwar niedrig und veranlasste jahrelang Kinderärzte, zusätzlich Eisen zu verabreichen, jedoch wissen wir anhand wissenschaftlicher Untersuchungen, dass das arteigene Eisen vom Körper optimal ausgewertet wird und eine Eisenmangelanämie bei einem ausschließlich gestillten Kind kaum vorkommt.

Beispiel

Aufnahme von 40–50 Mikrogramm Eisen pro 100 ml Milch durch das Baby bei:

- Muttermilch 50 %
- Kuhmilch 10 %
- künstlicher Säuglingsmilch; mit Eisen angereichert 5 %

Das bedeutet, dass künstliche Nahrung eine hohe Konzentration an Eisen benötigt, um den Bedarf zu decken, und dies wiederum begünstigt die Besiedelung des Darms mit krank machenden Keimen, die im Eisenmilieu gut heranwachsen.

Künstliche Eisenzufuhr beeinträchtigt ebenfalls die Aufnahme der Spurenelemente Zink und Kupfer. Die Eisenreserven der Mutter reichen in der Regel in den ersten sechs bis neun Monaten aus, um den Eisenbedarf des Kindes über die Muttermilch zu decken. In wenigen Fällen wurde ein Mangel nach etwa vier Monaten beobachtet, was dann mit eisenhaltiger, eisenangereicherter Beikost abgedeckt werden kann.

In einer Studie wurde bei Babys, die bis zu einem Jahr ausschließlich gestillt wurden, der Eisenstatus bestimmt und festgestellt, dass die Eisenversorgung der Kinder, die über den siebten Monat hinaus voll gestillt wurden, gewährleistet war. Die Einführung von Beikost vor dem siebten Monat erhöhte das Risiko, eine Eisenmangelanämie zu bekommen. Obgleich nur 30 Kinder beobachtet wurden, zeigten die

Ergebnisse, dass bei einer Einführung der Beikost vor dem siebten Monat 43 % der Kinder eine Eisenmangelanämie entwickelten. Die Studie besagt zudem, dass in Ländern, in denen längeres ausschließliches Stillen unüblich ist, die Gabe von Eisen notwendig sein kann. In Ländern, in denen eine Eisengabe nicht möglich ist, sollten Kinder auf alle Fälle lange ausschließlich gestillt werden, um eine ausreichende Eisenversorgung zu gewährleisten.

Vitamine

Wenn die Mutter sich ausgewogen ernährt, enthält die Muttermilch Vitamine in ausreichender Menge, ausgenommen Vitamin K. Wasserlösliche Vitamine, wie zum Beispiel die Vitamine B und C, können durch die Nahrung der Mutter beeinflusst werden und sind in der Regel ausreichend vorhanden. Fettlösliche Vitamine sind im Kolostrum in höherer Konzentration vorhanden.

Vitamin K

Vitamin K fördert die Blutgerinnung und beeinflusst die Bildung und Erhaltung der Knochen. Wenn das Baby von der ersten Stunde an nach Bedarf an der Brust trinken kann, korrekt angelegt wird und effizient saugt, erhält es genügend Vitamin K über die Muttermilch. Nach der Geburt ist der Vitamin-K-Gehalt niedrig und es dauert einige Tage, bis der Darm in der Lage ist, selbst Vitamin K zu bilden. In den letzten Jahren haben Untersuchungen gezeigt, dass gestillte Kinder aufgrund des niedrigen Vitamin-K-Gehalts zu Hirnblutungen neigen. Deshalb wird heutzutage nach der Geburt Vitamin K gegeben. Bei oraler Gabe nach der Entbindung ist eine weitere Gabe nach ein bis zwei und nach drei bis vier Wochen erforderlich. Warum das Vita-

min K in der Muttermilch manchmal zu niedrig ist, hängt von vielen Faktoren ab. Im Kolostrum und in der Hintermilch ist es höher dosiert.

Vitamin D

Vitamin D fördert die Kalziumaufnahme und verhindert Rachitis. Es ist in einer höheren Konzentration im Kolostrum vorhanden. Die Meinungen bezüglich der Vitamin-D-Ergänzung von gestillten Kindern gehen auseinander. Das Deutsche Forschungsinstitut für Kinderernährung empfiehlt nach wie vor 400 IE pro Tag, besonders in den Wintermonaten.

Die amerikanische Pädiaterorganisation (AAP) stellte grundsätzlich fest: Muttermilch verfügt über ausreichenden Vitamin-D-Gehalt. Vitamin D (und Eisen) kann in Einzelfällen Säuglingen vor dem sechsten Monat gegeben werden. Ein Mangel an Vitamin D kann bei unterernährten Müttern entstehen. Bei dunkelhäutigen Kindern oder bei zu wenig Sonnenlicht ist ebenfalls eine Ausnutzung von Vitamin D nicht gewährleistet.

Doch wie viel Sonnenlicht braucht der Säugling? Die Dauer des Kontaktes mit Sonnenlicht, um eine ausreichende Versorgung mit Vitamin D zu gewährleisten, sollte bei einem nur mit einer Windel bekleideten Kind im Sommer 30 Minuten pro Woche betragen. In den Wintermonaten sollten Kinder ohne Kopfbedeckung zwei Stunden in der Woche Kontakt zum Sonnenlicht haben. Hierbei ist keine direkte Sonnenbestrahlung notwendig. Gerade im Sommer reicht der Kontakt zum UV-Licht im Schatten.

Vitamin A

Vitamin A ist wichtig für das Wachstum und die Bildung der Haut, Schleimhäute und Knorpelgewebe sowie für den Sehvorgang. Der Gehalt an Vitamin A ist abhängig von der Ernährung der Mutter. In unseren Breiten reicht eine ausgewogene Ernährung zur Deckung des

Vitamin-A-Bedarfs aus. Mangel tritt eher in Entwicklungsländern auf. Dort ist zu empfehlen, in der Schwangerschaft (vierter bis achter Monat) Vitamin-A-Präparate zu geben.

Muttermilch kann verschieden farbig sein

Am Anfang fällt das gelbe Kolostrum auf. Für diese Farbe ist der hohe Carotin-Gehalt verantwortlich. Blutbeimengungen färben die Muttermilch rötlich. Blut in der Muttermilch ist nichts Schlimmes. Gerade in der Phase des Milcheinschusses kann es schon mal zu einer Überdehnung eines Gefäßes kommen. Die spätere bläuliche Färbung der reifen Muttermilch hängt mit dem Phosphor-Gehalt zusammen. Auch Lebensmittel und Medikamente können die Farbe der Muttermilch und des Urins verändern. Viele Nahrungsmittel enthalten Lebensmittelfarben. Zum Beispiel wurde eine rosa oder rosaorangefarbene Muttermilch mit dem Genuss von Orangen-Erfrischungsgetränken in Verbindung gebracht. Grüne Muttermilch wurde bei Müttern beobachtet, die ein Seetang-Algenprodukt als Nahrungsergänzung zu sich nahmen. Schwarze Milch hatte eine Frau, die vier Jahre lang das Medikamtent Minocyclin Hydrochlorid einnahm. Sicherlich sieht gefärbte Muttermilch befremdend aus, doch das Kind kann ohne Einschränkung weitergestillt werden.

Die Sache mit den Rückständen in der Muttermilch

In den 80er Jahren wurden viele Mütter durch Pressemeldungen über die Schadstoffbelastung der Muttermilch verunsichert. Mütter hatten regelrecht ein schlechtes Gewissen, wenn sie sich für das Stillen entschieden hatten, und zweifelten häufig, ob das Kind nicht vielleicht doch beim Stillen Schaden nehmen könnte.

Es gab viele Veröffentlichungen, die sich gegen Muttermilch aussprachen und für die künstliche Säuglingsmilch warben. Verunsicherte Mütter konnten ihre Muttermilch bei den Landesuntersuchungsanstalten der einzelnen Bundesländer untersuchen lassen. Diese Diskussionen bewirkten eine Verringerung des Schadstoffeintrags in die Umwelt durch gezielte Umweltschutzmaßnahmen. So ist die Schadstoffbelastung der Muttermilch heute rückläufig.

Bisher gibt es keine wissenschaftlichen Untersuchungen, die eine Langzeitschädigung von Kindern aufgrund von belasteter Muttermilch nachweisen konnten. Im Gegenteil: Gestillte Kinder weisen effektiv weniger Erkrankungen auf als nicht gestillte und entwickeln sich prächtig. Ein eventuelles Risiko durch die Aufnahme von Rückständen in der Muttermilch krank zu werden, besteht derzeit nicht.

> Die Rückstände in der Muttermilch sind durch eine geringere Belastung der Umwelt rückläufig.

Babys sollten mindestens sechs Monate ausschließlich mit Muttermilch ernährt werden. Das empfiehlt die Weltgesundheitsorganisation und UNICEF für alle Kinder der Welt. Auch die Nationale Stillkommission empfiehlt, in den ersten sechs Monaten ein Baby ausschließlich zu stillen. Mit Einführung von fester Kost ist Ihr Baby weiterhin optimal versorgt, wenn Sie es zusätzlich stillen. Sie können Ihr Kind so lange weiterstillen wie Sie und Ihr Kind es möchten, auch über das zweite Lebensjahr hinaus. Muttermilchuntersuchungen auf Schadstoffe sind nicht notwendig, es sei denn Sie waren lange im Entwicklungsdienst tätig, haben in der chemischen Industrie gearbeitet oder leben neben einem chemischen Werk oder einer chemischen Reinigung. Hier wäre das Risiko, eine erhöhte Rückstandssituation zu haben, höher.

Entwicklung und anatomischer Aufbau der Brust

Die Anlage der Brust bei Jungen und Mädchen erfolgt in der Schwangerschaft, wenn der Embryo etwa fünf Wochen alt ist. Beidseitig entsteht, von der Achsel bis zur Leiste gehend, die Milchleiste. Der größte Teil dieses Gewebes wird rück-resorbiert, einzig über dem Brustkorb werden die zwei Brüste angelegt.

Die Brust des Neugeborenen

Durch die Hormonumstellung nach der Entbindung reagieren manche Babys auf den Hormonspiegel der Mutter, die Brüste schwellen an und geben eine Flüssigkeit ab. Der Volksmund bezeichnet dies als »Hexenmilch«. Ohne Behandlung klingt es innerhalb einer Woche ab.

Pubertät

Bis zum Einsetzen der Pubertät ruht die Weiterentwicklung der Brust. Nun wachsen unter hormonellen Einflüssen die Milchknospen und der Drüsenapparat wird weiter angelegt. Das Fettgewebe bestimmt die Größe der Brust und unter den zyklusabhängigen Hormonen wächst sie weiter.

Schwangerschaft

Die Milchgänge wachsen und die Milchknospen werden zu Milchbläschen. Die Zellen der Milchbläschen vergrößern sich nun und bereiten sich auf die Milchbildung vor. Schon ab dem fünften Schwangerschaftsmonat ist es möglich, dass sich Milch bildet.

Gehemmt wird das Milchbildungshormon Prolaktin allerdings durch die Östrogene und Progesterone, die auch als Hormone des Mutterkuchens (Plazenta) bezeichnet werden.

Nach der Entbindung

Nach der Geburt des Kindes und der Nachgeburt entfällt die Hemmung der Milchbildung durch die Plazentahormone Östrogen und Progesteron, und das Milchbildungshormon Prolaktin kann seine Wirkung entfalten. Der Prolaktinspiegel ist nach der Entbindung am höchsten. Während der Entbindung steigen auch die Werte des Hormons Oxytozin, das eine bedeutende Rolle in der Austreibungsphase einnimmt und auch als Liebeshormon bezeichnet wird, da es glücklich macht und das Bonding unterstützt. Wenn Oxytozin wirkt, werden Endorphine freigesetzt, die entspannen und den Schmerz lindern.

Der anatomische Aufbau der Brust

Zur Anatomie der Brust liegen neue Erkenntnisse vor. Wissenschaftler fanden mithilfe des Ultraschalls heraus, dass die Brust von innen etwas anders aufgebaut ist und funktioniert als bislang angenommen.

Gewebe

Die Brust besteht aus Binde- und Stützgewebe (Mantelgewebe), in dem sich Blut- und Lymphgefäße befinden, sowie aus Fettgewebe und Muske n. Viele Nervenfasern verlaufen im Bereich der Brust.

Warzenhof

Dieser Bereich ist dunkler gefärbt. Man geht davon aus, dass dies als Signal für das Baby dient, damit es seine Nahrungsquelle findet. Duftstoffe dienen zur Unterstützung. Im Bereich des Warzenhofs liegen kleine Talgdrüsen (Montgomery-Drüsen), die eine ölhaltige Flüssigkeit absondern, die Warzenhof und Brustwarze geschmeidig halten. Das ist wichtig für den Saugvorgang, denn dieser Bereich wird dabei sehr gedehnt. Außerdem liegen hier viele Nervenfaserenden, die durch das Saugen stimuliert werden und die Botschaft zur Hormonbildung und -ausschüttung weitergeben. Die Größe des Warzenhofs variiert von Frau zu Frau.

Brustwarzen

Die Brustwarzen sind von Frau zu Frau verschieden. Sie sind unterschiedlich groß und können eine glatte, gespaltene oder zerklüftete Oberfläche haben. In die Brustwarzen

münden drei bis vier Milchausführungsgänge. Auch in den Brustwarzen befinden sich Talgdrüsen. Die Brustwarzen werden von Muskelfasern umschlossen, die von Nervenenden durchsetzt sind. Diese Nervenfasern übermitteln die Botschaft an die Brustwarzen sich aufzurichten.

Milchgänge

Durch die Milchgänge fließt die Milch aus den Milchbläschen zu den drei bis vier Milchausführungsgängen. Diese liegen auf der Brustwarze. Bis vor einigen Jahren hat man sich so genannte Milchseen im Bereich des Warzenhofes vorgestellt, in denen sich Milch ansammelt. Inzwischen zeigen neuere Untersuchungen aus Australien, dass es diese so genannten Milchseen überhaupt nicht gibt. Die Milchgänge sind in der Lage, sich beim Einsetzen vom Milchspendreflex zu dehnen, bleiben bis zu zwei Minuten gedehnt und gehen dann wieder in die Ausgangslage zurück. Vermutet werden neun bis zehn Milchgänge, die sich dann verzweigen, sodass vier Milchgänge nach außen führen. Es ist wichtig, dass das Baby die Brustwarze und einen Mund voll Brust erfasst und die Zunge unter den Milchgängen im Warzenhofbereich zu liegen kommt, damit die Milchgänge optimal ausgestreift werden. Milch, die nicht entleert wird, fließt in die Milchgänge zurück.

Tasten Sie die Brust in der Schwangerschaft. So können Sie Veränderungen des Drüsengewebes mit Beginn der Milchbildung besser wahrnehmen. Gefüllte Milchgänge fühlen sich im Warzenhofbereich wie Erbsen oder Bohnen an.

Über eine Million Milchbläschen sorgen für eine ausreichende Milchbildung. Milch fließt, wenn das Hormon Oxytozin das Zusammenziehen der Myoepithelzellen bewirkt.

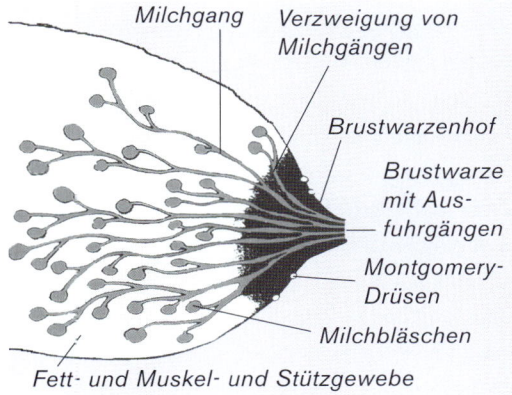

Milchgang
Verzweigung von Milchgängen
Brustwarzenhof
Brustwarze mit Ausfuhrgängen
Montgomery-Drüsen
Milchbläschen

Fett- und Muskel- und Stützgewebe

So können Sie sich Ihre Brust von innen vorstellen.

Drüsenapparat

Stellen Sie sich acht Traubenrispen vor. Eine Traubenrispe wird hier als Drüsenlappen bezeichnet. Zwischen den einzelnen Drüsenlappen ist jeweils ein Band, das sie von den angrenzenden Drüsenlappen abtrennt. Im mittleren Bereich der Brust befinden sich weniger Milchdrüsen als in den äußeren Bereichen. Bei einer Brustentzündung ist meist ein Drüsenlappen betroffen. Es ist also eine abgegrenzte Entzündung. Jeder Drüsenlappen teilt sich wieder in kleinere Lappen, an deren Ende sich Gruppen von Milchbläschen befinden. Das Drüsengewebe ist umgeben von Binde- und Stützgewebe und Fett.

Im oberen äußeren Quadranten bis hin zur Achselhöhle befindet sich das meiste Drüsengewebe. Manche Frauen fühlen zyklusabhängig die Spannung bis dorthin.

Der Aufbau des Milchbläschens (Milchbildungszellen)

Das Milchbläschen ist der Ort, wo die Milch gebildet wird. Es ist wie eine Traube, in der sich die Milch sammelt und dann über die kleineren Milchgänge abfließt. Milchbildungszellen werden aktiv, wenn das Milchbildungshormon Prolaktin den Auftrag dazu erteilt. Umgeben sind die Milchbildungszellen von glatter Muskulatur. Während einer Stillmahlzeit befiehlt das Hormon Oxytozin den Muskeln, dass sie sich zusammenziehen sollen. So wird die Milch aus dem Milchbläschen herausgepresst. Dieser Vorgang wird Milchspendereflex genannt. Während einer Stillmahlzeit setzt der Milchspendereflex mehrmals ein, beobachtet wurden im Durchschnitt 2,5 Milchspendereflexe. Jedes Milchbläschen ist von einem Netz aus Blut- und Lymphgefäßen überzogen. Die Milchbildungszellen stehen in einer losen Verbindung, sodass Flüssigkeiten ausgetauscht werden können. Bei einer Abflussbehinderung entsteht ein Überdruck und Milch kann ins Zwischengewebe eindringen und dort eine Fremdkörperreaktion (Milchstau) auslösen.

Flach- oder Schlupfwarzen

Es gibt unterschiedliche Brustwarzenformen, aber alle eignen sich in der Regel gut zum Stillen. Wissenschaftliche Untersuchungen belegen, dass Babys, die nach der Entbindung bis zur ersten Stillmahlzeit ungestört bei der Mutter bleiben können, von sich aus die Brust finden und zu saugen beginnen. Sie kommen ohne Probleme mit jeder Brustwarzenform zurecht.

Auch eine Flach- oder Schlupfwarze macht beim Stillen keine Probleme, wenn die Warze bei Stimulation hervortritt – also der Brustwarzenreflex einsetzt. Manche Frauen haben in der Schwangerschaft zwar Flach- oder Schlupfwarzen, aber nach der Entbindung verändert sich die Warzenform. Babys lernen, mit diesen Brustwarzen umzugehen, und das Stillen klappt nach einigem Üben meist hervorragend.

Sie können in der Schwangerschaft den Brustwarzenreflex testen. Setzen Sie rechts und links des Warzenhofrandes einen Finger auf und ziehen Sie die Haut auseinander. Tritt die Brustwarze nun hervor, wird das Baby ohne Probleme saugen können.

Wenn Sie etwas tun möchten:

Ein gleichmäßiger Druck auf die Brust durch den BH kann die Brustwarze dazu bewegen hervorzutreten, wenn Sie ein Loch ins Körbchen oberhalb der Brustwarze schneiden. Nach dem gleichen Prinzip funktionieren die Brustschilder, die Sie in der Apotheke oder im Sanitätshaus kaufen können. Empfohlen werden diese erst nach dem siebten Monat. Sie sollten sie anfangs nur zehn Minuten täglich tragen und dann von Tag zu Tag etwas länger. Wissenschaftliche Untersuchungen stellen

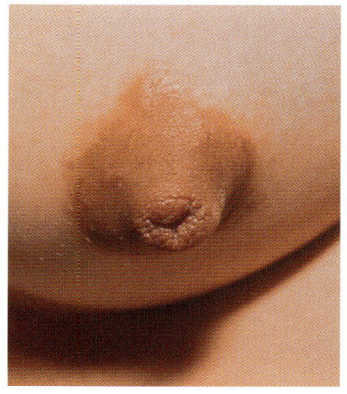

Schlupfwarze

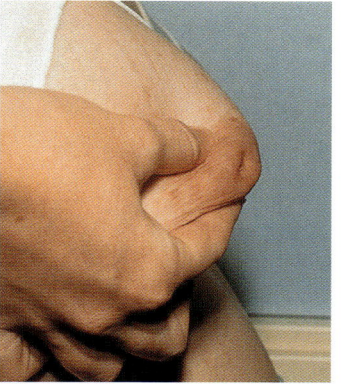

Hohlwarze

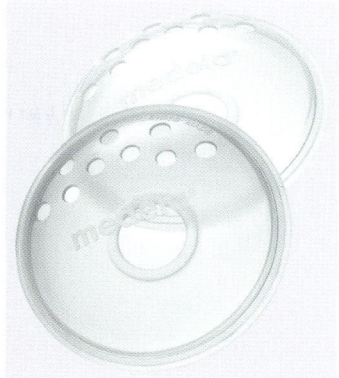

Brustschild

allerdings den wirklichen Effekt dieser Vorbereitungsmaßnahmen infrage. Sie betonen aber immer wieder, wie wichtig es ist, dass Sie das Kind korrekt anlegen und dass es die Brust richtig erfasst. Frauen mit Flach- oder Schlupfwarzen können ihre Babys auch dann erfolgreich stillen, wenn sie sich in der Schwangerschaft nicht durch oben erwähnte Maßnahmen vorbereitet haben.

Hohlwarzen

Vielleicht stellt der Frauenarzt bei einem allgemeinen Check fest, dass Sie Hohlwarzen haben. Diese lassen sich schon vor einer Schwangerschaft konservativ oder chirurgisch korrigieren. Meist achtet der Gynäkologe aber erst dann auf die Warzenform, wenn Sie schon schwanger sind. Hohlwarzen kommen sehr selten vor. Hohlwarzen erkennen Sie daran, dass bei Stimulation oder beim Brustwarzenreflextest die Warzen nicht hervortreten, sondern sich noch mehr zurückziehen und einen Krater bilden.

Hohlwarzen bereiten manchen Babys anfangs Probleme beim Ansaugen, und es ist ganz wichtig, dass Sie jemanden haben, der Ihnen beim ersten Anlegen behilflich ist. Wenn das Baby lernt, einen Mund voll Brustgewebe richtig zu erfassen, arbeitet sich durch den Sog die Brustwarze während des Saugens heraus. Bis das klappt, können allerdings einige Tage, ja vielleicht auch Wochen, vergehen. Manchmal ist hier der Einsatz von einem Stillhütchen sinnvoll, denn das Baby erlebt einen Saugerfolg und Sie als Mutter können stillen. Falls dies nicht möglich ist, ist es sinnvoll die Milchbildung durch Abpumpen aufzubauen und dem Baby die notwendige Milch über den Becher zu geben. Jedwede Saugstimulation mit dem Finger führt zu einer Verwirrung des Babys. Es wartet mit dem Saugen auf einen harten Reiz am Gaumen. Falls Saugstimulationen erfolgen, die Flasche gegeben wird, ist ein Versuch mit dem Stillhütchen in jedem Fall angebracht. Nach Berichten von betroffenen Müttern hat manchmal das Tragen von Brustschildern oder das Einschneiden von Löchern in den Büstenhalter geholfen, die Brustwarzen zum Hervortreten zu animieren. Die Niplette (siehe Seite 98) kann ebenfalls helfen. Andere Mütter schafften es auch ohne Vorbereitungsmaßnahmen.

Brustschilder können Flach-, Schlupf- und Hohlwarzen trainieren, weiter nach außen zu kommen und sich aufzurichten.

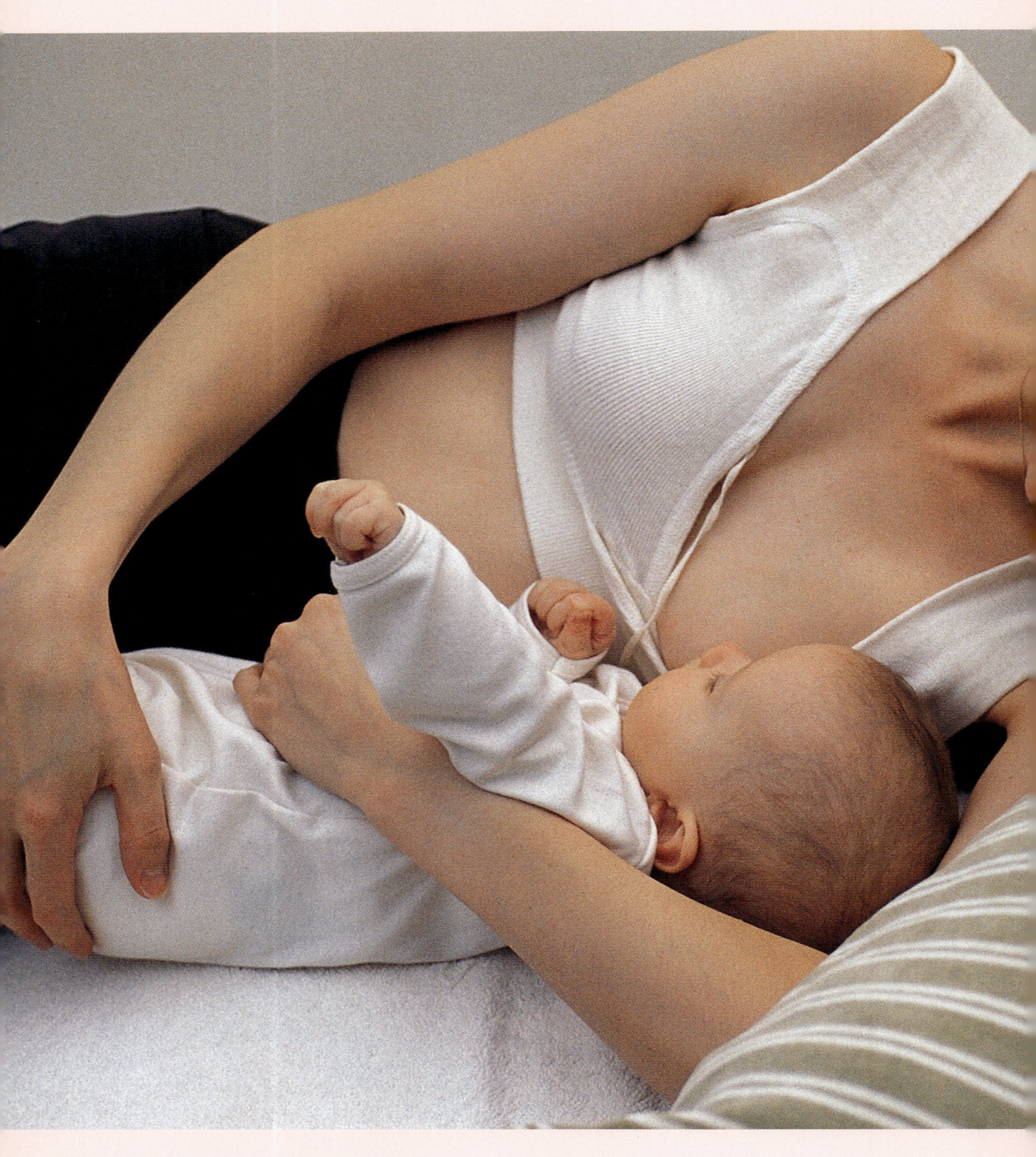

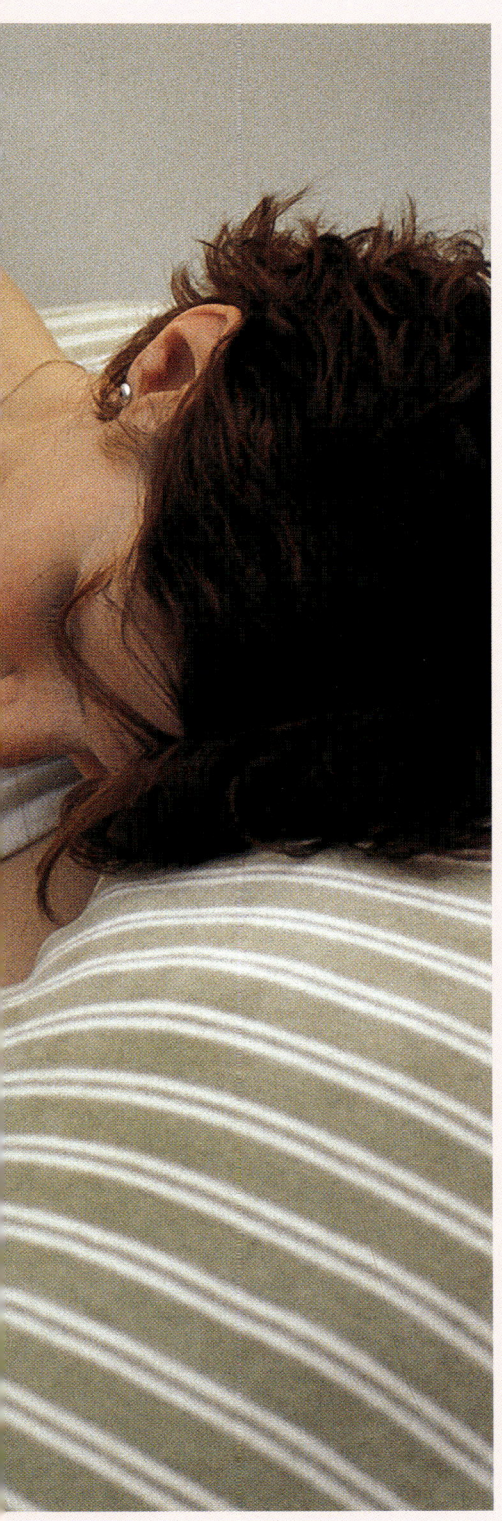

Rund um die Stillpraxis

Stillen ist einfach. Von Natur aus ist Stillen als Ernährungsform des Menschenkindes vorgesehen. Schwangere Frauen spüren die Veränderungen in ihrem Körper. Die Brustdrüse bereitet sich auf ihre Funktion vor. Die Stillhormone beginnen nach der Entbindung die Milchbildung anzuregen. Fast alle Frauen können ihre Babys ausschließlich stillen. Eine gute Anleitung zum Stillen von Anfang an und Unterstützung in den folgenden Monaten lässt die Stillzeit zu einem wundervollen Lebensabschnitt für Mutter und Kind werden.

Die Stillreflexe

Während eines Stillvorgangs geschieht zweierlei: Das Baby wird satt und die Milchbildung wird angeregt. Das ist ein ganz einfaches Prinzip: Die Nachfrage regelt das Angebot.

Die Milchbildung

Nach der Entbindung beginnt das Milchbildungshormon (Prolaktin) mit der Milchbildung. Zu diesem Zeitpunkt ist der Prolaktinspiegel am höchsten. Unabhängig davon, ob das Baby saugt oder nicht, wird die erste Milch gebildet. Entscheidet sich die Mutter, nicht zu stillen, fallen die Prolaktinwerte auf ein Niveau wie vor der Schwangerschaft ab und der Drüsenapparat bildet sich zurück. Die gebildete Milch wird rückresorbiert. Dieser Rückbildungsprozess dauert etwa vierzehn Tage.

Stillen nach Bedarf, das bedeutet, das Baby bestimmt, wie lange es saugen und wie oft es gestillt werden möchte am Tag und in der Nacht. Dies steigert den Prolaktinspiegel und fördert die Milchbildung. Hohe Prolaktinwerte wurden zwischen zwei Uhr und sechs Uhr früh gemessen, die niedrigsten Werte zwischen zehn Uhr und 18 Uhr. Die höchste Konzentration von Prolaktin wird 45 Minuten nach der Stillmahlzeit erreicht. Das Prolaktin reguliert die Milchbildung, die Konzentration im Blut hat keinen direkten Einfluss auf die kurz- oder langfristige Milchbildung. Im Blut sind die Laktozyten für die Aufnahme von Prolaktin verantwortlich. Es besteht ein enger Zusammenhang zwischen dem Leeren der Brust und der Milchbildung. Bei einer zu wenig stimulierten und entleerten Brust, wird die Aufnahme von Prolaktin über die Rezeptoren verhindert und die Milchbildung gehemmt. Zur Anregung der Milchbildung ist die häufige Stimulation wichtig, gleich ob während des Tages oder in der Nacht. Je voller die Brust, umso langsamer wird Milch gebildet.

»In den ersten Tagen reicht die Milch dem Baby nicht. Wir setzen es an und geben ihm Zuckerlösung nach, bis die Milch kommt. Der Milcheinschuss kommt eh erst am dritten Tag«.

Diese Aussage möchte ich widerlegen:

Die Stillreflexe der Mutter

Wenn das Baby mit seinen Lippen Brustwarze und Warzenhof berührt, die Brust erfasst und mit dem Saugen beginnt, wird der Vagusnerv über sensorische Rezeptoren der Brustwarze und des Kindes stimuliert. Diese Signale laufen über das Rückenmark zum Hypothalamus und dort in die Hypophysenvorder- und -hinterlappen. Prolaktin und Oxytozin werden ausgeschüttet. Daneben steuert der Vagus auch die Ausschüttung von Hormone für den Magen-Darm-Trakt. Dadurch erfolgt eine Abstimmung des mütterlichen und kindlichen Stoffwechsels.

Der Oxytozinreflex (Milchspende- oder Let-down-Reflex)

Das Oxytozin wird über die Blutbahn zur Brust transportiert. Die glatte Muskulatur der Myoepithelzellen zieht sich zusammen und die Milch

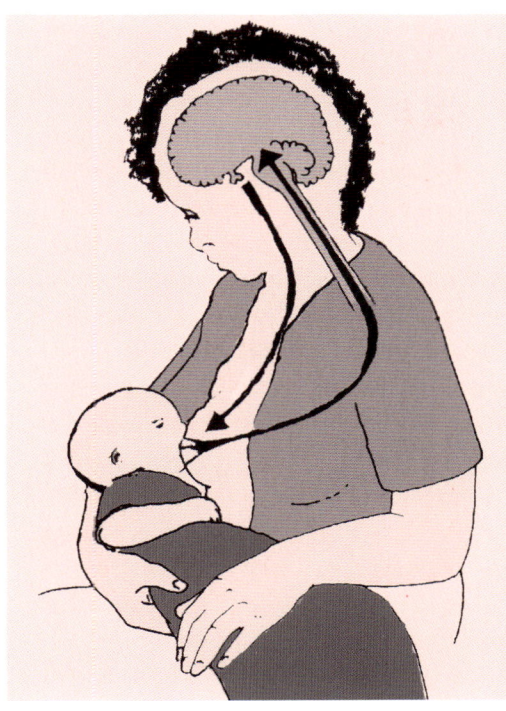

Die Nachfrage regelt das Angebot. Das Baby saugt, über die Nervenbahnen des Rückenmarks erfolgen die Impulse an die Hypophyse. Prolaktin und Oxytozin werden ausgeschüttet und gelangen über den Blutweg an die Milchbläschen.

fließt aus den Milchbläschen in die Milchgänge. Das Zusammenziehen der Muskelfasern bewirkt manchmal einen heftigen und schnellen Milchfluss. Der Druck entleert sich an den Ausfuhrgängen, Milch kann spritzen, tropfen oder auch herauslaufen. Die Milchgänge dehnen sich und verengen sich danach wieder. Milch, die nicht entleert wird, fließt zurück in die Milchgänge. Der Oxytozinreflex setzt im Verlauf einer Stillmahlzeit mehrmals ein. Im Schnitt wurden 2,5 Milchspendereflex während einer Stillmahlzeit beobachtet. Jede Brust arbeitet eigenständig. Interessant ist, dass fast die Hälfte der Milch während des ersten Milchspendereflexes getrunken wird. Das Oxytozin nimmt auch Einfluss auf die glatte Muskulatur der Gebärmutter: Nachwehen (manchmal sehr schmerzhafte)

unterstützen die Rückbildung der Gebärmutter. Die Blutung nach der Geburt wird durch das Oxytozin vermindert. Aus diesem Grund kann es innerhalb der ersten Tage vorkommen, dass das Baby saugt, die Nachwehen einsetzen und der Wochenfluss fließt. Auch auf die Muskulatur der Harnblase hat Oxytozin einen Einfluss: Eingelagertes Wasser wird ausgeschieden.

»Partner« des Oxytozins sind die Endorphine, die für Entspannung sorgen und Schmerz lindern, sowie das Antidiuretische Hormon (ADH), das den Wasserhaushalt reguliert.

So ist es ganz normal, dass Sie während der Stillmahlzeit durstig werden und trinken möchten. Trinken nach Durst reguliert den vermehrten Flüssigkeitsbedarf. Über den Durst hinaus trinken, sich dazu zwingen, mindestens drei Liter pro Tag zu trinken, löst eine Gegenreaktion aus und bringt den Eigenregulationsmechanismus des Körpers durcheinander. Die Folge davon ist, dass die Milchbildung zurückgeht.

Die Rolle der Gefühle

Wenn nach der Geburt Trauer, Stress oder große Schmerzen Sie überwältigen oder Ihr Kind nicht bei Ihnen sein kann, kommt die »gegnerische« Hormongruppe – Adrenalin und Noradrenalin – zum Einsatz. Die Folge davon ist zum Beispiel eine schlechtere Durchblutung der Brust. Die Oxytozinbildung wird zwar optimal durch das Saugen oder Abpumpen angeregt, der Milchspendereflex allerdings gehemmt – es fließt keine Milch. Eine Folge davon kann auch ein Wochenflussrückstau sein, der als Auslöser des Wochenbettfiebers gefürchtet ist. Die Brust reagiert auf diese Situation oft mit einer zunehmenden Spannung und Stauung. Steinharte Brüste, Schmerzen, Milch, die nicht tropfen und fließen kann, sind die Folge davon.

Hingegen, wenn es Ihnen gut geht, Sie keine Schmerzen und Sorgen haben und Ihr Kind rund um die Uhr bei Ihnen ist, lernen Sie, sich auf seine Bedürfnisse einzustellen und die Milch läuft. Manchmal setzt der Milchspendereflex ein, wenn eine Mutter ihr Baby sieht, es berührt, riecht, wenn es schreit, wenn sie an ihr Kind denkt oder wenn sie etwas in die Hand nimmt, was in Verbindung mit dem Baby steht.

Positive Gefühle regen den Milchspendereflex an.

Manche Mütter benötigen den Schutz der Intimsphäre. Vielleicht gibt es auf der Wochenstation die Möglichkeit, sich in ein Stillzimmer zurückzuziehen. Auch ein Paravent bietet einen Sichtschutz. Ein Vorhang zwischen den Betten, den Sie nach Bedarf öffnen oder schließen, wäre eine weitere Möglichkeit. Sprechen Sie das Personal an, welche Rückzugsmöglichkeiten Ihnen zur Verfügung stehen. Schon das befreiende Gefühl, neugierigen Blicken nicht ausgesetzt zu sein, kann den Milchspendereflex auslösen.

Manche Frauen spüren, wenn die Milch fließt, und beschreiben ein Kribbeln und Ziehen. Auch verstärkte Nachwehen sind ein Hinweis. Andere spüren nichts, sehen allerdings dass Milch tropft oder das Baby kräftig saugt und schluckt.

Der Prolaktinreflex (Milchbildungsreflex)

Wie bereits erwähnt, beginnt die Milchbildung gleich nach der Geburt aufgrund des hohen Prolaktinspiegels. Dadurch erhält das Baby schon bei der ersten Mahlzeit etwas Milch (Kolostrum). Wenn das Baby saugt, wird ein Impuls zum Gehirn geschickt und Prolaktin wird ausgeschüttet. Der Prolaktinspiegel ist nach etwa 45 Minuten am höchsten und nimmt Einfluss auf die Milchbildung für die nächste Mahlzeit. Je häufiger die Brust stimuliert und entleert wird, desto mehr Milch wird gebildet. Nach dem ersten Ansetzen und der ersten Erholphase nach der Geburt ist es von daher ein physiologisches Verhalten, dass das Baby sehr häufig an die Brust möchte, manchmal alle eineinhalb bis zwei Stunden. Wenn ein Baby mit Zuckerlösung aufgefüttert wird, schläft es in der Regel länger. Dies führt zu gefüllten Milchbläschen und einer Zunahme von Stauung, Schwellung und Schmerzen in der Brust. Die Brüste werden steinhart, es tropft keine Milch mehr, die Milchbildung wird unterdrückt.

Da der Prolaktinspiegel zwischen zwei Uhr und sechs Uhr morgens am höchsten ist, ist es sinnvoll in dieser Zeit auch zu stillen oder einmal zu pumpen. Bisher ging man davon aus, dass Prolaktin in den ersten sechs bis acht Wochen hauptverantwortlich für die Milchbildung ist und die Milchbildung über die Entleerung der Brust geregelt wird. (Nachfrage und Angebot). Neuere Untersuchungen zeigen, dass das häufige Stimulieren und Entleeren der Brust für die Milchbildung verantwortlich sind. Prolaktin hat hierbei nur eine unterstützende Funktion bei der Milchbildung. Jede Brust arbeitet autonom, das heißt, so wie der Milchspendereflex in jeder Brust unterschiedlich ansetzt, bildet jede Brust auch ein eigenes Milchvolumen. Eine Brust weist in der Regel mehr Milch auf als die andere. An einer Brust fließt die Milch oft leichter und schneller als an der anderen.

Die Milchbildung stellt sich auf den Bedarf ein, eine Mutter kann deshalb ohne Probleme ein Baby oder auch Zwillinge bzw. Mehrlinge voll stillen.

Da der Prolaktinspiegel nachts am höchsten ist, bringt nächtliches Stillen verschiedene Vorteile:

• Prolaktin bewirkt, dass die Mutter sich entspannt und schläfrig fühlt, so kann sie sich während des nächtlichen Stillens trotzdem ausruhen.

- Hormone, die in Verbindung mit Prolaktin aktiv sind, unterdrücken den Eisprung und verhüten so eine erneute Schwangerschaft.

Die Kontrolle der Milchproduktion

Nachdem wir nun wissen, wie die Milch gebildet wird und dass mehr Saugen mehr Milch macht, stellt sich natürlich die Frage: Kann die Brust platzen? Natürlich hat die Natur auch hier ihre Vorsorge getroffen. Es gibt einen so genannten Hemmfaktor in der Muttermilch. Dieser Faktor kann die Milchbildung reduzieren oder stoppen. Wenn die Brust voll Milch ist und nicht viel Milch entleert wird, hindert der Hemmfaktor die Milchbildungszellen daran, mehr Milch zu bilden. Wenn die Brust durch das Saugen des Babys oder durch Abpumpen entleert wird, ist der Hemmfaktor »ausgeschaltet«.

Die Milchbildung stellt sich auf die Nachfrage ein. Das erklärt Folgendes: Wenn ein Baby nur aus einer Brust trinkt, stellt die andere die Milchbildung ein, unabhängig vom Hormonspiegel, abhängig nur von der Entleerung der Brust. Wenn ein Baby eine Brust bevorzugt leer trinkt, stellt sich die Milchbildung darauf ein, auch hier kann die Größe der Brüste differieren.

Wenn Sie die Milchbildung aufrechterhalten wollen, muss die Brust regelmäßig und richtig entleert werden, sei es durch das Baby oder durch Abpumpen.

Das Einspielen der Milchbildung

Es dauert sechs bis acht Wochen, bis sich das Stillen richtig eingespielt hat. Die meisten Mütter können von Anfang an ihre Babys aus-

schließlich stillen und die Kinder wachsen und gedeihen prächtig. Manche Mütter bilden so viel Milch, dass sie gleich mehrere Babys stillen könnten. Andere Mütter wiederum bilden gerade so viel Milch, wie das Baby braucht. Manche Babys trinken während einer Stillmahlzeit an beiden Seiten, andere regulieren die Milchmenge dadurch, dass ihnen eine Brust pro Mahlzeit reicht.

In den ersten sechs Wochen – dem eigentlichen Wochenbett – haben viele Mütter »nah am Wasser gebaut«, das heißt, Gefühle spielen jetzt eine große Rolle. So kann es durchaus passieren, dass aufgrund von Stress und Trauer der Milchspendereflex nicht richtig funktioniert, sich ein Milchstau entwickelt oder die Mutter den Eindruck gewinnt, sie hat zu wenig Milch.

Die Nachfrage durch das saugende Baby bestimmt das Angebot an Muttermilch.

Die Stillreflexe des Babys

Die Mutter lernt, wie sie das Baby zur Brust bringt. Und das Baby lernt, wie es die Brust korrekt erfasst. Dann weiß es intuitiv, was es weiter tun muss, um die Nahrung zu erhalten. Drei Reflexe sind dafür hauptverantwortlich:

Der Suchreflex

Das Baby sucht mit weit geöffnetem Mund nach der Brust. Die Zunge schiebt sich über die untere Zahnleiste (Herausstreckreflex). Dann erfasst das Baby die Brustwarze und einen Mund voll Brustgewebe und formt daraus einen natürlichen Sauger. Der Suchreflex kann durch Berührung der Lippen oder Streicheln der Wangen ausgelöst werden.

Der Saugreflex

Ungefähr am Übergang vom harten zum weichen Gaumen befindet sich der Saugreflexpunkt. Wird diese Zone durch Berührung stimuliert, geschieht Folgendes:

- Die rhythmische Bewegung des Unterkiefers beginnt.
- Die Zunge presst den natürlichen Sauger gegen die Gaumenplatte und beginnt, mit wellenförmigen Bewegungen von der Zungenspitze zum Zungengrund die Milchgänge auszustreichen.

Der Schluckreflex

Wenn die Milch den Mund füllt, setzt der Schluckreflex ein. Der weiche Gaumen hebt sich dann an und verschließt den Nasen-Rachen-Raum. Die Kehlkopfplatte schiebt sich über die Luftröhre und die Milch fließt über die Speiseröhre in den Magen.

Was passiert beim Saugvorgang?

Sobald das Baby die Brust korrekt erfasst hat, läuft jede Stillmahlzeit nach dem gleichen Muster ab: Es beginnt, mit schnellen hektischen Saugbewegungen (flache Züge, ohne zu schlucken) die Brust zu stimulieren. Das regt die mütterlichen Reflexe zur Milchspende und Milchbildung an.

Am Anfang dauert es oft einige Minuten, bis der Milchspendereflex einsetzt, aber nach einiger Zeit kann er schon beim Schrei des Babys einsetzen. Wenn die Milch zu fließen beginnt, ändert sich der Saugrhythmus. Die Saugbewegungen werden ruhiger, das Baby nimmt tiefe Züge und pausiert nach dem Schlucken oft eine kurze Zeit. Gegen Ende der Mahlzeit werden die Züge wieder etwas kürzer, die Pausen länger oder das Baby lässt die Brust spontan los – es hat seine Mahlzeit erst einmal beendet.

Manche Babys brauchen eine längere Pause, stoßen auf, und wenn sie dann noch hungrig sind, kann die zweite Brust angeboten werden. Einige kleine gierige Trinker verschlucken sich aber sehr oft und lassen in kurzen Abständen die Brust los, um aufzustoßen. In diesem Falle sollten Sie die gleiche Brust nochmals anbieten.

Kann ein Baby saug-verwirrt reagieren?

In Fachkreisen wird dieser Punkt heftig diskutiert. Es gibt Babys, die aufgrund von Erfahrungen mit einem Flaschensauger oder einem Schnuller die Brust nicht mehr richtig erfassen und nur an der Warze nuckeln. Auch der Einsatz von einem Stillhütchen hat bei manchen Babys zur Folge, dass sie die Brust verweigern oder sie nicht mehr richtig erfassen. Wenn gesunde Neugeborene frühe (nicht notwendige) Zufütterung von Zuckerlösungen durch einen Becher statt mit der Flasche verabreicht bekommen, bewirkt dies ebenfalls eine Saugverwirrung. Babys erwarten dann, dass die Flüssigkeit in den Mund läuft und vergessen, wie sie die Brust in den Mund hineinziehen können, um zu saugen und an die Milch zu kommen. Es gibt natürlich auch Babys, die mit keiner Technik ein Problem haben und immer an ihre Nahrung kommen.

Es gibt verschiedene Theorien zur Saugverwirrung:

- Die Babys sind nicht in der Lage, verschiedene Trinktechniken nebeneinander zu bewältigen.
- Ein Baby, das von Anfang an eine befriedigende Stillmahlzeit zu sich genommen hat, lehnt jeden künstlichen Sauger ab.
- Das Baby lehnt den Sauger ab, dessen damit verbundene Mahlzeit es am meisten frustriert hat, und nimmt dann infolgedessen den an, der ihm eine befriedigende Mahlzeit liefert. Das heißt, folgt auf eine nicht gut verlaufene Still-

mahlzeit jedes Mal eine Flaschen- oder Bechergabe, zieht das Baby die Flasche oder den Becher vor, da es diese nicht mit der schlechten Erfahrung an der Brust verbindet. Wahrscheinlich verwendet das Baby sowohl an der Brust wie auch bei der Flasche die gleiche Saugtechnik, allerdings erscheinen die wellenförmigen Bewegungen der Zunge beim Trinken aus der Flasche eher eine Auf-und-Ab-Bewegung des Unterkiefers zu sein. Der Flaschensauger ist viel härter und lässt sich von der Zunge nicht gut formen. Wenn das Loch im Sauger zu groß ist und die Milch sehr schnell fließt, nimmt das Baby die Zunge oft zurück, setzt diese an der Saugerspitze an, um den Milchfluss zu regulieren. Die Zunge schiebt sich dann oft nicht mehr über die Zahnleiste. Zufüttern mit dem Becher ist dann sinnvoll, wenn dies in den ersten Tagen nicht routinemäßig erfolgt, sondern als Notlösung. Zu früh, zu häufig, zu viel zugefüttert bewirkt, dass Babys satt und müde sind, die Zunge nach vorne stoßen und gar nicht mehr auf die Idee kommen, die Brust einzuziehen und zu saugen. Die Milchbildung wird nicht gut angeregt, der Milcheinschuss verläuft oft sehr schmerzhaft.

Relaktation

Die Milchbildung reagiert immer auf die Nachfrage. Relaktation bedeutet ein neuer Stillbeginn nach dem Abstillen. Je kürzer der Abstand zum Ende der ersten Stillzeit ist, desto schneller bauen die Brustdrüsen sich wieder auf und die Milchmenge steigt an. Größte Erfolgsaussichten bestehen innerhalb von 45 Tagen nach dem Abstillen.

Wenn Sie schon einmal schwanger waren und gestillt haben, ist es möglich, die Milchbildung wieder in Gang zu bekommen und ein fremdes Kind zu stillen (Ammen). Auch Großmütter sind dazu noch in der Lage. Sie brauchen nur den Willen dazu, Geduld und Ruhe. Auch hier ist es wichtig, dass Sie von Ihren täglichen Aufgaben entlastet werden und Ruhe finden.

Die Relaktation kann zusätzlich mit Medikamenten unterstützt werden, wenn:

- aus irgendeinem Grund gleich nach der Geburt abgestillt wurde.
- zu früh geborene oder kranke Kindern, die lange Zeit in der Kinderklinik waren, und schon abgestillt wurden.
- die Mutter eine Erkrankung hatte und Medikamente einnehmen musste, bei denen Stillen über einen längeren Zeitraum nicht möglich war.
- das Kind bereits abgestillt wurde, nun aber akut krank wird und keine künstliche Babynahrung verträgt.

Wie gehen Sie vor?

- Nehmen Sie Kontakt zu einer erfahrenen Still- und Laktationsberaterin auf.
- Achten Sie auf ausgewogene Ernährung und trinken Sie nach Durst.
- Entspannen Sie sich. Eine Brust- oder Rückenmassage kann dabei helfen.
- Legen Sie das Baby mindestens alle zwei Stunden an – zehn- bis zwölfmal innerhalb von 24 Stunden – und an jeder Seite mindestens zehn bis fünfzehn Minuten.
- Nehmen Sie das Baby unter den Pullover, Haut auf Haut. Das fördert das Wohlbefinden und regt die Milchbildung an.

Bis die Milchbildung wieder in Gang kommt, muss zugefüttert werden. Hier ist das Brusternährungset hilfreich. Das Gewicht und die Ausscheidungen des Babys müssen laufend überwacht werden. Die zugefütterte Milchmenge kann unter Aufsicht einer Beraterin langsam wieder reduziert werden. (Siehe dazu auch Seite 133 – Induzierte Laktation)

Gemeinsam auf die Stillzeit vorbereiten

Stillen ist wie Tanzen lernen: Man muss sich aufeinander einstellen können, durch die Praxis zueinander finden, und lernen, die Bewegungen abzustimmen, um sich im Einklang zu bewegen. Der Vater übernimmt hierbei eine nicht zu unterschätzende Rolle.

Überlegen Sie sich schon in der Schwangerschaft, wer Ihnen nach der Geburt helfen könnte

- Sie brauchen emotionale Unterstützung, denn die Stärkung Ihres Selbstvertrauens hilft Ihnen, die anfänglich auftretenden Schwierigkeiten zu überwinden.
- Sie brauchen praktische Hilfe im Haushalt. Es ist gut, wenn Sie jemanden haben, der sich um die älteren Kinder kümmert, der für Sie einkauft oder auch kocht und aufräumt.
- Sie brauchen Unterstützung beim Stillen in den ersten Tagen, bis alles klappt. Bei auftretenden Problemen benötigen Sie Unterstützung durch erfahrene Personen zum Beispiel durch andere Mütter, eine Still- und Laktationsberaterin, eine Hebamme oder eine Stillgruppe.

Der Partner

Viele Paare besuchen einen Geburtsvorbereitungskurs. Aber diese Vorbereitung reicht meistens nur bis zum Zeitpunkt der Geburt. Und dann? Ein Neugeborenes stellt erst einmal den ganzen Tagesablauf um. Bisher hatte ein Arbeitstag acht Stunden, alles hatte seine Ordnung. Nun vergeht der Tag auf »Abruf«, immer dann, wenn das Baby hungrig ist, sich nicht wohl fühlt oder Nähe und Körperkontakt sucht, wird Mutter oder Vater gebraucht, Tag und Nacht.

Ein Baby ist faszinierend und anstrengend, und es gibt sicherlich Tage, an denen Sie sich entnervt fragen, warum Sie sich überhaupt darauf eingelassen haben. Genauso wie es Tage gibt, an denen Sie so fasziniert von Ihrem Kind sind, dass Sie allen vorschwärmen, wie wunderbar es ist und welche neuen Fähigkeiten es zeigt.

Der Vater kann derjenige sein, der am meisten dazu beiträgt, dass das Stillen klappt. Er freut sich, die Mutter und das Baby zu beobachten. Er liebkost es, übernimmt einen Teil der Babypflege, hilft bei den anfallenden Haushaltsaufgaben und schenkt der Mutter Zeit für sich.

Eine Umfrage unter 115 Müttern in England hat ergeben, dass die Haltung des Partners am stärksten die Entscheidung bezüglich der Säuglingsernährung beeinflusst. Wenn der Vater für das Stillen war, wurden 75 % der Säuglinge voll gestillt; wenn der Vater dem Stillen gleichgültig oder ablehnend gegenüberstand, wurden nur etwas unter 10 % voll gestillt. Dies zeigt, wie wichtig die Unterstützung durch den Partner und wie prägend eine gemeinsame Vorbereitung auf die Geburt und die Stillzeit ist.

Vater sein,
ist nicht einfach

Der Vater kann jedoch auch derjenige sein, der nicht mit der innigen Mutter-Kind-Beziehung umgehen kann. Viele Väter fühlen sich davon ausgeschlossen. Denn das Verhalten der Partnerin verändert sich. Sie widmet sich nun ganz dem Baby und auch ihre körperlichen Bedürfnisse sind aufgrund der anstrengenden Zeit der Schwangerschaft und Geburt und der Umstellung des Körpers nicht mehr so wie früher. Das kann sogar dazu führen, dass viele Väter das Stillen infrage stellen, ja es sogar abwerten, denn dies sind ganz besondere Momente zwischen Mutter und Kind. »Die Brust gehört dem Mann«, so könnte man diese Situation beschreiben. Durch die negativen Gefühle, die beim Anblick der stillenden Mutter ausgelöst werden, hofft der Vater, dass das Kind bald die Flasche bekommt. Das unterstützt die Mutter natürlich kaum und kann unter Umständen durch die seelische Belastung zu Stillproblemen führen.

Der Vater wird eifersüchtig

Vater sein löst unterschiedliche Gefühle aus: Stolz, Glück, Überwältigung, aber auch Eifersucht über die enge Beziehung zwischen Mutter und Kind. Was tun, wenn die Gefühle das Leben aus dem Gleichgewicht bringen? Am besten ist es, Kontakt zu anderen Vätern aufzunehmen. Austauschen, miteinander reden hilft bei der Auseinandersetzung mit der neuen Situation. Ganz besonders sollte der Mann jedoch mit der Partnerin, der Mutter des Kindes, offen über seine Gefühle sprechen und eventuell eine dritte adäquate Person zur Beratung suchen. Denn es ist ganz wichtig, dass der Partner die Bedeutung und Einzigartigkeit der Muttermilch für das Baby verstehen lernt, damit er unterstützend mitwirken kann. Und der Vater kann ebenso eine innige Beziehung zu seinem Baby aufbauen, indem er andere Tätigkeiten

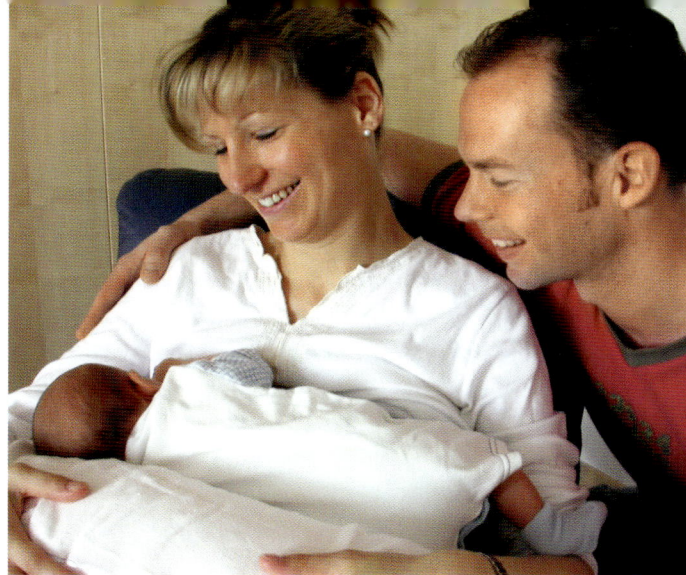

Mutter und Kind genießen die Fürsorge und Unterstützung durch den Vater.

der Pflege übernimmt, sei es Baden, Babymassage, Spazierengehen oder mit dem Baby kuscheln, sodass die Mutter auch einmal Zeit für sich haben kann.

Zum Lesen für Väter

Stellen Sie sich vor, Sie kommen abends nach der Arbeit müde nach Hause. Das Kind schreit. Ihre Frau ist noch immer im Nachthemd. In der Küche stapelt sich das schmutzige Geschirr. Es riecht nach angebranntem Essen, Ihre Frau weint aufgelöst und klagt, dass sie keine Milch mehr hat. Wie reagieren Sie?

1. Möglichkeit:

Sie fahren aus der Haut, machen Ihrer Frau Vorwürfe wegen der Unordnung und fragen sie, was sie denn den ganzen lieben langen Tag eigentlich getan hätte. Außerdem geben Sie ihr zu verstehen, dass Sie es lächerlich finden, sich wegen so einer Kleinigkeit wie versiegende Milch derart aufzuregen. Sie schlagen ihr vor, sie solle endlich ein Fläschchen geben, schließlich könne sie ja das Baby nicht verhungern lassen.

2. Möglichkeit:

Sie nehmen Ihre Frau erst einmal in die Arme und trösten sie. Dann versuchen Sie, das Baby zu beruhigen, legen eine entspannende Musik auf und bringen Ihrer Frau etwas zu trinken. Sie können ihr auch ein paar Minuten lang den Rücken massieren, das entspannt meist sofort. Anschließend kümmern Sie sich um den Abwasch, bereiten eine Kleinigkeit zu essen vor und stoßen mit einem Glas Sekt an.

Alles, was entspannt und dazu beiträgt, dass sich die Mutter geborgen und wohl fühlt, hilft, dass die Milch fließen kann. Es gibt abwechselnd chaotische und harmonische Tage und man sollte sich darauf einstellen.

Verwandte

Wenn Sie Verwandte in der Nähe haben, sollten Sie diese mit einbeziehen. Leider sind die Babys der vergangenen Generationen in Deutschland hauptsächlich mit der Flasche großgezogen worden. Von daher ist es ganz wichtig, dass auch Großmütter wieder in ein gutes Stillbuch schauen, um zu verstehen, warum stillen so wichtig ist.

Verwandte sollten bei der Babypflege mit einbezogen werden.

Bei Tätigkeiten wie Baby spazieren fahren, baden, wickeln und sämtlichen Hausarbeiten können Sie nun Unterstützung brauchen, denn stillen können nur Sie.

Manchmal werden Sie sich auch verteidigen müssen und es wird versucht, Ihnen einzureden, die Flaschennahrung sei besser und das Baby würde dann auch durchschlafen. Wenn Sie sich durch solche gut gemeinten Ratschläge nicht unterstützt, sondern eher gestresst fühlen, dann ist es sinnvoller, ein klares Nein für die angebotene Hilfe auszusprechen und sich jemanden zu suchen, der Ihre Entscheidung zum Stillen mitträgt.

Freunde

Versuchen Sie schon in der Schwangerschaft, Ihre Freunde mit einzubeziehen, lassen Sie diese teilhaben an Ihren neuen Empfindungen und der sich verändernden Lebenssituation. Freunde und Verwandte haben jetzt eine wichtige Aufgabe, denn eine stillende Mutter braucht Ansprechpartner. Das stärkt das Vertrauen und hilft, Problemen vorzubeugen. Es ist auch sehr hilfreich, jemanden zu haben, der einfach einmal vorbeikommt und den Abwasch übernimmt, das Essen kocht, Wäsche wäscht und bügelt oder das Baby spazieren fährt, sodass die Mutter sich eine Stunde hinlegen kann. Die kurzen Nächte sind doch sehr anstrengend. Oft genügt es auch, wenn einfach jemand zum Plaudern da ist. Denn hier zeigt sich ein großer Nachteil unserer modernen Familienform der Kleinfamilie, die in der Regel aus einem Paar mit Kind besteht. Viele Frauen geraten dadurch erstmals in eine Isolation, die zu durchbrechen nicht jede gleich gut meistert.

Sie werden auch bemerken, dass es Freunde gibt, die sich zurückziehen, weil diese nicht mit dem »Alles-dreht-sich-um-das-Baby-Syndrom« zurechtkommen. Auch dürfen Sie nicht vergessen, dass Sie jetzt nicht mehr so viel Zeit für gemeinsame Freizeitaktionen mit Freunden haben. Eltern-Kind-Gruppen, Stillgruppen, Krabbelgruppen und PEKiP-Gruppen können aber die Basis für neue Freundschaften sein.

Stillgruppe

Es ist für Sie sicherlich hilfreich, wenn Sie schon in der Schwangerschaft Kontakt zu einer Stillgruppe aufnehmen und ein Treffen besuchen. Sie können dort mit anderen Müttern reden, beobachten, wie diese ihre Babys anlegen, und Fragen stellen über alles, was Ihnen unklar ist.

Sie erhalten Rat bei der Wahl der Entbindungsklinik, bekommen Anlege- und Stilltechnik erklärt und erfahren alles, was für Sie in der ersten Zeit mit dem Neugeborenen wichtig ist. Sie lernen die Stillberaterinnen kennen und erhalten Telefonnummern, die Sie anrufen können, wenn Sie Unterstützung brauchen. Die Erfahrungen zeigen, dass Frauen, die schon in der Schwangerschaft eine Stillgruppe besucht haben, sich leichter auf das Baby in den ersten Tagen einstellen können. Sie haben gesehen, wie Babys in der Stillgruppe gestillt wurden. Mütter haben ihnen gezeigt und erzählt, worauf sie am Anfang achten sollen. Bei einem Problem zum Telefonhörer zu greifen und um Hilfe zu bitten, fällt leichter, wenn das Gegenüber schon ein Gesicht hat.

Die eigenen Bedürfnisse wahrnehmen und auch zulassen

Wenn Sie 24 Stunden, rund um die Uhr, bei Tag und Nacht, für Ihr Baby sorgen, werden Sie einerseits viel Freude dabei haben, andererseits aber auch Ihre Grenzen erkennen und sich oft müde und ausgelaugt fühlen. Manches wird Ihnen nicht mehr so leicht von der Hand gehen wie zuvor und Sie spüren, dass Ihnen gelegentlich Antriebskraft und Energie fehlen. Es ist ganz wichtig, dass Sie erkennen, dass das Baby Sie fordert und dass dafür anderes liegen bleiben darf. Lösen Sie sich von dem Bild der Superfrau und lassen Sie sich versichern, die Zeit, in der das Kleine Sie so fordert, vergeht wie im Fluge. Genießen Sie diese Zeit und stellen Sie sich darauf ein. Versorgen Sie den Haushalt gemeinsam mit Ihrem Partner. Vielleicht unterstützen auch Freunde oder Verwandte Sie beim Wochenputz.

Die ersten Wochen mit dem Neugeborenen sind eine einmalige Chance für Sie beide, eine gute Beziehung zueinander aufzubauen. Sie prägen nun entscheidend die Entwicklung Ihres Babys, seine Fähigkeit, später soziale Kontakte aufzubauen und Selbstvertrauen und einen stabilen Charakter zu entwickeln. Seine ersten Eindrücke von der Welt sammelt das Baby am liebsten nahe bei Ihnen und mit Ihnen. Wie Sie es aufnehmen, stillen, wickeln, baden, streicheln, tragen, mit ihm sprechen, ihm die Welt zeigen, das alles zeigt dem Baby, wer Sie sind und wie seine Welt ist. Sie lernen, dass Ihr Baby nicht immer ruhig und zufrieden ist. Ein schreiendes Baby signalisiert, dass etwas in seiner Welt nicht in Ordnung ist. Nicht immer bedeutet Schreien Hunger. Manchmal heißt es einfach auch: Nimm mich zu dir, trage mich. Ich möchte dich riechen, schmecken und fühlen und deinen Herzschlag hören. Das kann manchmal ganz schön anstrengend sein. Nutzen Sie es, wenn Ihr Partner oder eine andere nahestehende Person sich um Ihr Baby kümmert. Stillen können nur Sie, alles andere können Sie auch beruhigt an eine andere Person abgeben.

Ohne Zweifel können Sie sich auf Ihr Kind nur dann einstellen, wenn Sie sich selbst angenommen, unterstützt und wohl fühlen. Es ist ganz wichtig, dass Sie sich während des Tages auch Zeit für sich nehmen. Und sei es nur das Lesen der Tageszeitung oder ein paar Seiten in einem spannenden Buch, das Hören Ihrer Lieblingsmusik, ein Bad, ein Telefonat mit einer Freundin oder Einkaufen ohne Baby – so schöpfen Sie neue Kraft.

Die Mutter sollte sich während des Tages auch einmal Zeit für sich selbst nehmen.

Verdrängen Sie Ihre Bedürfnisse auf gar keinen Fall. Ihr Partner kann Ihnen bei der Verwirklichung enorm helfen. Einmal am Tag müssen Sie »egoistisch« sein – das hilft Ihnen, den Rest des Tages auf Abruf für das Baby da zu sein.

Veränderungen in der Schwangerschaft

Ihr Körper bereitet sich schon während der Schwangerschaft auf das Stillen vor. In dieser Zeit vergrößert sich der Drüsenapparat, dadurch wird die Brust fülliger. Viele Frauen fürchten, dass das Stillen die Form der Brust »verdirbt« und der Partner sie dann nicht mehr so attraktiv findet. Dieses Ammenmärchen ist immer noch weit verbreitet. Doch andere Vorgänge im Körper sind für die Veränderungen verantwortlich.

Die eigentliche Größe der Brust wird bestimmt durch den Anteil an Fett-, Binde- und Stützgewebe. Der Brustmuskel unterstützt dabei die Form. Auch Erbanlagen haben hier Einfluss. Der Drüsenapparat ist bei allen Frauen gleich angelegt. Brustwarzenformen und Warzenhofgröße variieren jedoch von Frau zu Frau.

Östrogene und Progesteron unterstützen das Wachstum des Drüsenapparats in der Brust.

In der Schwangerschaft werden vermehrt Östrogene und Progesteron freigesetzt. Diese beiden Hormone sind wichtig für die Erhaltung der Schwangerschaft, für den Aufbau der Gebärmutterschleimhaut und sorgen dafür, dass sich die Eizelle einnisten und wachsen kann. Östrogene und Progesteron tragen auch zum Wachstum des Drüsenapparats in der Brust bei. Östrogen bewirkt die Ausreifung der Milchbläschen, Progesteron die der Milchgänge. Der Hormonspiegel ist so hoch, dass das Prolaktin in seiner Aktivität gehemmt wird.

An den hormonell bedingten Veränderungen der Brust bemerken viele Frauen die Schwangerschaft

- Überempfindlichkeit der Brustwarzen
- Ziehen, leichte Schmerzen in der Brust
- Vergrößerung des Warzenhofes – er wird dunkler
- Blutgefäße schimmern durch die Haut – die Brust wird besser durchblutet
- Der BH spannt

Der Aufbau der Brustdrüse ist in der ersten Schwangerschaftshälfte abgeschlossen.

Manche Frauen neigen zu Bindegewebsschwäche. Bei großen Brüsten kann ein BH hier unterstützend wirken. Bei Frauen, die zu Dehnungsstreifen neigen, beugt die richtige Stillhandhabung von Anfang an einer übervollen Brust und einem schmerzhaften Milcheinschuss vor. Außerdem kann eine Brustmassage mit Öl helfen, die Haut elastischer zu machen. Das wird auch zum Vorbeugen von Dehnungsstreifen im Bauchbereich empfohlen.

Wenn Sie in der ersten Zeit nach der Schwangerschaft eine Abmagerungskur machen und dabei schnell viel Gewicht verlieren, erfolgt auch ein Fettabbau im Brustgewebe – die Brust wird schlaffer.

Der Büstenhalter

Bei der meisten Frauen vergrößert sich die Brust um ungefähr eine bis zwei BH-Größen durch das Wachstum der Milchdrüsen. Manche Frauen mit großen Brüsten empfinden es als angenehm, einen BH zu tragen, andere wiederum entscheiden sich, keinen zu tragen. Das, was für Sie angenehm ist, ist die beste Lösung für Sie.

Wenn Sie einen BH tragen möchten, achten Sie beim Kauf darauf, dass dieser groß genug ist und keine einengenden Bügel besitzt. Da die Größe der Brust sich auch während des Milcheinschusses nochmals verändert, ist bis dahin ein BH, der »mitwächst«, optimal. Erkundigen Sie sich, ob es möglich ist, in der Entbindungsklinik Still-BHs zu erwerben. Ansonsten empfiehlt es sich, ein bis zwei BHs, die in der Größe variabel sind, mit in die Geburtsklinik zu nehmen. Inzwischen gibt es eine große Auswahl an Still-BHs. Sie sind aus unterschiedlichen Materialien und haben verschiedene Schnitte. Sie haben die Qual der Wahl. Wichtig ist allerdings: Der BH sollte nicht einengen und keine scharfkantigen Nähte oder gar Stützbügel haben. Und er sollte vorne zu öffnen sein, damit Sie problemlos stillen können. Achten Sie auch darauf, dass die Verschlüsse einfach auf und zu gehen.

Die Pflege der Brust

Es reicht, wenn Sie die Brust mit klarem Wasser abwaschen. Verwenden Sie keine Seife, denn diese zerstört den natürlichen Säureschutzmantel der Haut und macht sie unelastisch und trocken. Die Natur hat hier vorgesorgt: Im Warzenhofbereich befinden sich Talgdrüsen, die ein natürliches Pflegemittel absondern, das die Haut einfettet und sie elastisch macht.

Die Brust bereitet sich auf die Stillfunktion vor und manche Frauen bemerken im letzten Schwangerschaftsdrittel ab und zu einen Milchtropfen.

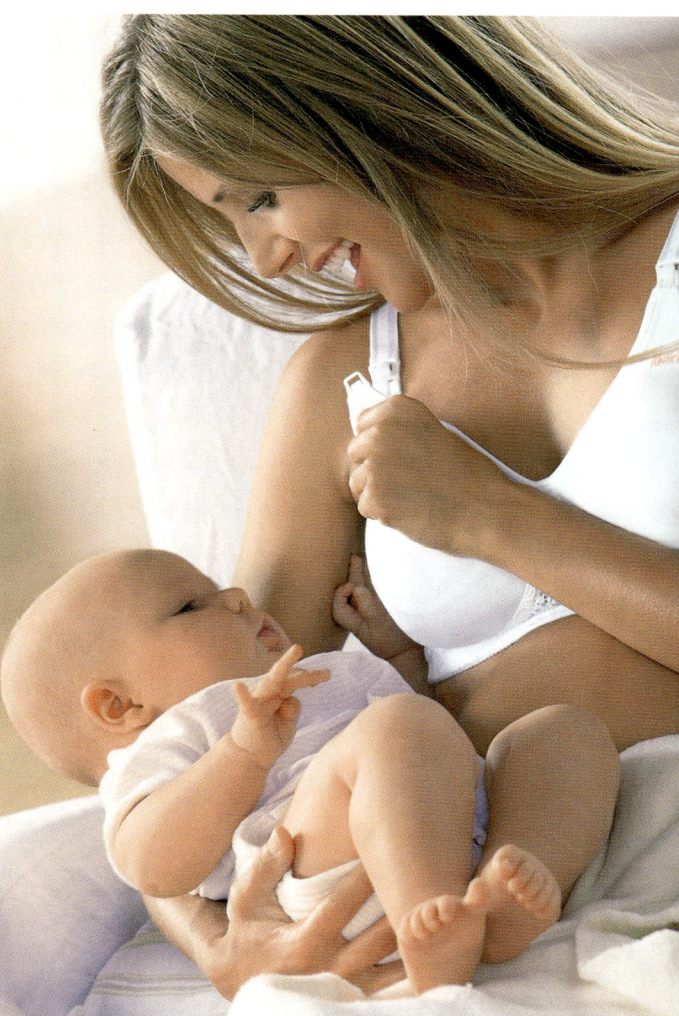

Ein Still-BH soll nicht einengen und vorne leicht zu öffnen sein.

Wenn Sie angetrocknete Milchreste entfernen möchten – einfach mit klarem Wasser abwaschen.

Ob Ihre Brust schon in der Schwangerschaft etwas Milch bildet oder nicht, hat keine Aussagekraft darüber, ob Sie stillen können oder nicht.

Klares Wasser genügt zum Abwaschen von Brustwarze und Brustwarzenhof.

Das Abhärten der Brust wird nicht mehr empfohlen. In vielen älteren Büchern finden Sie noch Hinweise dazu, wie die Brust auf die Stillzeit vorbereitet werden soll. Es wird dort noch eine Massage mit einer Bürste empfohlen sowie das Herausdrehen und Zupfen der Brustwarze.

Untersuchungen haben gezeigt, dass diese Vorbereitungsmaßnahmen nichts nützen, da die Beanspruchung der Brust durch das Saugen eine ganz andere ist.

Gerade Drehen und Zupfen der Brustwarzen ist in Verbindung mit dem Auslösen von frühzeitigen Wehen zu sehen und die Mütter empfinden es als ausgesprochen unangenehm:

»Ich hatte mich für das Stillen entschieden und wollte alles nur Mögliche tun, dass es klappt. Meine Hebamme empfahl mir, die Brust durch drei- bis viermal tägliches Stimulieren vorzubereiten, sodass die Brustwarze hervortrat. Dazu nahm ich diese zwischen Daumen und Zeigefinger und drehte und rollte sie. Das tat weh. Ich fand es ziemlich unangenehm und fragte mich, ob ich das Stillen auch so empfinden würde.«

»Ich habe mich sehr gefreut, als meine Brust größer wurde, denn ich wollte mein Kind auf alle Fälle stillen. Im Geburtsvorbereitungskurs wurde mir erklärt, wie die Brust sich auf das Stillen vorbereitet und dass ich nichts Spezielles tun muss. Man empfahl mir, ohne BH zu gehen und Luft und Sonne an die Brust zu lassen. Auch das sanfte Einölen und massieren der Brüste half mir, eine natürlichere Beziehung zu meinen Brüsten zu entwickeln. Genossen habe ich weiterhin die Stimulation beim Zusammensein mit meinem Mann.«

Diesen Grundsatz bei der Pflege der Brust sollten Sie beachten: Nichts tun, was ein unangenehmes Gefühl hervorruft oder sogar weh tut!

Was Sie tun können:

● Gehen Sie einige Stunden am Tag ohne BH, sodass durch den Kontakt mit der Kleidung eine natürliche Reibung entsteht und genug Luft an die Brust kommt. Wenn Sie auf den BH nicht verzichten möchten, können Sie in die Körbchen eines älteren Modells auch ein Loch schneiden, sodass die Brustwarzen dadurch hervortreten können. Sollte ab und zu ein Muttermilchtropfen austreten, verreiben Sie diesen im Brustwarzenbereich und lassen Sie ihn antrocknen. Das ist ein natürliches Pflegemittel.

● Sonne und frische Luft tun jetzt gut. Gehen Sie eine Zeit lang am Tag oben ohne.

● Eine sanfte Partnerstimulation oder eine vorsichtige Massage mit einem Frotteewaschlappen ist ebenfalls empfehlenswert.

● Massieren Sie die Brust ganz sanft mit kreisenden Bewegungen. Die Anwendung von einem naturreinen unparfümierten Öl, zum Beispiel Mandelöl oder Olivenöl, lässt Ihre Fingerkuppen reizlos über die Haut gleiten. Sie spüren die Veränderungen im Brustgewebe, wenn Sie täglich massieren. Sparen Sie dabei den Warzen- und Warzenhofbereich aus. Pflegeöle, wie auch Seife und Pflegelotionen, sollten Sie nicht im Warzenhofbereich anwenden. Die ölig-wässrige Flüssigkeit aus den

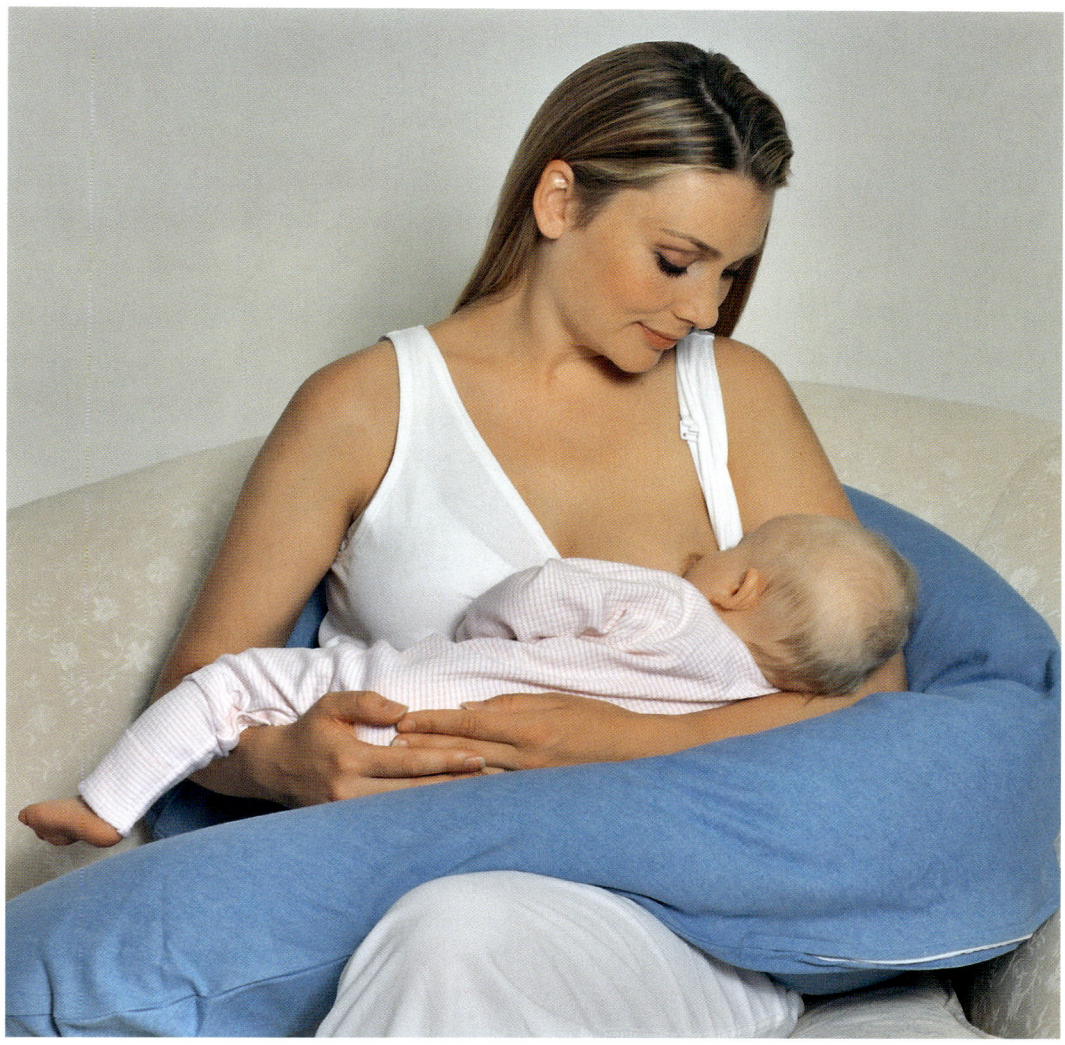

Um Ihre Brust auf das Stillen vorzubereiten, müssen Sie nichts Spezielles tun. Grundsätzlich gilt: Alles, was angenehm ist, tut Ihrer Brust gut.

Montgomery-Drüsen sorgt hier für ausreichende Geschmeidigkeit und Pflege. Auch der Partner kann diese Massage durchführen.

Sanftes Massieren

Setzen Sie am Brustansatz zwei bis drei Finger auf und machen Sie eine kreisende Bewegung. Falls Sie kein Öl zum Massieren verwenden, lösen Sie die Finger und setzen Sie diese neu an, sodass Sie neben dem ersten Kreis einen weiteren Kreis massieren. Wenn Sie Öl anwenden gleiten Sie einfach kreisförmig weiter. Massieren Sie so, Kreis für Kreis, spiralförmig rund um die Brust, bis Sie zum Warzenhofbereich kommen. Warzenhof und Brustwarze sollten Sie nicht ölen. Die Natur hat hier schon für ausreichende Geschmeidigkeit gesorgt.

Muttermilch ist auch ein natürliches Pflegemittel für die Brustwarzen.

Die Ernährung in der Schwangerschaft

In unseren Breiten sind die meisten Frauen gut genährt und verfügen über Fettspeicher. In der Schwangerschaft benötigt der Körper ausreichend Vitamine, Mineralstoffe und Spurenelemente. Das wird durch eine ausgewogene Ernährung gewährleistet.

Essen und Trinken, was tut gut?

Über die Plazenta (Mutterkuchen) erhält Ihr Baby die lebenswichtigen Stoffe, wie Sauerstoff und Nährstoffe. Die Abfallstoffe, die Ihr Baby produziert, werden über die Plazenta abtransportiert. Es findet ein reger Stoffaustausch statt.

Ihr Baby isst mit bei allem, was Sie essen, und erhält über den Genuss des Fruchtwassers auch eine Prägung, der von Ihnen täglich verzehrten Lebensmittel. Auch schädliche Stoffe wie Nikotin und Alkohol gelangen so zum Baby. Bei einseitiger Ernährung kann es nicht gut wachsen und sich nicht gut entwickeln.

Sie müssen in der Schwangerschaft nicht für zwei essen. 200 bis 300 kcal Mehrbedarf können Sie schon mit ein bis zwei Scheiben Brot und einem Glas Milch pro Tag decken. Gut ist es beim Einkauf auf schadstoffarme Lebensmittel zu achten. Zu bevorzugen sind Obst und Gemüse aus lokalem Anbau.

Die Art der ausgewählten Nahrungsmittel ist für die Entwicklung des Kindes wichtig. Es sind nicht nur die Kalorien, die notwendig sind, sondern eine ausgewogene Auswahl. Als Beispiel: In der Schwangerschaft legen Sie das Eisendepot für die Eisenversorgung des Babys in der Stillzeit an und eine ausreichende Versorgung mit Vitamin B_1 und Folsäure beugt Missbildungen im Bereich des Neuralrohrs in den ersten drei Monaten vor.

Allergien

Wenn in Ihrer Familie Allergien bekannt sind, sollten Sie beim Verzehr von Rohmilch und Milchprodukten vorsichtig sein und den vermehrten Kalziumbedarf mit anderen Nahrungsmitteln decken. Geeignet sind: grünes Gemüse, Kräuter, Vollkornprodukte und Fisch. Gesäuerte Milchprodukte sind im Übrigen besser verträglich als ungesäuerte.

Wissenschaftliche Untersuchungen belegen, dass eine Sensibilisierung auf Kuhmilcheiweiß schon in der Schwangerschaft erfolgen kann. Das Gleiche gilt für Hühnereiweiß.

Alkohol

Ihr Baby trinkt bei jedem Glas mit. Besonders in den ersten drei Schwangerschaftsmonaten kann ein hoher Alkoholkonsum oder gar ein Vollrausch Ihrem Baby Schaden zufügen. Dies kann eine Wachstumsverzögerung mit sich bringen oder auch die Entwicklung verschiedener Organe hemmen.

Tabak

Ihr Baby raucht mit. Nikotin passiert ebenfalls die Plazentaschranke. Wenn Sie das Rauchen nicht ganz aufhören können, sollten Sie die Tagesmenge Zigaretten massiv reduzieren. Zwei bis drei Zigaretten am Tag wirken sich weniger schädigend aus als 20 Zigaretten am Tag. Auch durch den Aufenthalt in verrauchten Räumen raucht das Baby mit. Auf den Nikotingenuss reagieren ungeborene Kinder mit Wachstumsverzögerungen. Oft werden Babys von stark rauchenden Müttern mit einem zu niedrigen Geburtsgewicht geboren oder kommen zu früh auf die Welt. Manchmal führt es auch zur Fehl- oder Totgeburt.

Koffein

Koffein in Maßen ist kein Problem. Mehr als drei bis vier Tassen Kaffee am Tag sollten Sie jedoch nicht zu sich nehmen. Denn Kaffee enthält zweimal so viel Koffein wie Tee, Kakao oder Colagetränke. Wenn Sie einen Eisenmange haben, sollten Sie den Koffeingenuss einschränken. Kaffee und Tee haben die Fähigkeit, den Nahrungsmitteln das wertvolle Eisen zu entziehen, und unterstützen somit einen Eisenmangel.

Medikamente

Besprechen Sie eine Medikamenteneinnahme auf jeden Fall mit Ihrem Arzt. Es ist wichtig, ein Präparat zu finden, das dem Ungeborenen keinen Schaden zufügt.

EPH-Gestose (Schwangerschafts- vergiftung)

Die Gestose ist eine Erkrankung in der Schwangerschaft, die, wenn die Anzeichen rechtzeitig bemerkt werden, gut behandelt werden kann. Da noch recht wenig über diese Erkrankung bekannt ist, empfehle ich, sich mit der »Arbeitsgemeinschaft Gestose-Frauen e.V.« (Adresse siehe Seite 187) in Verbindung zu setzen. Dort erhalten Sie Ernährungstipps und Rat nach den neuesten wissenschaftlichen Erkenntnissen.

Eine Gestose kann in der Früh- wie auch in der Spätschwangerschaft auftreten. Erkannt wird sie an dem Nachweis von Eiweiß im Urin, an Bluthochdruck und Wassereinlagerungen (Ödeme). Die Buchstaben EPH in der Bezeichnung der Erkrankung stehen für: E = Ödeme, P = Proteine, H = Hypertonie. Als Ursache wird ein akuter Nährstoffmangel gesehen.

Frauen, die sich nicht ausgewogen ernähren, oder auch übergewichtige Frauen, denen eine fettfreie Diät in der Schwangerschaft angeraten wird, verbrennen zur Energiegewinnung Eiweiß, dadurch entsteht ein Eiweißmangel. Es kommt zu einer Unterversorgung des Mutterkuchens, daraus entwickelt sich der Bluthochdruck und daraus wiederum die Eiweißausscheidung über den Urin. Wird die Gestose rechtzeitig erkannt und richtig behandelt, kann weiterem Schaden vorgebeugt werden. Die Ödeme sind auf Natriummangel (Salzmangel) zurückzuführen.

Eine Gestose, die nicht behandelt wird, kann sich zum HELP-Syndrom weiterentwickeln (bei einer von 150 Schwangerschaften). Hierbei zerfallen die Blutkörperchen, die Leberwerte steigen an und die Anzahl der Blutplättchen (Thrombozyten) sinkt ab. Dadurch wird das Kind unterversorgt und es muss ein Notkaiserschnitt durchgeführt werden. Auch Krampfanfälle (Eklampsie) können aufgrund des Bluthochdrucks und des hohen Hb-Wertes im Blut auftreten. Bei über 50 % der Frauen, die an einer Gestose erkrankt sind, sucht das Baby zu früh seinen Weg aus der für es bedrohlich gewordenen Gebärmutter.

Stimmungs-schwankungen

Mutter werden ist ein großer Einschnitt im Leben einer Frau. Die spürbaren Veränderungen während der Schwanger-schaft, das Erleben der Geburt als »Naturereignis«, dass irgendwann seinen Lauf nimmt und nicht mehr durch den Willen der Frau beeinflussbar ist, bringt eine Grenzerfahrung mit sich. Die Hormone spielen in dieser Zeit verrückt. Über-schäumende Glücksgefühle, Trauer und Tränen sind eng miteinander verknüpft.

Schwangerschaft und Geburt werfen den bisherigen Lebensstil in der Regel komplett um. Die hormonellen Veränderungen in der Schwangerschaft und insbesondere nach der Geburt und in der Stillzeit verursachen Stimmungs-schwankungen, die von einer leichten Traurigkeit bis hin zu schwerwiegenden Depres-sionen führen können. Eine große Rolle spielt aber auch die Vorbereitung auf die Zeit nach der Geburt und die

Die hormonellen Umstellungen nach der Geburt können ein kurzfristiges Stimmungstief verursachen.

Unterstützung durch den Partner, die Familie und Freunde. Die Möglichkeit von einer selbst bestimmten Geburt, das erste Kennenlernen des Babys sowie die Möglichkeit des Zusam-menseins von Mutter und Kind Tag und Nacht können der Entstehung einer postnatalen Depression entgegenwirken. Eine Depression kann sich natürlich auch zu einem späteren Zeitpunkt entwickeln.

Es werden drei Stadien der psychischen Angegriffenheit unterschieden:

Heultage (Baby Blues)

Es handelt sich hierbei um ein kurzfristiges Stimmungstief, hauptsächlich verursacht durch hormonelle Umstellungen. 50–80% der Wöchnerinnen sind in den ersten zwei Wochen davon betroffen. Da mit der Entbindung die Hormonspiegel von Progesteron und Östrogen abfallen und dafür das Milchbildungshormon Prolaktin aktiv wird, ist das Stimmungstief sicher auch durch den Progesteron- und Östro-genmangel zu erklären.

In den ersten Tagen haben viele Wöchnerin-nen ein Hochgefühl. Sie sind überglücklich und beeindruckt vom Geburtserlebnis und dem Neugeborenen. Stimmungsschwankungen treten gehäuft um den dritten bis fünften Tag herum auf, wenn die Milch einschießt. In einer Minute fühlen sie sich noch himmelhoch jauch-zend, um Sekunden darauf in Tränen auszu-brechen und sich verzweifelt zu fühlen. Müdigkeit, Konzentrationsschwäche, Über-empfindlichkeit, das alles löst Aggressionen und Feindseligkeiten aus.

Die postnatale Depression

Hierfür werden hormonelle Umstellungen, die neue Situation, Schlafdefizite, Nahrungsdefizite und mangelnde Unterstützung verantwortlich gemacht.

Anhaltende Erschöpfungszustände nach der Geburt ‹önnen eine milde depressive Verstimmung auslösen, die aber oft mit zunehmendem Alter des Babys von allein vergeht. Die postnatale Erschöpfung ist erkennbar an einem allgemeinen Gefühl der Überforderung, sei es durch ständige Müdigkeit, Angstgefühle oder sogar Panik. Die Mutter hat das Gefühl, keine Energie mehr zu haben, ihre Lebensfreude ist verloren gegangen, sie meint, den Alltag nicht mehr bewältigen zu können. Oft zieht sich die Betroffene aufgrund dieser Stimmung ganz in sich zurück und lässt alles »schleifen«. Das Schlafbedürfnis scheint unerfüllbar groß zu sein, aber der Schlaf bringt keine Erholung.

Wenn Sie sich so fühlen, sollten Sie Ihren Partner unbedingt sofort um Unterstützung bitten und eventuell eine Haushaltshilfe suchen. Nehmen Sie auch gezielt Kontakt zu anderen Müttern auf. Oft kann eine Stillgruppe helfen, aus der Isolation herauszukommen und Freundinnen zu finden. Wichtig ist auch, dass Sie sich Zeit für sich selbst nehmen. Hilfreich ist einmal ein Wochenende ohne Kind, zum »Auftanken«. Wenn Sie stillen, können Sie einen Muttermilchvorrat anlegen, sodass das Kind auch während Ihrer Abwesenheit bestens ernährt werden kann. Sie sollten nun weiterhin regelmäßig abpumpen, um einem Milchstau entgegenzuwirken beziehungsweise einem dadurch bedingten zwangsweisen Abstillen.

Ein schwererer Grad der postnatalen Depression liegt vor, wenn Sie das Gefühl haben, dass Ihr Verhalten, Ihre Persönlichkeit und Ihre ganze Lebensauffassung sich total verändert haben. Dieses Gefühl kann vergehen, aber auch stärker werden. Zu den Zeichen der anhaltenden Erschöpfung kommt eine extreme Reizbarkeit dazu, die zu explosionsartigen Ausbrüchen führen kann. Zusätzlich kommt auch noch ein verstärkter Antriebs- und Bewegungsmangel hinzu. Sie fühlen sich an den Rand Ihrer eigenen Grenzen getrieben. Auch hier ist es wichtig, die Unterstützung des Partners, der Freunde und Verwandte in Anspruch zu nehmen und vor allem offen über die eigene Gefühlslage zu reden, damit Lösungsmöglichkeiten gefunden werden können. Wird die postnatale Depression nicht beachtet, kann sich daraus eine Psychose entwickeln.

Die Wochenbettpsychose

Eine Wochenbettpsychose ist sehr ernst zu nehmen. Sie beginnt oft mit einem akuten Ausbruch innerhalb der ersten vierzehn Tage nach der Geburt. Bei drei von tausend Frauen kommt sie vor. Die Mutter verliert den Bezug zur Realität. Zu den bereits beschriebenen Anzeichen kommen hier noch Verworrenheit, Selbsttäuschung, widersinnige Handlungen, Selbstmordgedanken sowie handgreifliche Verletzungen am Baby dazu. Das Kind wird nicht mehr richtig versorgt.

Die postnatale Erschöpfung ist durch eine allgemeine Überforderung gekennzeichnet.

Frauen mit einer Wochenbettpsychose bedürfen der Betreuung in einer psychiatrischen Abteilung. Viele psychiatrische Kliniken nehmen heutzutage Mutter und Kind auf. Wenden Sie sich in diesem Fall an den Verein Schatten und Licht (Adresse siehe Seite 187). Falls es möglich ist und jemand Tag und Nacht bei der Mutter sein kann, sollte keine Trennung vom Baby erfolgen. Allerdings muss für die Sicherheit des Babys gesorgt werden. Ob stillen oder nicht muss individuell entschieden werden. Wenn die Mutter Progesterongaben erhält, geht die Milchbildung ohnehin zurück. Bei einer ausgeprägten Psychose ist die Gesundheit von Mutter und Kind wichtiger als das Stillen. Oft ist auch der Einsatz von Psychopharmaka erforderlich.

Nehmen Sie die Unterstützung von Freunden und Familie an.

Wichtige Dinge für die erste Zeit mit dem Baby

Es empfiehlt sich, die Dinge, die Sie für sich und das Baby direkt nach der Geburt brauchen, bereits vorher zu packen und griffbereit zu haben.

Still-BH

Sie können sich einen speziellen Still-BH oder auch nur ein Baumwoll- oder Wollbustier für den Anfang kaufen. Er soll groß genug und vorne leicht zu öffnen sein. Vielleicht können Sie auch in Ihrer Entbindungsklinik nach der Geburt einen BH erwerben. Erkundigen Sie sich, ob diese Dienstleistung dort angeboten wird.

Stilleinlagen

Es gibt spezielle Stilleinlagen zu kaufen, aber auch frisch gebügelte Stofftaschentücher, selbst genähte Einlagen aus Molton oder Mullwindeln sind geeignet.

- **Vlieseinlagen** Diese gibt es von verschiedenen Herstellern, meist in körpergerechter Form. Wichtig ist, dass diese Einlagen atmungsaktiv sind, also keine Plastikfolie eingearbeitet ist. Vlieseinlagen sind Wegwerfartikel. Oft kleben sie an und tragen bei verletzten Brustwarzen zur schlechten Abheilung bei.

- **Baumwolleinlagen (ca. acht Paar)** Baumwolle besteht aus zuckerhaltigen Fasern, und wenn die Baumwollstilleinlagen lange feucht getragen werden, kann es sein, dass Bakterien heranwachsen. Es ist ganz wichtig, die Einlagen nach jedem Stillen zu wechseln –

wenn sie triefen, auch zwischendurch. Baumwolleinlagen werden gewaschen und wieder verwendet.

- **Einlagen aus Wolle und/oder Seide (ca. vier Paar)** Diese Einlagen sind angenehm zu tragen. Wolle reguliert den Wärmehaushalt. Die Wollfaser hat eine Eiweißstruktur, die Flüssigkeit bindet, sodass die Haut trocken bleibt. Bakterien verabscheuen diese Eiweißstruktur. Woll- und Seideneinlagen werden nach Bedarf gewechselt. Sie müssen nicht jedes Mal gewaschen werden, Sie können sie einfach nur trocknen. Wenn sie richtig durchnässt sind, reicht es auch, sie in warmem Wasser auszudrücken. Seideneinlagen kühlen und unterstützen die Heilung von gereizten und wunden Brustwarzen.

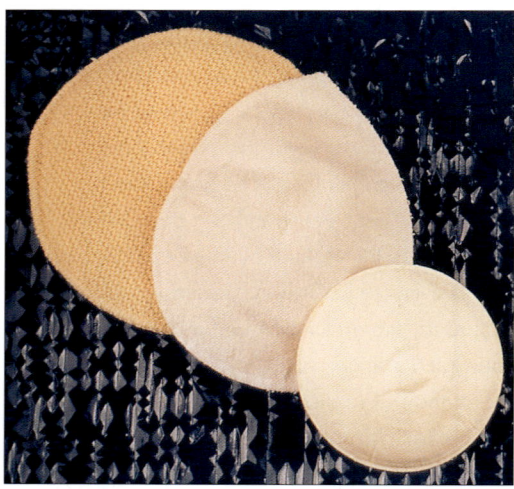

Stilleinlagen sollen atmungsaktiv sein und nicht kleben. Von vorne nach hinten: Vlieseinlage, Baumwolleinlage und Wolleinlage.

Nachthemden

Anfangs brauchen Sie zwei bis drei Nachthemden. Achten Sie darauf, dass diese vorn bis weit hinunter zu öffnen sind.

Stillkissen

Es gibt Stillkissen von verschiedenen Herstellern – entweder mit Naturfüllung (zum Beispiel Dinkelspelz, Hirse) oder mit Kunstfüllung. Diese Kissen sind sehr groß und lassen sich knautschen und formen, sodass sie vielseitig verwendbar sind. Achten Sie beim Kauf darauf, dass der Hersteller des Kissens auf einem Etikett die Füllung benennt. Es ist wichtig, dass die Füllung rückstandsfrei ist.

Lammfell

Babys mögen es warm und kuschelig. Ein Lammfell bietet diese Geborgenheit. Babys schreien oft, wenn sie vom warmen Körper der Mutter weg ins »kalte« Bett gelegt werden. Nachts sollten Sie das Baby nicht auf einem Lammfell betten, damit es nicht zu einer Überwärmung kommt. Tagsüber oder auch im Kinderwagen genießen Babys jedoch das weiche Fell.

Woll- oder Seidenmützchen (ein oder zwei Stück)

Der Kopf des Babys ist im Verhältnis zu seiner Gesamtgröße sehr groß, daher verliert es sehr viel Wärme darüber. Es ist zu empfehlen, ein Mützchen aufzusetzen.

Wollhemd (ein oder zwei Stück)

Als Unterhemd eignet sich ein Wollhemd hervorragend. Es wärmt und vermittelt dem Baby ein angenehmes Gefühl. Koliken treten nicht so oft auf. Das Wollhemd ist nicht so schnell verschmutzt und muss daher aufgrund seiner Eiweißfaserstruktur nicht so oft gewaschen werden wie Baumwollhemden. Wird das Wollhemd wirklich einmal feucht, können Sie es einfach trocknen lassen.

Windelhose

Es gibt unterschiedliche Möglichkeiten, ein Baby zu wickeln:

- mit Wegwerfwindeln
- mit Wickelfolie, Gummiwindelhose und Mullwindeln
- mit Wollhose und Mullwindeln
- mit Baumwollhose und Mullwindeln

Sparsamer ist es sicherlich, wenn Sie sich für eine der Methoden entscheiden, bei der die Windeln gewaschen werden. Vielleicht gibt es in Ihrer Region einen Windelservice der frische Windeln liefert und schmutzige mitnimmt und wäscht. Der Vorteil einer Wollwindelhose ist, dass sie sehr viel Feuchtigkeit aufnehmen kann. Eine feuchte Wollhose kann an der Luft trocknen. Nur ab und zu muss diese in warmem Wasser ausgedrückt werden. Bei häufig gewaschenen Wollhosen empfiehlt sich ein Nachfetten mit Wollfett.

Babyautositz

Achten Sie beim Kauf darauf, dass die Rückenlehne nicht zu steil ist. Legen Sie keine Decken und Polster unter das Baby, da dies die Sicherheit beeinträchtigen kann. Ein Autositz ist ein sicheres Transportmittel für die Autofahrt. Sie sollten das Baby nicht den ganzen Tag darin aufbewahren, da die gebogene Haltung des Rückens dauerhaft für das Baby nicht gut ist.

Tragetuch

Babys lieben es, getragen zu werden. Beim Hochnehmen können Sie die Spreiz-Anhock-Reaktion sehen als Vorbereitung auf den Hüftsitz. Die Wirbelsäule Ihres Säuglings weist noch keine S-Form auf. Sie ist nahezu gerade, leicht gerundet geformt. Von daher ist es wichtig, eine Tragehilfe auszuwählen, die eine gleichmäßige Druckverteilung auf den Körper bewirkt. Gut geeignet sind deshalb Tragetücher.

Die Geburt rückt näher – Wohin zum Entbinden?

Es ist ganz wichtig, dass Sie sich schon vorher damit befassen, wie Sie entbinden möchten und welche Möglichkeiten es in Ihrer Region gibt. Ob Hausgeburt, Geburtshaus oder Krankenhaus, ob ambulant (Sie gehen einige Stunden nach der Entbindung nach Hause) oder stationär (Sie bleiben einige Tage auf der Wochenstation) – es ist allein Ihre Entscheidung. Besuchen Sie die Entbindungseinrichtung, für die Sie sich dann entschieden haben, vor der Geburt.

Die Initiative »Stillfreundliches Krankenhaus«

Für den Stillbeginn und eine erfolgreiche Stillzeit ist es wichtig, dass Sie von Anfang an die Möglichkeit haben, Ihr Baby nach Bedarf anzulegen. UNICEF und WHO haben erkannt, dass die Praxis und Handhabung der Stillförderung in den Kliniken einen großen Einfluss auf den Stillerfolg haben. 1990 fanden drei internationale Regierungstreffen – der Weltgipfel für Kinder, die Konvention zu den Rechten des Kindes und die Verabschiedung der Innocenti Deklaration in Florenz – statt, bei denen die Inhalte der »Babyfriendly Hospital Initiative« (Initiative »Stillfreundliches Krankenhaus«) verankert wurden.

1991 wurde diese Initiative in Ankara weltweit gestartet. 1992 wurde im Rahmen der World-Health-Assembly (WHA) in Genf die Initiative für Europa gestartet. Alle Beschlüsse wurden von der internationalen Ernährungskommission bestätigt. Als Ziel wurde gesetzt, eine still- und babyfreundliche Gesellschaft zu fördern, die es Frauen ermöglicht, ihre Babys so lange zu stillen, wie es Mutter und Kind möchten.

Weltweit sind ungefähr 15 000 stillfreundliche Krankenhäuser ausgezeichnet worden. (Nähere Informationen dazu finden Sie im Anhang »Hilfreiche Adressen«, Seite 186).

Als Mindestanforderungen an ein Krankenhaus werden gestellt:

- 75 % der Mütter sollen ausschließlich stillen, wenn sie das Krankenhaus verlassen. Das heißt, die Babys erhalten in dieser Zeit keine andere Flüssigkeit und Nahrung, auch keinen Schnuller, sondern nur die Brust und Muttermilch.
- In der Klinik sollen die Mütter unterstützt und bestärkt werden, ihre Babys zu stillen. Dinge, die dies untergraben, wie Geschenke oder Proben der Babynahrungsindustrie sollten nicht an die Mütter abgegeben werden, da dadurch eine Beeinflussung erfolgt. Das Krankenhaus soll die Babynahrung zum handels-

üblichen Preis einkaufen und keine Sonderrabatte der Industrie annehmen, die darauf aus ist, ihre Babyfertignahrung möglichst früh an die Frau zu bringen.

Für ein Krankenhaus ist es oft ein langer Weg, bis sich Schritt für Schritt umsetzen lässt. Zehn Schritte zum erfolgreichen Stillen bilden die Grundlage für die Anerkennung:

1. Die Klinik muss schriftliche Richtlinien haben, die in regelmäßigen Abständen dem gesamten Pflegepersonal nahe gebracht werden.

Schriftliche Richtlinien zeigen auf, welche Schritte zur Stillförderung und Stillunterstützung umgesetzt werden. Früher Mutter-Kind-Kontakt, 24-Stunden-Rooming-in, Anlegen nach Bedarf lassen sich durch Bewusstmachen der Zusammenhänge besser umsetzen. Richtlinien helfen, alle Mitarbeiter auf den gleichen Wissensstand zu bringen und zeigen Eltern, wie die praktische Umsetzung geplant ist.

2. Das gesamte Mitarbeiterteam ist in Theorie und Praxis so zu schulen, dass es diese Richtlinien zur Stillförderung umsetzen kann.

Es wurde festgestellt, dass sofortiger Mutter-Kind-Kontakt nach der Entbindung, die Anwesenheit des Vaters bei der Geburt, die Begleitung durch gut geschultes Personal in der Klinik und in den Wochen danach, Stillen nach Bedarf, 24-Stunden-Rooming-in und das Vermeiden der Gabe von zusätzlichen Flüssigkeiten den Stillbeginn und das Einspielen der Milchbildung nach dem Nachfrage-Angebot-Prinzip positiv unterstützen. Mütter erlebten das Stillen unter diesen Voraussetzungen eher erfolgreich, es entwickelten sich seltener Stillprobleme (wunde Warzen, Milchstau, zu wenig Milch) und die Kinder wurden länger ausschließlich gestillt.

Eine Studie untersuchte den Einfluss der Stillhandhabung in der ersten Woche auf den Stillerfolg: Das Krankenhauspersonal nimmt eine Schlüsselfunktion ein und stellt die Weichen für einen guten Stillbeginn und eine erfolgreiche Stillzeit. Das erfordert eine fundierte Ausbildung. Besonders betont wird, dass die Gabe von zusätzlicher Flüssigkeit oder künstlicher Muttermilchersatznahrung das natürliche Geschehen stört. Gefordert wird, dass kein Kontakt zur Babynahrungsindustrie durch Weitergabe von Geschenken, Veröffentlichungen oder Geschmacksmustern erfolgen soll, da dies das Selbstvertrauen der Mütter in ihre Stillfähigkeit untergräbt. Die Mütter sollen bestärkt und ermutigt werden, ihre Babys zu stillen.

3. Alle schwangeren Frauen sind über die Vorteile und die Praxis des Stillens zu informieren.

Dazu habe ich eine Studie mit folgendem Ergebnis gefunden: Vierzig Erstgebärende, die stillen wollten, wurden in zwei Gruppen zu je zwanzig aufgeteilt. Die eine Gruppe der Frauen besuchte einen Geburtsvorbereitungskurs mit Informationen und Anleitungen zum richtigen Stillen, die andere Gruppe nicht. Im Vergleich beider Gruppen stellte sich heraus, dass bei den Frauen, die den Kurs besucht hatten, das Stillen besser klappte.

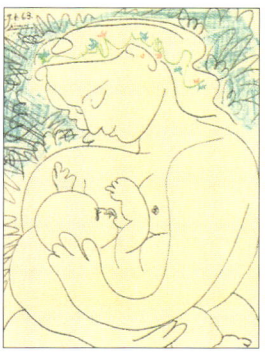

Ein stillfreundliches Krankenhaus in Deutschland erkennen Sie an dieser Plakette.

Frauen sollte ermöglicht werden, ihre Babys so lange zu stillen, wie es Mutter und Kind möchten.

4. Den Müttern muss ermöglicht werden, ungestörten Haut-zu-Haut-Kontakt innerhalb der ersten halben Stunde nach der Geburt mit ihrem Neugeborenen zu haben und dieses erstmals anzulegen.

Welchen Einfluss nimmt das frühe Anlegen auf die Stilldauer? 362 Neugeborene wurden beobachtet. Das Ergebnis: Die Babys, denen ein früher Hautkontakt mit der Mutter ermöglicht wurde und die früh zum ersten Mal angelegt wurden, wurden länger gestillt als die anderen.

Es wurden drei Gruppen gebildet:
Gruppe 1: Die durchschnittliche Stillzeit betrug fünf Monate, wenn die Mütter sich für einen späteren körperlichen Kontakt entschieden hatten.
Gruppe 2: Die durchschnittliche Stillzeit betrug vier Monate. Die Mütter in dieser Gruppe entschieden sich zwar für frühen Hautkontakt, legten aber die Babys das erste Mal zu einem späteren Zeitpunkt an.
Gruppe 3: In dieser Gruppe entschieden sich die Mütter dafür, die Babys direkt nach der Entbindung Haut auf Haut bei sich zu haben, bis das Baby das erste Mal an der Brust gesaugt hatte. Diese Babys wurden durchschnittlich 8,5 Monate gestillt.

Eine interessante Untersuchung beschäftigte sich mit dem Langzeiteffekt auf die Mutter-Kind-Beziehung durch ungestörten Mutter-Baby-Kontakt in der ersten Stunde nach der Geburt. In dieser Studie wurde das Verhalten der Mütter gegenüber dem Neugeborenen untersucht.

Frühes Anlegen macht Zufüttern überflüssig.

Es wurde festgestellt, dass sich Erstgebärende, denen der frühe Hautkontakt verbunden mit der ersten Stillmahlzeit innerhalb der ersten Stunde nach der Entbindung ermöglicht wurde, den

Kindern gegenüber anders verhielten als die Mütter in der Kontrollgruppe, die keinen Erstkontakt hatten. Nach drei Monaten wurden beide Gruppen nochmals im Umgang mit den Babys beobachtet. Dabei stellte man fest, dass Mütter, denen das erste Anlegen und der frühe Kontakt nach der Entbindung ermöglicht wurde, ihre Babys mehr liebkosten und küssten, einen intensiveren Blickkontakt hatten und sie länger stillten als die Mütter in der Kontrollgruppe.

5. Den Müttern ist das korrekte Anlegen zu zeigen und ihnen ist zu erklären, wie sich die Milchproduktion aufrechterhalten lässt, für den Fall der Trennung von Mutter und Kind.

Dazu gibt es eine interessante Untersuchung aus Mexiko, die erste dieser Art aus einem Entwicklungsland. Hier wurde die Einflussnahme durch die Praktiken der Entbindungsabteilungen auf den Stillerfolg bei Frauen untersucht.

Die Anleitung zum korrekten Stillen und die Stillbegleitung der Wöchnerinnen durch gut geschultes Personal in Verbindung mit dem 24-Stunden-Rooming-in unterstützen das Stillen. Mütter, die diese Unterstützung erfahren hatten, stillten länger. Ebenfalls wurde beobachtet, dass die Mütter angebotene Hilfestellungen annahmen und bereit waren, das vermittelte Wissen umzusetzen, auch wenn es für sie neu war.

6. Neugeborenen darf zusätzlich zur Muttermilch weder Flüssigkeit noch sonstige Nahrung gegeben werden, außer es ist aus gesundheitlichen Gründen notwendig.

Beim gesunden reifen Neugeborenen, das nach Bedarf gestillt wird, ist ein Zufüttern von Flüssigkeiten oder Nahrungen nicht notwendig. Die Indikation für die Ergänzung der Mutter-

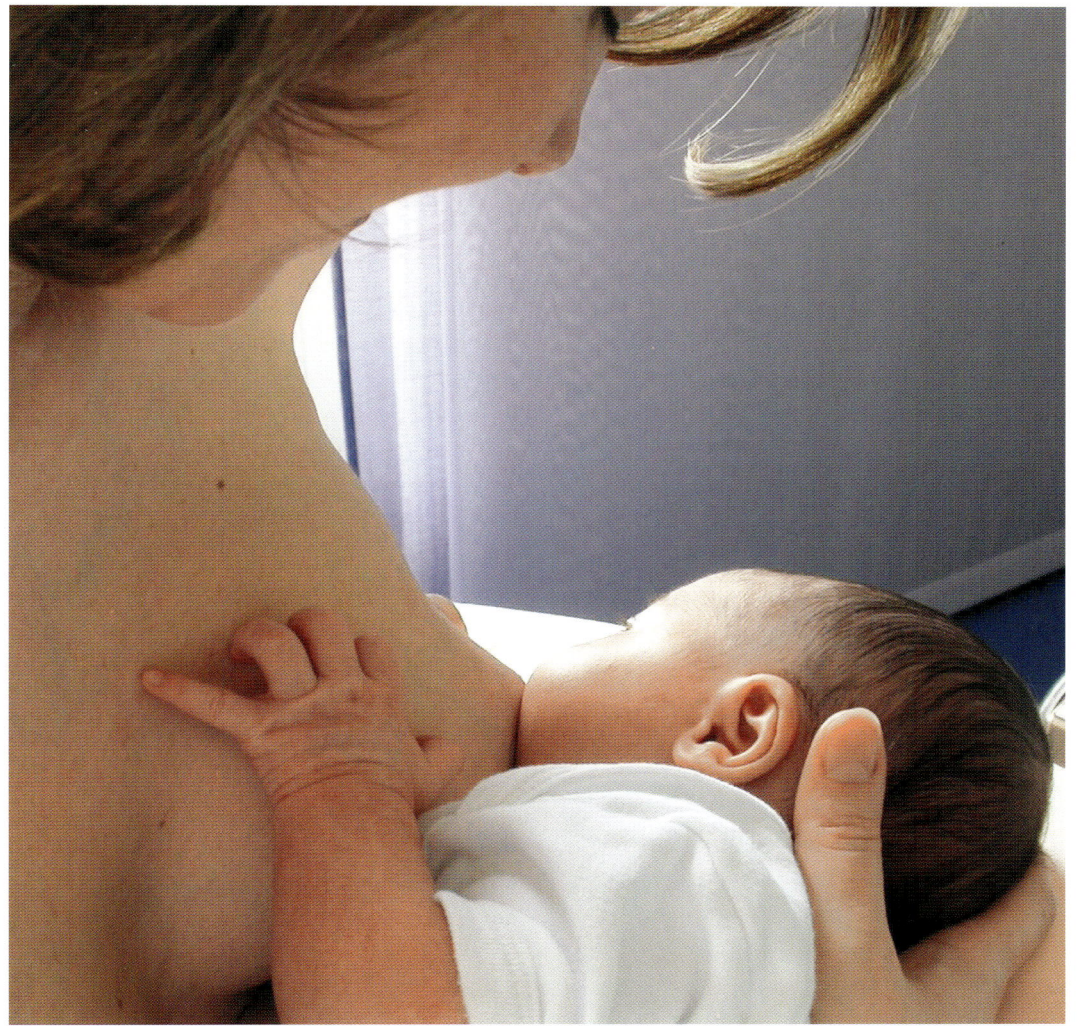

Stillen intensiviert von Anfang an die Beziehung zwischen Mutter und Kind.

milch durch andere Flüssigkeiten ist durch den behandelnden Arzt zu stellen.

7. Rooming-in ist zu praktizieren. Mutter und Kind sollte erlaubt werden, 24 Stunden am Tag zusammenzubleiben.

Auch hier gibt es Untersuchungen: Kinder, denen rund um die Uhr Rooming-in ermöglicht wird, werden häufiger angelegt. Die aufgenommene Milchmenge am dritten und fünften Tag war bei ausschließlich gestillten Kindern mit Rooming-in niedriger als in der Kontrollgruppe, in der zugefüttert wurde. Der Gewichtsverlust war anfangs bei den ausschließlich gestillten Kindern größer, allerdings wurde am siebten Tag eine höhere Gewichtzunahme beobachtet als in der Kontrollgruppe. Es wurde auch festgestellt, dass Babys mit 24-Stunden-Rooming-in weniger schreien, da ihre nonver-

Rooming-in fördert die Mutter-Kind-Beziehung.

balen Hungersignale, wie Schmatzen, Suchbewegungen, Speicheln, eher wahrgenommen werden und sie dann angelegt werden. Dadurch benötigt das Baby weniger Energie. Auch bestätigte sich wiederum, dass bei häufigem Anlegen nach Bedarf, Tag und Nacht, keine Zufütterung erforderlich ist.

8. Zum Stillen nach Bedarf soll ermuntert werden.

Schon 1952 hat man beobachtet, dass Babys, die nach Bedarf an der Brust saugen können (Tag und Nacht), ca. achtmal innerhalb von 24 Stunden an der Brust trinken möchten.

Als Vorteile wurde gesehen, dass die Babys besser an Gewicht zulegten, die Milchbildung optimal angeregt wurde und weniger Stillprobleme (wunde Warzen, Milchstau) auftraten.

In einer weiteren Studie wurde die Stillhäufigkeit während der ersten 24 Stunden nach der Geburt bei Reifgeborenen untersucht. Grundlagen der Untersuchung waren das Verhältnis zwischen Stillhäufigkeit, Muttermilchaufnahme, Gewichtsverlust und Ausscheidung des Kindspechs (Mekonium) sowie die Kontrolle des Bilirubinspiegels. Ergebnis: Häufiges Anlegen (mehr als achtmal pro 24 Stunden) beschleunigt die Ausscheidung des Kindspechs. Der Bilirubinwert am sechsten Tag nach der Geburt war eindeutig niedriger. Weniger Kinder wiesen so hohe Bilirubinwerte auf, dass sie sich einer Phototherapie unterziehen mussten. Die Milchbildung wird optimal durch das häufige Anlegen angeregt – die Muttermilchaufnahme ist höher, das Baby nimmt besser zu. Auch einer Unterzuckerung (Hypoglykämie) wird vorgebeugt, da häufiges Anlegen genügende Kalorien liefert und ein gesundes Neugeborenes Glukose aus seinem Fettspeicher mobilisieren kann.

Bei richtiger Stillhandhabung kann auf Schnuller und Sauger verzichtet werden.

9. Gestillten Kindern keinen künstlichen Flaschensauger, Schnuller oder Stillhütchen geben

Man weiß, dass es Kinder gibt, die nicht in der Lage sind, zwei Saugtechniken gleichzeitig zu beherrschen. Eine Studie untersuchte den Einfluss der korrekten Saugtechnik in der ersten Woche nach der Geburt auf die Dauer der Stillzeit. Korrektes Saugen war folgendermaßen definiert: Weit geöffneter Mund, die Zunge ist über die untere Zahnleiste geschoben, der untere Warzenhofbereich verschwindet fast komplett im Mund und die Babys trinken mit langsamen tiefen Schlucken. Inkorrektes Saugen wurde als Warzennuckeln definiert.

Es wurden drei Gruppen gebildet und nach vier Monaten nochmals untersucht.
Gruppe 1 umfasste achtundzwanzig Babys, die von Anfang an richtig saugten.
Gruppe 2 umfasste neunundzwanzig Babys, die anfangs eine falsche Saugtechnik hatten, aber durch die Korrektur nach der Beobachtung dann richtig saugten.
Gruppe 3 umfasste fünfundzwanzig Babys, die durchweg die falsche Technik anwendeten.

Bei Gruppe 3 führte das inkorrekte Saugen zu Stillproblemen wie wunde Warzen, Milchstau, zu wenig Milch. Die Kinder erhielten häufig einen Schnuller und wurden eher abgestillt als in den Gruppen 1 und 2.

Bei Gruppe 2 wurde deutlich, dass durch eine gute Stillbegleitung durch das Personal falsche Saugtechniken mit Erfolg behoben werden konnte.

Zum Ergebnis einer Studie über Stillprobleme aufgrund der frühzeitigen Einführung von Flaschen und Saugern kann man zusammenfassend sagen: Die Verwendung von künstlichen Saugern und Schnullern kann bei

Mutter und Kind zu Problemen führen wie zu wenig Milch oder Saugverwirrung. Wenn durch eine gute Anleitung Mutter und Kind korrekt stillen können, kann der Einsatz von einem Sauger sowie einem Schnuller vermieden werden. Wenn eine Stillmahlzeit aus irgendeinem Grunde ersetzt werden muss, sollte ein Brusternährungsset, Becher, Fingerfeeder, Pipette oder Löffel einer Saugflasche vorgezogen werden (siehe Seite 92).

10. Die Entstehung von Stillgruppen sollte gefördert werden und Müttern bei der Entlassung aus der Klinik oder der Entbindungseinrichtung nahe gelegt werden, mit diesen Gruppen Kontakt aufzunehmen.

Mütter brauchen nach der Klinikentlassung eine Stillbegleitung. Neben der Möglichkeit eines Hausbesuches durch die Hebamme stellen Stillgruppen eine wichtige Kontakt- und Anlaufstelle dar. Stillcafés, Babytreffs oder auch die virtuelle Stillgruppe sind Zufluchtsorte für stillende Mütter. Mütter helfen sich gegenseitig. Stillambulatorien mit medizinischem Fachpersonal als Ergänzung helfen Stillschwierigkeiten zu überwinden.

Medizinische Gründe für das Zufüttern – international verabschiedet von WHO und UNICEF

Einige medizinische Gründe können es erforderlich machen, dass einzelne Säuglinge zusätzlich zur Muttermilch oder an ihrer Stelle Flüssigkeiten oder Nahrung erhalten. Es wird davon ausgegangen, dass schwer kranke Babys auf der Säuglingsintensivstation auf jeden Fall zugefüttert werden.

Zufütterung ist notwendig bei:
- Säuglingen mit sehr geringem Geburtsgewicht
- Babys, die operiert werden müssen
- Frühgeborenen (vor der 32. Schwangerschaftswoche)
- Säuglingen mit deutlich unterentwickelten Organfunktionen, die einem hohen Risiko einer schweren Hypoglykämie (Unterzuckerung) ausgesetzt sind, oder solche, die wegen Hypoglykämie behandelt werden müssen und deren Zustand sich auch bei vermehrtem Stillen oder sonstiger Muttermilchzufuhr nicht bessert

Die Art ihrer Ernährung wird individuell auf den Nahrungsbedarf und den Funktionszustand einzelner Organe abgestimmt, wobei Muttermilch, wann immer möglich, empfehlenswert ist.

Für Babys, deren Gesundheitszustand es erlaubt, dass sie bei ihren Müttern auf der Wochenstation sind, gibt es nur sehr wenige medizinische Gründe für das Zufüttern. Zusätzliche Flüssigkeiten oder Muttermilchersatzprodukte sollten nur bei Säuglingen mit folgenden Gesundheitszuständen eingesetzt werden:
- Wenn deren Mütter ernsthaft erkrankt sind (zum Beispiel Psychosen, Eklampsie oder Schock)
- Bei angeborenen Stoffwechselerkrankungen (zum Beispiel Galaktosämie (Störung im Kohlehydratstoffwechsel), Phenylketonurie (Störung im Eiweißstoffwechsel), Maple Syrup Urine Disease (Ahornzuckerkrankheit))
- Bei akutem Flüssigkeitsverlust, falls es nicht möglich ist, eine ausreichende Flüssigkeitsversorgung durch häufigeres Anlegen zu gewährleisten (zum Beispiel während der Phototherapie bei Gelbsucht)
- Wenn deren Mütter Medikamente einnehmen müssen, die während der Stillzeit kontraindiziert sind (siehe Seite 174)

Das erste Kennenlernen – Der Stillbeginn

Das Neugeborene dringt aus dem begrenzten, geschützten und gedämpften Raum in eine grenzenlose, laute, schrille und helle Welt. Es sehnt sich nach Geborgenheit, Wärme sowie Mutters Herzschlag, Stimme und Geruch. Stillen ermöglicht eine enge Interaktion, Regulierung der Temperatur, Bindung zwischen Mutter und Kind. Das Kind atmet ruhiger und passt sich schneller an die neue Situation an. Das Bedürfnis des Neugeborenen nach Hautkontakt, Nahrung und Liebe wird erfüllt.

Der Zeitpunkt der Geburt ist für Mutter und Vater etwas Unbeschreibliches und bei jedem weiteren Kind ein ganz neues Erlebnis. Erst die Geburtsschmerzen, dann das Baby sehen, fühlen und riechen – dies alles ist ganz wichtig für die spätere Beziehung. Wir wissen anhand einiger Untersuchungen, dass die Geburtshilfe einen großen Einfluss darauf nimmt, ob eine Mutter ihr Baby stillen möchte, ob sie erfolgreich stillt und vor allem wie lange sie stillt. Je mehr negative Erfahrungen eine Mutter macht, desto geringer ist die Chance, dass sie über die ersten sechs Wochen hinaus stillt.

Eine angenehme, harmonische, ruhige Atmosphäre im Geburtsraum unterstützt die Mutter. Sie kann besser entspannen und sich auf die Geburt einstellen. Verstärkt werden kann diese Unterstützung durch eine Begleitperson, entspannende Musik, Düfte und warmes Dämmerlicht. So hat auch das Baby gleich nach seiner Geburt angenehme Eindrücke von der Welt. Wir wissen, dass das Geburtserlebnis Mutter und Kind ausgesprochen prägt. Die Temperatur im Kreißsaal sollte ca. 26°C betragen. Das Neugeborene ist nach der Geburt sehr empfindsam und reagiert auf jede Berührung. Das Bewusstwerden dieser Empfindsamkeit erfordert ein Umdenken im Kreißsaal. Die Geburt im Wasser ist ein sanfter Übergang aus der geschützten Höhle mit Fruchtwasser. Vom Vater empfangen und versorgt werden ist ein weiterer Schutz und erfordert erfahrenes medizinisches Personal, dass nur in kritischen Situationen eingreift.

Bei der Entbindung wird das Hormon Oxytozin, das auch in Verbindung steht mit den Endorphinen, die Schmerz lindern und entspannen, verstärkt ausgeschüttet. Oxytozin und Endorphine unterstützen die Interaktion und Bindung zwischen Mutter und Kind. Oxytozin bewirkt zudem, dass die Muskulatur der Gebärmutter sich zusammenziehen kann.

In vielen Krankenhäusern wird das Baby nach der Entbindung auf den Bauch der Mutter gelegt. Die Nabelschnur kann auspulsieren, bevor sie durchtrennt wird. Das Baby wird mit einem warmen Handtuch etwas abgetrocknet und Mutter und Baby werden warm zugedeckt.

Haut-zu-Haut-Kontakt gleich nach der Geburt ist ideal

In den ersten zwei Stunden nach der Geburt eines gesunden Neugeborenen sind Interaktion und Kontaktaufnahme mit den Eltern am intensivsten. Diese Kennenlernphase sollte ungestört stattfinden können, prägt sie doch die Stillbeziehung und die Eltern-Kind-Beziehung des weiteren Lebens. Während das Kind auf dem Bauch der Mutter liegt, kann die Plazenta entbunden werden, können Blutungen gestoppt und Risse bzw. Schnitte genäht werden. Der hohe Oxytozin- und Endorphinspiegel wirkt schmerzstillend und es werden weniger Schmerzmittel benötigt.

Die ersten Eindrücke und Berührungen

Vielleicht haben Sie sich das Baby ganz anders vorgestellt, vielleicht sieht es noch zerknautscht aus, hat rote Stellen am Körper, vielleicht einen Bluterguss. Oder Sie haben sich ein anderes Geschlecht gewünscht.

All diese Eindrücke und Gedanken beschäftigen Sie jetzt und Sie haben nun das zerbrechlich ausschauende Wesen vor sich, das so lange in Ihrem Bauch war.

Sie werden das Bedürfnis haben, das Baby zu streicheln, zu berühren und es so als das Ihre anzunehmen. Wissenschaftliche Untersuchungen belegen, dass dieses ungestörte Kennenlernen auch hilft, ein eventuell missgebildetes oder behindertes Kind zu akzeptieren und anzunehmen. Schock, Trauer und Aggression über den nicht erfüllten Traum eines gesunden Babys können so leichter überwunden werden.

Dieser Prozess des Bondings gleich nach der Entbindung, ist ganz wichtig für die spätere Beziehung. Vielleicht ist das Baby direkt nach der Entbindung erschöpft und müde, wird dann aber wacher und innerhalb der ersten zwei Stunden wird es an der Brust saugen wollen.

Die erste Stillmahlzeit

Eine Untersuchung aus Schweden hat das Verhalten der Neugeborenen nach der Geburt beobachtet.

Innerhalb der ersten 90 Minuten beginnen Neugeborene vom Bauch der Mutter aus mit Such- und Krabbelbewegungen die Nahrungsquelle zu suchen. Der dunkle Warzenhof wird dabei als optisches Signal gesehen.

In einer weiteren wissenschaftlichen Untersuchung wurde festgestellt, dass das Baby dem Duft der Mutterbrust folgt. Es beginnt mit koordinierten Hand-zu-Mund-Bewegungen, sucht mit aufgesperrtem Mund nach der Brust, findet sie schließlich, erfasst sie gierig, trinkt und schläft ein. Babys wissen von Natur aus, wie sie überleben können.

Die für die Schwangerschaft erforderlichen hohen Hormonspiegel – Östrogen und Progesteron – sinken stark ab und das Milchbildungshormon Prolaktin sorgt nun für die Milch der ersten Mahlzeit. Jede Mutter hat die für die erste Mahlzeit erforderliche Milch. Die weitere Milchbildung wird durch das Saugen (Nachfrage-Angebot-Prinzip) reguliert. Die angeborenen Reflexe des Babys unterstützen es dabei. Wir wissen, dass der Saugreflex innerhalb der ersten zwei Stunden und dann wiederum nach 46 bis 72 Stunden am höchsten ist.

Wie man sieht, hat auch hier die Natur mögliche Problemfälle eingeplant und ideal vorgesorgt. Wenn das erste Kennenlernen von Mutter und Kind aufgrund medizinisch erforderlicher Maßnahmen nicht stattfinden kann, ist ein guter Stillbeginn auch zu einem späteren Zeitpunkt möglich.

> Der Anfang nach der Geburt ist wichtig, denn er beeinflusst die spätere Eltern-Kind-Beziehung.

Und wenn alles anders kommt als geplant?

Das erste Kennenlernen nach der Geburt unterstützt den Aufbau der Mutter-Vater-Kind-Beziehung positiv.

Es ist allerdings nicht so, dass keine Bindung mehr entstehen kann, wenn dieser Kontakt aus irgendeinem Grunde nicht möglich oder nicht harmonisch war.

Untersuchungen zeigen, dass der Aufbau der Eltern-Kind-Beziehung Tage, Wochen, Monate und Jahre dauern kann. Es ist ein Einfühlen, ein Mitgehen mit der Entwicklung des Kindes. Manche Mütter sind von der Geburt so erschöpft, dass sie eher Schmerz und Trauer fühlen als Glück. Auch Adoptiveltern sind in der Lage, eine enge Beziehung zum Kind aufzubauen. Die ersten zwei Stunden sind zwar wichtig, aber nicht allein ausschlaggebend für die weitere Entwicklung einer guten Beziehung. Wenn Sie in Ihrer Klinik nicht die Möglichkeit hatten, einen ungestörten Kontakt zu Ihrem Kind aufzunehmen, so können Sie trotzdem eine innige Beziehung zu Ihrem Baby aufbauen, und das Kind hat keinen Schaden genommen.

Die Beziehung zwischen Eltern und Baby wird allmählich aufgebaut.

Wenn Mutter und Kind nach der Entbindung getrennt werden

Mit dieser Situation rechnet eigentlich keiner. Wenn ein Baby zu früh geboren wird, Anpassungsstörungen hat oder krank ist, wird es oft sofort nach dem Durchchecken in die Kinderklinik verlegt. War ein Kaiserschnitt mit Vollnarkose erforderlich, sehen Sie das Baby vor der Verlegung nicht mehr.

Sie haben keine Möglichkeit, das Baby gleich kennen zu lernen und Sie fragen sich, ob es überleben wird. Auch wie es aussieht, können Sie sich in dieser Situation nicht vorstellen.

Was können Sie tun?

Muttermilch ist gerade für dieses Baby besonders wichtig, beginnen Sie daher so bald wie möglich mit dem Abpumpen. Sie sollten mindestens sechsmal innerhalb von 24 Stunden ca. 30 Minuten pro Mahlzeit abpumpen. Es ist wichtig, einmal in den Nachtstunden zu pumpen, denn das Milchbildungshormon ist nachts zwischen zwei und sechs Uhr zehnmal höher konzentriert als am Tag.

Zu Anfang kommen bei vielen Frauen nur wenige Tropfen – aber jeder ist wichtig. Die Milch fließt am besten, wenn Sie sich entspannt fühlen und positive Gedanken haben.

Vielleicht hilft es Ihnen, gefühlsmäßig eine Bindung zum Baby aufzubauen, wenn Sie ein Foto von ihm haben oder einen Abdruck seines Händchens oder Füßchens.

Vielleicht können Sie gut entspannen, wenn Sie Ihre Lieblingsmusik hören, jemand Ihnen den Rücken oder die Fußreflexzonen massiert oder wenn Sie eine sanfte Brustmassage durchführen.

Vielleicht können Sie mit der betreuenden Schwester in der Kinderklinik telefonieren, und sobald es Ihr gesundheitlicher Zustand erlaubt, wird es Ihnen sicherlich ermöglicht, Ihr Baby zu besuchen. In vielen Kinderkliniken ist es möglich, das Baby auf den Körper gelegt zu bekommen, sodass Mutter und Kind ihr erstes Kennenlernen nachholen können.

Manche Kinderkliniken erlauben auch die Mitaufnahme der Mutter, sobald sie dazu gesundheitlich in der Lage ist. Das ist natürlich eine besonders gute Lösung, da Sie dadurch die Pflege und Ernährung des Babys mit übernehmen können.

Schmerzmedikamente für die Mutter beeinflussen das Stillen

Schmerz- und Narkosemittel unter der Geburt nehmen Einfluss auf die Wachheit und das Sauginteresse des Säuglings nach der Geburt. Häufig verwendet werden Schmerzmedikamente mit der Wirksubstanz Pethidin (Dolantin®). Diese haben als Nebeneffekt eine Beeinträchtigung des zentralen Nervensystems zur Folge. Das bewirkt, dass die Mutter nach der Geburt müde, schläfrig, erschöpft ist und nur noch ihre Ruhe haben möchte.

Auch das Baby reagiert auf diese Medikamente mit Schläfrigkeit und Interesselosigkeit. Es wurde beobachtet, dass Mutter und Kind unter dem Einfluss der Medikamente nicht in der Lage sind, sich so intensiv wahrzunehmen und kennen zu lernen wie Mutter-Baby-Paare ohne Medikamenteneinfluss. Ein weiterer Nebeneffekt ist der Einfluss der Pethidine auf das Saugverhalten des Babys. Babys haben noch einige Tage nach der Geburt Saugschwierigkeiten, sei es an der Flasche oder an der Brust.

Oft wird auch nicht berücksichtigt, dass Pethidine noch mindestens zwei Tage nach der Geburt über die Muttermilch an das Baby abgegeben werden. Auch die Periduralanästhesie, ein rückenmarknahes Narkoseverfahren, mit örtlichen Betäubungsmitteln (zum Beispiel Bupivacain) wirkt sich auf Säugling und Mutter aus.

Wenn Sie sich entscheiden, Schmerzmedikamente zu nehmen oder eine Narkose notwendig ist, heißt dies nicht, dass Sie nicht stillen können. Es kann nur sein, dass Ihr Baby innerhalb von zwei Stunden noch nicht aktiv an der Brust saugen möchte und vielleicht in den ersten zwei Tagen wenig aktiv ist. Wichtig ist dann, dass Sie viel Hautkontakt mit Ihrem Baby haben, es an der Brust riechen und schmecken lassen und es nicht zum Saugen zwingen.

In diesem Fall ist es notwendig, die Milchbildung innerhalb der ersten sechs Stunden mit Abpumpen anzuregen und regelmäßig zu pumpen, damit die Milchbildung gut in Gang kommt.

Klinikroutine

Innerhalb der ersten zwei Stunden fallen viele Aufgaben an, die von der Mutter und dem Personal »nebenbei« bewältigt werden müssen. Dies in Einklang zu bringen mit dem ersten ungestörten Kennenlernen von Mutter, Vater und Kind erfordert Umdenken und Umorganisieren.

Die ersten zwei Stunden sind für Mutter, Kind und Vater prägend und es wichtig, dass alle Routinemaßnahmen, die nicht lebensnotwendig sind, verschoben werden. Ein ungestörtes Kennenlernen so lange wie möglich ist anzustreben. Neugeborene, die in den ersten 20 Minuten von der Mutter getrennt waren und nicht die Möglichkeit hatten Hautkontakt mit der Mutter zu haben, eventuell an der Brust zu riechen und zu schmecken, zeigten Probleme mit dem Stillen und Saugen und wurden nicht so lange gestillt, wie Neugeborene, die nach der Geburt nicht für einen längeren Zeitraum von der Mutter getrennt wurden. Denn gerade in den ersten 20 Minuten findet eine starke Mutter-Kind-Bindung statt. Mit etwas oranisatorischer Planung können Kinderarztkontrollen direkt bei der Mutter durchgeführt werden, es sei denn, das Baby zeigt Anpassungsprobleme, die eine intensivere ärztliche Betreuung erfordern. Auch nach einem Kaiserschnitt mit Periduralanästhesie kann das Neugeborene nach einer kurzen Zeit der Trennung zur Mutter gelegt werden.

> Schmerz- und Narkosemittel führen zu Müdigkeit bei Mutter und Baby und beeinflussen in den ersten 48 Stunden das Stillen.

Das Baby
richtig anlegen

Sie und das Baby sind beide aktiv am Stillen beteiligt. Sie unterstützen Ihr Kind, indem Sie es zur Brust bringen. Das Baby lernt in den ersten Tagen, wie es die Brust korrekt erfasst. Beides zusammen führt zum Stillerfolg. Es gibt viele unterschiedliche Stillpositionen, grundsätzlich soll es für Sie und das Baby bequem sein. Wir wissen, dass die meisten »Stillprobleme« von einem nicht korrekten Anlegen sowie einer nicht korrekten Saugposition des Babys herrühren.

Das Baby korrekt zur Brust nehmen, ist Ihr Anteil, um Problemen mit den Brustwarzen und der Brust vorzubeugen. Ein korrekt positioniertes Baby kann die Brust gut erfassen und ausreichend Brustgewebe einziehen. Es gibt verschiedene Positionen, die Grundregeln gelten jedoch für alle. Während Ihrem Wochenbettaufenthalt in der Klinik werden Sie verschiedene Möglichkeiten gezeigt bekommen. Ein Wechsel von unterschiedlichen Positionen beugt wunden Brustwarzen und einem Milchstau vor.

Durch das richtige »Handling« lassen sich Probleme wie wunde Warzen, zu wenig Milch und Milchstau vermeiden.

Folgende Grundregeln sind für das richtige Anlegen wichtig:

Nehmen Sie eine bequeme Haltung ein

Ihre Füße sollten Bodenkontakt haben – gut geeignet ist deshalb ein niedriger Stuhl. Wenn Sie einen hohen Stuhl haben, sollten Sie Ihre Füße auf ein paar Telefonbücher oder einen Schemel stellen. Ideal ist es, wenn die Knie nicht zu hoch sind – am besten sollten sie waagerecht sein. Bei einem kleinen Baby kann es hilfreich sein, ein Kissen auf die Knie zu legen und so den Höhenunterschied zur Brust zu regulieren. Der Kopf des Babys liegt automatisch höher und erleichtert ihm das Atmen, wenn Sie an dieser Seite den Fuß hochstellen.

Der Rücken sollte gestützt sein. Moderne Sitzmöbel sind oft so abgeschrägt, dass Sie nach hinten fallen, wenn Sie sich anlehnen. In diesem Fall sollten Sie den Rücken mit Kissen abstützen.

Eine gerade Sitzform ist die beste. Je nach dem, welche Sitzhaltung Sie wählen, wird die Lage der Brust verändert. Wenn Sie sich zurückfallen lassen, fällt die Brust auch zurück, und das Baby hat es schwerer, die Brust richtig zu erfassen. Wenn Sie auf dem Boden sitzen wollen, sollten Sie sich an der Wand anlehnen. Beim Stillen im Bett ist es, je nach gewählter Anlegeposition, wichtig, dass Sie genügend Kissen zum Abpolstern haben. Legen Sie sich deshalb ausreichend Kissen bereit, eventuell auch ein spezielles Stillkissen, damit Sie ausprobieren können, wie es am bequemsten ist.

Bringen Sie das Baby zur Brust – nicht umgekehrt

Der Körper des Babys soll dem Ihren zugewandt sein (Körper an Körper). Sie halten das Baby dicht an Ihren Körper. Der Kopf soll frontal zur Brust liegen, das Gesicht der Brust zugewandt, die Nase gegenüber der Brustwarze. Es ist ganz wichtig, dass der Kopf frei liegt, sodass das Kind beim Zufassen die Kopfposition selbst regulieren kann. Das Baby soll den Kopf nicht drehen oder strecken müssen, um die Brust erfassen zu können, sondern problemlos zupacken können. Es geht dabei mit dem Kopf leicht zurück, das Kinn ist der Brust näher als die Nase. Ohr, Schulter und Hüfte bilden bei der Wiegeposition und beim seitlich liegenden Stillen eine Linie.

Unterstützen Sie den Körper des Babys

Das ist besonders in den ersten Wochen wichtig. Sie können das Baby mit einem Kissen oder einer Rolle im Rücken abstützen. Auch mit Ihrer Hand können Sie den Körper des Kindes (Schulter und Rücken) stützen. Jedoch sollten Sie vermeiden, mit Ihrer Hand den Kopf in Richtung Brust zu drücken. Ein solcher Druck im Nacken- und Kopfbereich des Babys hat meist zur Folge, dass es sich nach hinten wirft, da es versucht, sich dahin zu wenden, wo die Berührung herkommt.

Unterstützen Sie Ihre Brust

Manche Mütter empfinden es als angenehm, wenn sie ihre Brust unterstützen, um dem Baby das Erfassen zu erleichtern, insbesondere dann, wenn die Brust groß ist. Einfache Handgriffe helfen Ihnen dabei:

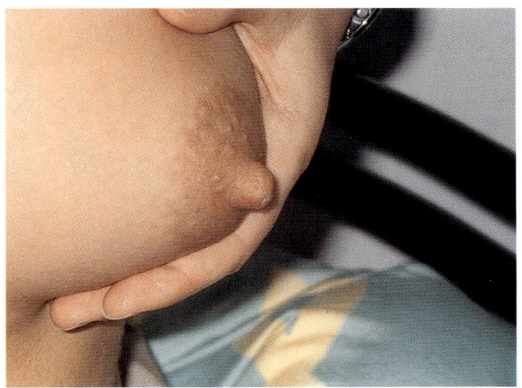

Mit dem C-Griff können Sie die Brust gut von unten stützen und dem Baby helfen, die Brust zu erfassen.

Der C-Griff

Die Handfläche liegt beim C-Griff unterhalb der Brust, auf eine Seite zeigen die Finger, auf die andere der Daumen.

Um dem Baby in den ersten Tagen beim Erfassen der Brust zu helfen, können Sie mit leichtem Druck durch den Daumen auf die Brust die Brustwarzenrichtung so dirigieren, dass das Kind Brustwarze und einen großen Teil des Warzenhofs gut erfassen kann. Wenn die Brustwarze dabei nach oben zeigt, etwa auf Höhe der Nase, kann der untere Teil des Warzenhofs gut eingesaugt werden.

DanCer-Griff

Dieser Griff ist sehr hilfreich, wenn Sie ein saugschwaches, zu früh geborenes Baby stillen möchten oder eines, dem die Kraft fehlt, den Kopf und die erfasste Brust zu halten.

Die Handfläche mit den vier Fingern liegt auch hier unterhalb der Brust, der Daumen oberhalb. Die Grundhaltung der Hand wird so weit nach außen geschoben, dass Daumen und Zeigefinger frei schweben und Kinn und Wangen des Babys damit gefasst werden können nach dem Prinzip einer Zange.

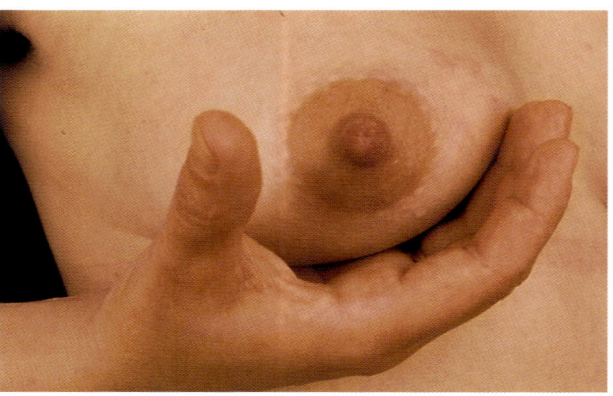

Beim DanCer-Griff ist die Grundhaltung wie beim C-Griff. Die Hand wird nach außen geschoben, ...

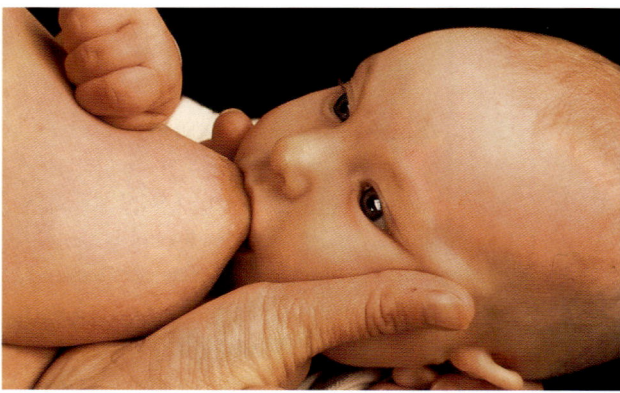

... sodass das Kinn durch die Handfläche gestützt wird. Daumen und Zeigefinger stützen die Wange.

Scherengriff

Früher hat man auch diesen Griff empfohlen. Mit Daumen und Zeigefinger nehmen Sie die Brust. Dieser Griff hat den Nachteil, dass Milchgänge abgedrückt werden können und viele Babys die Brust nicht korrekt erfassen, da oft nur die Brustwarze in den Mund geschoben wird.

Schlinge oder Rolle

Wenn Sie eine große, schwere Brust haben, ist es manchmal hilfreich, ein breites Band oder einen Schal unter die Brust zu legen und um den Hals zu knoten. Ein gerolltes Tuch zum Anheben der Brust kann ebenfalls hilfreich sein.

Atmung

Wenn das Baby korrekt angelegt ist, kann es ohne Probleme durch die Nase atmen. Ist der Kopf frei, reguliert es seine Position von allein. Die Natur hat eine physiologische Nasenrinne geschaffen, wodurch das Baby gut atmen kann. Wenn Sie den Eindruck haben, dass die Nase nicht frei liegt, ziehen Sie den Po des Babys dichter an Ihren Körper heran, dadurch geht der Kopf etwas zurück und die Nase ist frei.

Wichtig: Wenn das Baby den Kopf in der Brust vergräbt, ist es nicht richtig angelegt, korrigieren Sie dann die Anlegeposition. Keine Lösung ist es, mit einem Finger die Brust vom Baby wegzudrücken. Erstens kann dies den Milchabfluss behindern und einen Milchgang verstopfen, zweitens rutscht dadurch die erfasste Brust aus dem Mund, und das Baby nuckelt nur noch an der Brustwarze.

Das Ende der Mahlzeit

Das Baby soll so lange und so oft es möchte trinken. Wenn es satt ist, lässt es die Brust von allein los. Sollten Sie aus irgendeinem Grund die Stillmahlzeit unterbrechen müssen, ist es wichtig, dass Sie den Unterdruck erst lösen. Dazu schieben Sie Ihren Finger in den Mundwinkel des Babys.

Das Baby wecken

Es gibt unterschiedliche Schlafphasen. Wenn Sie ein schläfriges Baby anlegen möchten, können Sie eine Wach-Schlaf-Phase nutzen.

Erkennen können Sie diese an den Augen-
bewegungen unter dem geschlossenen Lid.

Wie können Sie das Baby aufwecken?

Wichtig ist herauszufinden, auf welche Reize
Ihr Baby reagiert. Probieren Sie einen der Vor-
schläge aus. Sie müssen nicht alle nacheinander anwenden. Reagiert Ihr Kind nicht, können
Sie eine neue Möglichkeit ausprobieren. Zu
viel Stimulation und zu viele Reize gleichzeitig
verwirren Ihr Baby eher, als dass es munter gemacht wird. Ein Baby, das sich in einer Tief-
schlafphase befindet, lässt sich oft mit keinem
Reiz wecken.

- Ziehen Sie Ihr Baby aus. Hautkontakt und
Kältereiz wecken es vielleicht auf.
- Sprechen Sie es an und setzen Sie es in
eine aufrechte Position, das stimuliert den
Gleichgewichtssinn.
- Legen Sie das bis auf die Windel ausgezo-
gene Baby auf Ihren Schoß, den Kopf auf Ihr
Knie und beginnen Sie von den Füßen über
die Beine, von den Händen über die Arme und
dann über den Bauch, das Kind zu massieren.
- Streicheln des Wangen-Lippen-Bereichs
löst oft den Suchreflex aus.
- Massieren Sie den Bereich der Zehen an
den Füßchen. Hier sitzen die wachmachenden
Reflexzonen.
- Auch das Massieren der Reflexzonen in den
Handinnenflächen weckt auf und stimuliert das
Baby zum Saugen.
- Legen Sie das Baby auf ein Tuch auf einer
harten Unterfläche (Tisch). Stabilisieren Sie mit
Ihren Händen und Unterarmen seitlich Körper
und Kopf des Kindes. Üben Sie nun einen
leichten Druck des Kindkörpers gegen die
harte Unterfläche aus und rollen Sie das Kind
mit langsamen Bewegungen hin und her,
sodass es seine Wirbelsäule und den Rücken
spüren kann. Dies regt die Adrenalinausschüt-
tung beim Kind an und es wird wacher.

- Manchmal hilft es auch, einen Wattebausch
mit lauwarmem Wasser zu befeuchten und
sanft das Gesicht abzuwaschen.

»Nachdem ich mein erstes Kind erfolgreich gestillt hatte, realisierte ich bei Clara
lange gar nicht, dass irgendetwas nicht
stimmen konnte. Sie war ein ausgesprochen ruhiges, braves Kind, schlief nachts
von Anfang an sechs Stunden durch, und
ich empfand dies als Erholung, da ihre
Schwester ein regelrechter Quirl war. Ich
legte Clara nach Bedarf an und ging davon aus, dass sie sich nimmt, was sie
braucht. Als ich nach sechs Wochen zur
U2 ging, erbrachte die Wiegeprobe, dass
sie knapp das Geburtsgewicht erreichte.
Der Arzt war ziemlich ungehalten und
sagte mir, ich müsse sofort mit der Flasche zufüttern. Ziemlich fertig ging ich
nach Hause und rang mich dazu durch,
eine Stillgruppe anzurufen. Dort empfahl
man mir einen stillfreundlichen Kinderarzt,
bei dem ich am nächsten Tag gleich einen
Termin bekam. Er beruhigte mich trotz der
Tatsache der schlechten Zunahme, untersuchte Claras Mund und schaute mir
beim Stillen zu. Die Stillberaterin in dieser
Praxis zeigte mir, wie ich Clara wecken
kann und wie ich sie stimulieren kann, damit sie saugt. Sie empfahl mir, Muttermilch
abzupumpen und ein Brusternährungsset
zu verwenden, da Clara zugefüttert werden
musste und dies hilft, dass sie besser an
der Brust saugt. Ich sollte drei Tage später
wieder kommen. Ich habe diese Ratschläge alle beherzigt und Clara über vier Monate lang mit zusätzlich abgepumpter
Muttermilch und Brusternährungsset
ernährt. Dann klappte es mit der Milchbildung und dem Stillen so gut, dass ich
sie ausschließlich an der Brust gestillt
habe, bis sie sieben Monate alt war.«

Die wichtigsten Anlegepositionen

Während des Tages ist es wichtig, die Anlegepositionen zu wechseln, sodass verschiedene Bereiche der Brust durch Zunge und Unterkiefer ausmassiert werden. Das beugt einem Milchstau und wunden Warzen vor, da dadurch einseitige Belastung vermieden wird.

Gut ist es, wenn Sie sich drei Grundpositionen von geschultem Fachpersonal zeigen lassen. Die am meisten ausgeübten Positionen: Wiegehaltung, Rückengriff und seitlich liegend stillen. Natürlich können Sie im Lauf der Stillzeit alle Möglichkeiten, also die »Sonderformen«, ausprobieren, denn bei Stillproblemen gilt: Jede Position, die einen guten Milchfluss ermöglicht, das Baby effektiv saugen lässt und das Problem löst, ist geeignet. So kann es zum Beispiel bei einem Milchstau im unteren Quadranten der Brust hilfreich sein, das Baby über der Schulter liegend, vorn übergebeugt auf dem Wickeltisch oder auch im Vierfüßlerstand anzusetzen. Lassen Sie sich bei Unsicherheiten auf jeden Fall von einer Fachkraft beraten.

Die Grundregeln für die richtige Stillhaltung sollten Sie unbedingt beachten:

- Sie halten das Baby dicht an Ihren Körper, der Bauch des Babys ist dem Ihren zugewandt.
- Das Gesicht ist der Brust zugewandt.
- Sie unterstützen Schulter und Rücken des Babys gut.
- Die Nase ist auf Höhe der Brustwarze.
- Kopf, Schulter und Rücken bilden eine gerade Linie.
- Der unten liegende Arm des Babys wird um Ihren Körper gelegt, sodass dieser beim Anlegen nicht behindern kann.

Die Wiegehaltung

Die Mutter sitzt aufrecht im Bett, im Stuhl oder im Sessel. Kissen unterstützen den Rücken der Mutter sowie ihren Unterarm. Das Baby liegt mit dem Kopf auf dem Unterarm, das Gesicht der Brust zugewandt, Nase gegenüber der Brustwarze. Auf dem Schoß der Mutter liegt ein Kissen zur Unterstützung des Armes der Mutter. Körper liegt an Körper, es entsteht eine gerade Linie von Ohr, Schulter und Hüfte. Schulter und Rücken des Babys können mit der Hand unterstützt werden, und zwar von der Seite her, an der angelegt ist. Dadurch können Sie den Po des Kindes dicht zu sich heranziehen. Sie können Schulter und Rücken aber auch mit der entgegengesetzten Hand stützen. Dazu schieben Sie Ihre Hand zwischen den Beinen des Kindes hindurch. Wichtig ist immer, dass der Kopf frei bleibt.

Der Rückengriff (Fußball-Haltung)

Die Haltung der Mutter sollte bequem sein, Kissen zum Unterstützen sind hierbei hilfreich. Sie nehmen den Körper des Babys unter den Arm, die Beine zeigen nach hinten. Ein Kissen polstert das Kind und Ihren Unterarm ab. Das

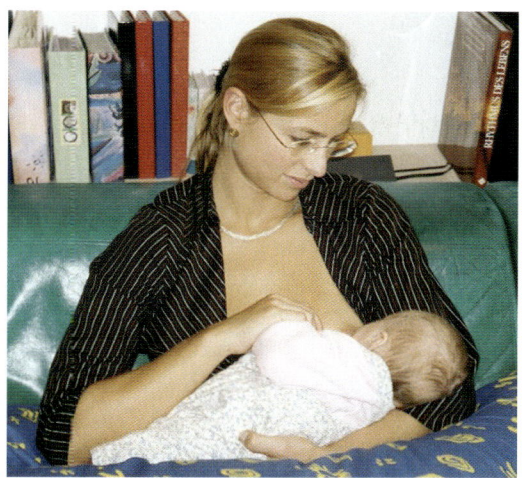

Setzen Sie sich bequem hin und nehmen Sie Ihr Kind zur Brust. Die Wiegehaltung ist die bekannteste Stillposition.

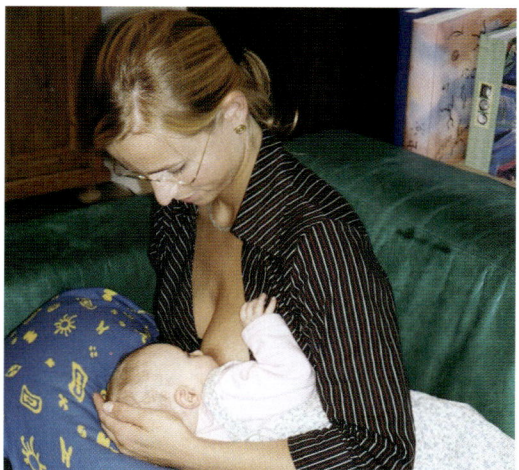

Der Rückengriff unterstützt das Baby beim Ausstreichen der Milch aus den äußeren Bereichen der Brust. Nach einem Kaiserschnitt ist diese Position bequem.

Gesicht des Babys ist Ihnen zugewandt, der Oberkörper liegt auf Ihrem Arm, der Kopf in Ihrer Hand.

Ihre Hand auf der gleichen Seite unterstützt Schulter und Kopf des Kindes, die andere Hand die Brust. Bei dieser Stillposition können Sie gut sehen, ob das Baby die Brust richtig erfasst. Diese Position ist besonders zu empfehlen beim gleichzeitigen Stillen von Zwillingen, beim trinkschwachen Säugling, nach einem Kaiserschnitt, bei großen Brüsten verbunden mit flachen Warzen, aber auch wenn ein Geschwisterchen Ihre Nähe sucht.

Seitlich liegend stillen

Sie werden einige Zeit brauchen, bis Sie die für Sie bequemste Lage gefunden haben, um seitlich liegend zu stillen. Kissen sind auf alle Fälle erforderlich, um den Kopf-Schulter-Bereich abzustützen, als Entlastung zwischen den Knien und um den Körper des Babys zu unterstützen und die unterschiedliche Höhe auszugleichen. Sie können mit etwas Übung auf der Seite liegend beide Brüste anbieten. Den Rücken des Babys können Sie mit Ihrer

Hand oder einer Tuchrolle stützen. Manche Mütter legen das Baby auf den Unterarm, andere legen es direkt aufs Bett oder auf ein Kissen. Probieren Sie aus, welche Lösung für Sie die angenehmste ist. Gut geeignet ist diese Position nach einem Kaiserschnitt, nach Rückenmarksnarkose und nachts. Schwieriger ist diese Position bei Frühgeborenen und sehr kleinen Kindern zu handhaben.

Beachten Sie die Grundregeln und finden Sie die für Sie angenehmste Stillposition heraus.

Auf dem Rücken liegend stillen

Das ist oft die Position, in der Sie im Kreißsaal das erste Mal anlegen. Sie liegen auf dem Rücken, eventuell leicht erhöht, die Beine aufgestellt oder angewinkelt, mit einem Kissen unter den Knien. Das Baby liegt Haut auf Haut auf Ihrem Körper. Der Kopf liegt frontal zur Brust, das Gesicht auf der Brust, die Nase befindet sich auf Höhe der Brustwarze. Die Stirn des Babys stützen Sie mit der Hand der gleichen Seite ab, sodass sich das Gesicht nicht in der Brust vergräbt.

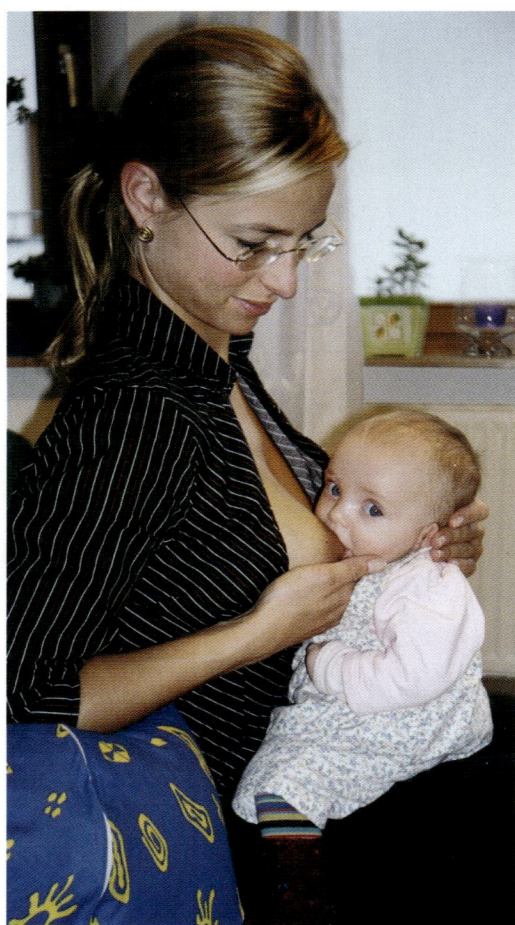

Der Hoppe-Reiter-Sitz hilft dem Baby, seine Atmung besser zu koordinieren.

Diese Position ist oft besser zu handhaben, wenn das Baby etwas größer ist, und wird vor allem bei zu viel Milch empfohlen. Meist erfasst das Kind anfangs in dieser Position nicht genügend Brust. Dann besteht die Gefahr, dass die Milchbildung nicht ausreichend angeregt wird. Gut geeignet ist diese Position, wenn Sie zu viel Milch haben, nachts stillen, nach einem Kaiserschnitt und bei einem Milchstau. Im letzteren Fall ist es oft nötig, das Baby über die Schulter zu legen, da meist der obere äußere Bereich der Brust betroffen ist.

Hoppe-Reiter-Sitz

Eine aufrechte Stillposition regt die Sinne des Babys an. Der Unterkiefer fällt automatisch nach unten, die Zunge lässt sich leichter korrekt platzieren. Trinkschwache und zu früh geborene Babys können ihre Muskelspannung so oft besser halten, die Atmung ist stabiler und es fällt ihnen leichter, so zu trinken. Neugeborenen, denen die Milch regelrecht entgegenschießt, werden in der Wiegeposition oft von diesem heftigen Milchspendereflex überwältigt, verschlucken sich, schlucken Luft und sträuben sich. Koliken sind häufig die Folge. Diese Kinder können im Hoppe-Reiter-Sitz besser mit dem Milchangebot umgehen.

Vierfüßlerstand

Das Baby liegt auf einer Decke auf dem Boden und Sie beugen sich darüber. Diese Position ist gut geeignet bei Milchstau, da das Baby so gelegt werden kann, dass es mit Unterkiefer und Zunge die gestaute Stelle ausstreichen kann. Eine Alternative hierzu

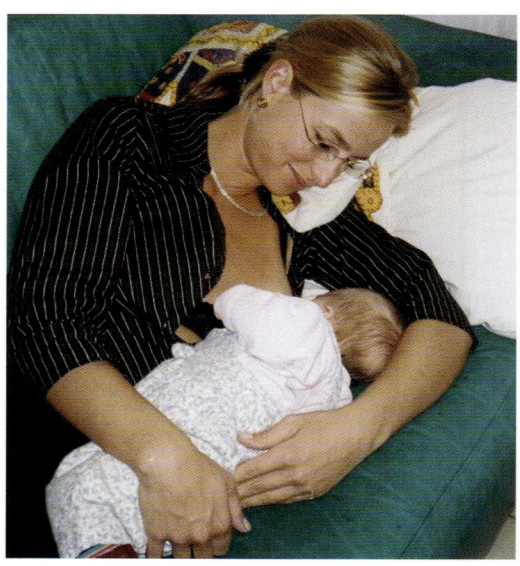

Seitlich liegend stillen ist gut geeignet nach einem Kaiserschnitt oder nachts.

bietet der Wickeltisch. Auch hier können Sie das Baby in die gewünschte Richtung legen. Beugen Sie sich dann darüber. Manchmal ist diese Haltung entlastender für den Rücken.

Über der Schulter liegend stillen

Diese Stillposition ist sowohl im Sessel sitzend, als auch auf dem Rücken liegend gut möglich. Sie wird bei einem Milchstau empfohlen, der im oberen rechten und linken Quadranten der Brust liegt. Allerdings ist dies Haltung sehr unphysiologisch, da der Kopf des Kindes nach unten hängt und die Zunge und der Unterkiefer eher Richtung Oberkiefer und Gaumen klappen. Vielleicht ist der Vierfüßlerstand oder über den Wickeltisch gebeugt stillen besser zu handhaben.

Stillen im Stehen

Auch das ist möglich. Zur Unterstützung können Sie das Kind in ein Tragetuch oder einen Tragebeutel legen. Unruhige Babys oder Babys mit Koliken trinken so oft viel besser. Durch die rhythmische Bewegung beim Tragen findet das Baby wieder zu der gewohnten Ruhe und Geborgenheit zurück, die es aus der Zeit im Mutterleib gewohnt ist. Es kann sich dann entspannen.

Koliken lösen sich so und das Kind kann sich auf das Saugen konzentrieren.

Geschluckte Luft lösen

Manche Babys saugen nicht koordiniert. Manchmal löst auch ein heftig einsetzender Milchspendereflex aus, dass das Baby Luft schluckt. Vor allem temperamentvolle ungeduldige Babys schlucken beim Schreien sehr viel Luft. Nach dem Stillen plagt diese Luft Babys oft. Sie haben Bauchschmerzen und quälen sich, bis sie die Luft wieder loswerden. Eine aufrecht gestützte Haltung, ein sanftes Strei-

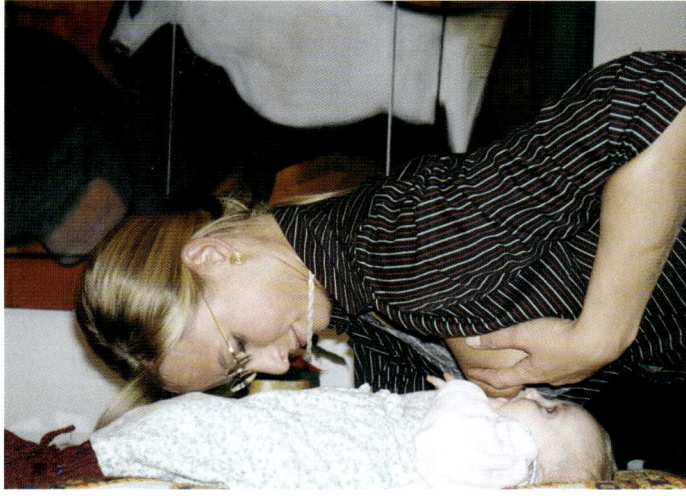

Im Vierfüßlerstand können Sie Ihr Baby gut in jede Richtung drehen, sodass der Unterkiefer in die gestaute Richtung zeigt.

chen des Rückens, das Legen über die Schulter und Massieren des Rückens kann helfen, die Luft aufzustoßen.

Auch die abgebildete »Fliegerhaltung« hilft beim Aufstoßen von Luft. Bewegung, Massage und Wärmeanwendung helfen ebenfalls, dass Luft entweichen kann.

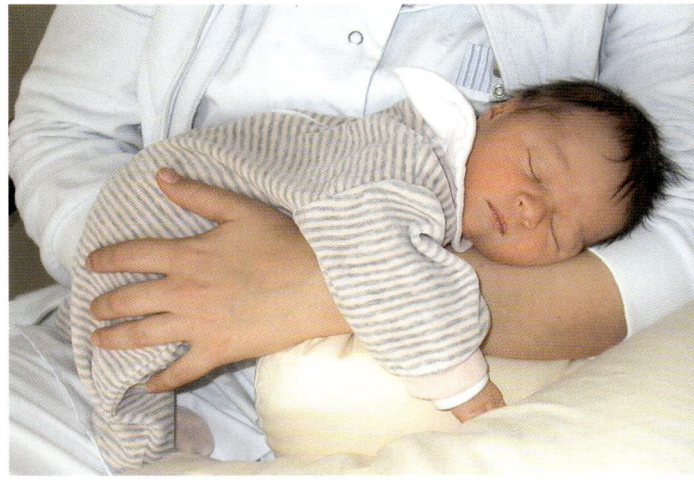

Blähungen und Bauchschmerzen lösen sich, wenn Sie Ihr Baby in diese Haltung nehmen.

Richtig Saugen
will gelernt sein

Lange bevor das Baby vor Hunger schreit, zeigt es Ihnen, dass es bereit zum Trinken ist. Sie können beobachten, dass das Baby mit seinem Mund zu suchen beginnt, die Hand in den Mund schiebt, schmatzt und speichelt. Wenn Sie das Baby nun anlegen, ist es für Sie und das Kind angenehmer. Ein Baby, das vor Hunger schreit und ganz aufgeregt und gierig ist, hat oft Schwierigkeiten, die Brust richtig zu erfassen, die Zunge lässt die Brustwarze häufig herausschnalzen, und dann sind Sie beide frustriert.

Achten Sie darauf, dass Sie Schulter und Rücken, beziehungsweise Kopf, Schulter und Rücken gut unterstützen

Wenn Sie den Kopf des Babys in Ihrer Hand halten, denken Sie daran: Die Hand unterstützt nur, sie führt nicht und übt keinen Druck aus!

Berühren Sie mit der Brustwarze den Lippenbereich des Babys

Diese Berührung löst den Suchreflex aus, und das Baby öffnet den Mund weit. Neugeborene machen suchende Mundbewegungen, um die Nahrungsquelle aufzuspüren. Lassen Sie das Baby mit seinen Lippen und seiner Zunge die Brustwarze berühren und belecken.

Wenn der Mund weit geöffnet ist, schiebt das Baby die Zunge über die untere Zahnleiste

Ziehen Sie das Baby schnell heran, sodass es Brustwarze und einen Mund voll Brust er-

Drei natürlich vorhandene »Stillreflexe« unterstützen die Bemühungen des Babys: der Suchreflex, der Saugreflex und der Schluckreflex (siehe Seite 34ff.). Es gibt allerdings keinen Reflex dafür, wie das Baby die Brust erfasst. Das muss es wirklich lernen. Lernen Sie durch das Beobachten Ihres Babys, wann der beste Zeitpunkt für das Anlegen ist. Folgende Grundregeln sollen Ihnen helfen, das Baby so zur Brust zu führen, dass es sie korrekt erfassen und saugen kann:

Das Stillen will gelernt sein – wie alle anderen Fertigkeiten auch.

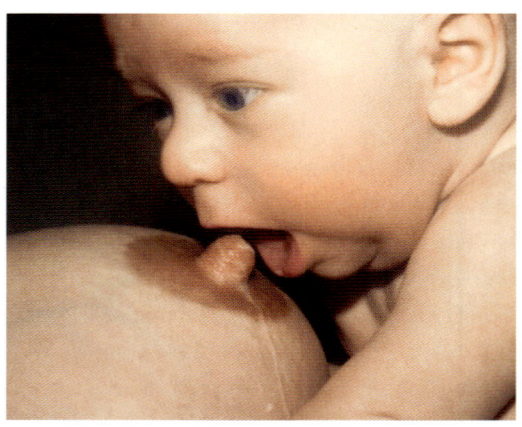

Stimulierte Brustwarze

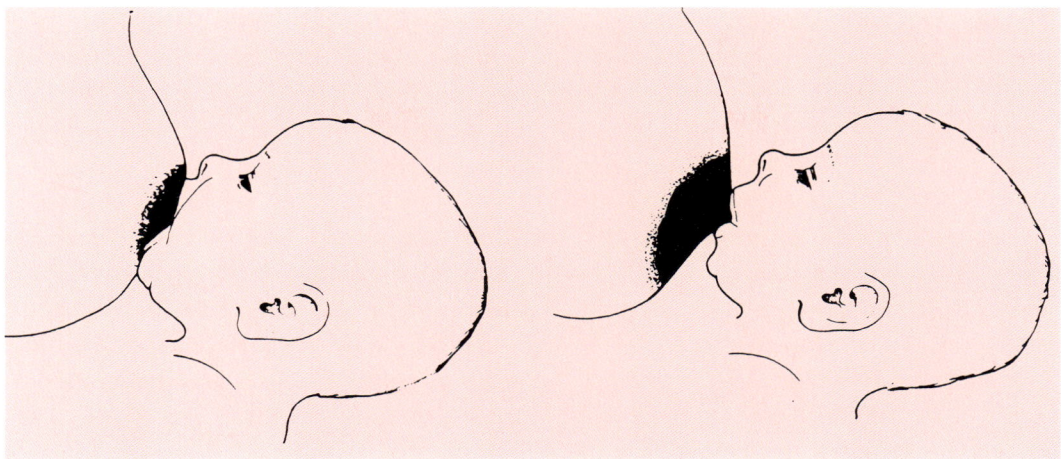

Korrektes und nicht korrektes Saugen (von links nach rechts) – Sie können sich an der Nähe zur Brust, am sichtbaren Warzenhof und an der Mundhaltung orientieren.

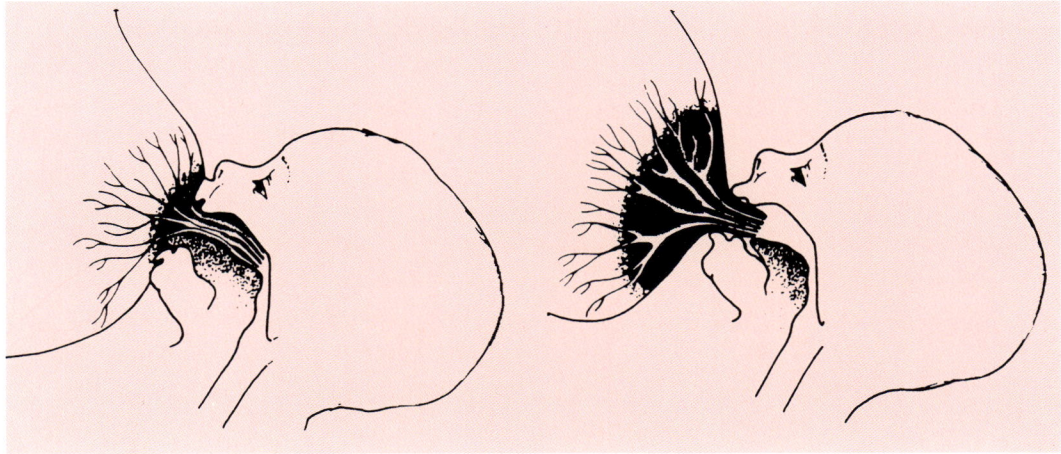

Hier sehen Sie, dass beim korrekten Saugen die Milchgänge weit in den Rachen gezogen werden, beim inkorrekten Saugen sind die Milchgänge außerhalb des Mundes. Die Zunge kann diese dann nicht ausstreichen.

fassen kann. Wenn die Brustwarze nach oben gerichtet eingesaugt wird, sind Unterlippe und Zunge weit von der Brustwarze entfernt, und das Baby erfasst den Warzenhof und die darunter liegenden Milchgänge komplett.

Anfangs öffnet das Baby den Mund oft nur ganz kurz weit genug, und auch Sie brauchen etwas Übung, um in Sekundenschnelle die richtigen Handgriffe zu machen. Das ist ganz normal und gehört zur »Lehrzeit«. Wie für alle Fertigkeiten, die wir im Laufe eines Lebens gelernt haben – tanzen, Schreibmaschine schreiben, lesen –, so brauchen wir auch Zeit, um manche für uns heute so selbstverständlich erscheinende Dinge zu lernen wie stillen, lächeln oder greifen. Einige Babys sind schläfrig oder nur wenig hungrig, besonders wenn sie zum Beispiel im Kinderzimmer der Klinik gerade mit Tee, Glukose oder Milchnahrung gefüttert worden sind. Probieren Sie einfach, das Baby zu stimulieren und, wenn es den Mund öffnet, schnell heranzuziehen.

Wenn Sie beide frustriert sind und weinen, weil es nicht geklappt hat, kann es hilfreich sein, jemanden in der Nähe zu haben, der das Baby beruhigt. Eventuell kann diese Person Ihnen auch den Rücken massieren, entspannende Musik auflegen – irgendetwas, das Ihnen hilft, wieder zur Ruhe zu kommen. Vertrauen Sie darauf, dass Sie beide den richtigen Weg finden werden.

Wenn sich das Baby frustriert von der Brust abwendet und schreit, nehmen Sie es in den Arm und versuchen Sie, es zu beruhigen. Erst danach starten Sie mit einem neuen Versuch.

Vergewissern Sie sich, dass das Baby einen Mund voll Brust erfasst – nicht nur die Brustwarze

Wenn Sie darauf achten, dass die Brustwarze auf Höhe der Oberlippe – leicht nach oben gerichtet – eingesaugt wird, erfasst das Baby automatisch mehr vom darunter liegenden Warzenhof. Das Kinn berührt die Brust, die Nase ist frei.

Manche Frauen haben kleine Warzenhöfe und alles verschwindet im Mund des Babys. Andere Frauen wiederum haben sehr große Warzenhöfe und es bleibt sehr viel davon sichtbar.

Die Lage der Zunge können Sie überprüfen, wenn Sie vorsichtig in der Mundecke des Babys die Unterlippe etwas herunterziehen.

Selbst zu beurteilen, ob das Baby mehr von dem unterhalb liegenden Warzenhof erfasst hat oder nicht, ist für Sie schwierig, es sei denn, Sie benutzen einen Spiegel. Einfacher ist es, eine andere Person wirft einen Blick darauf.

Wenn die Zunge die Unterkieferzahnleiste bedeckt, entsteht hier keine Reibung während des Saugvorgangs. Beim Saugen machen Zunge und Unterkiefer rhythmische Bewegungen in Richtung Brust und die Zunge streicht die Milchgänge aus. Die Zunge verändert während des Saugvorgangs nicht ihre Lage. Sie streift mit wellenförmigen Bewegungen von der Zungenspitze zum Zungengrund gehend die Milchgänge aus (das bedeutet atmen, saugen, schlucken, atmen – über sechzigmal pro Minute).

Lippen, Zunge und Zahnleiste dichten den Warzenhof luftdicht ab

So kann der Sog aufgebaut werden, der aus Brustwarze und Brustgewebe einen langen natürlichen Sauger bildet. Die Brustwarze macht etwa ein Drittel dieses gesamten Saugers aus. Wenn die Brustwarze den Übergang zwischen hartem und weichem Gaumen stimuliert, wird der Saugreflex ausgelöst und das Baby beginnt zu saugen.

Wenn die Milch den Mund füllt, löst dies den Schluckreflex aus – die Kehlkopfplatte schiebt sich über die Luftröhre und das Kind schluckt.

Wenn das Stillen schmerzt, lösen Sie den Unterdruck mit Ihrem Finger

Schieben Sie Ihren Finger in den Mundwinkel des Babys und drücken Sie etwas gegen das Brustgewebe. Dann können Sie einen neuen Versuch starten.

Sie sehen, dass beim korrekten Saugen viel Brustgewebe eingezogen wird und beim nicht korrekten Saugen nur die Brustwarze erfasst wird.

Der Mund ist nicht weit geöffnet und die Milchgänge können so nicht ausmassiert werden.

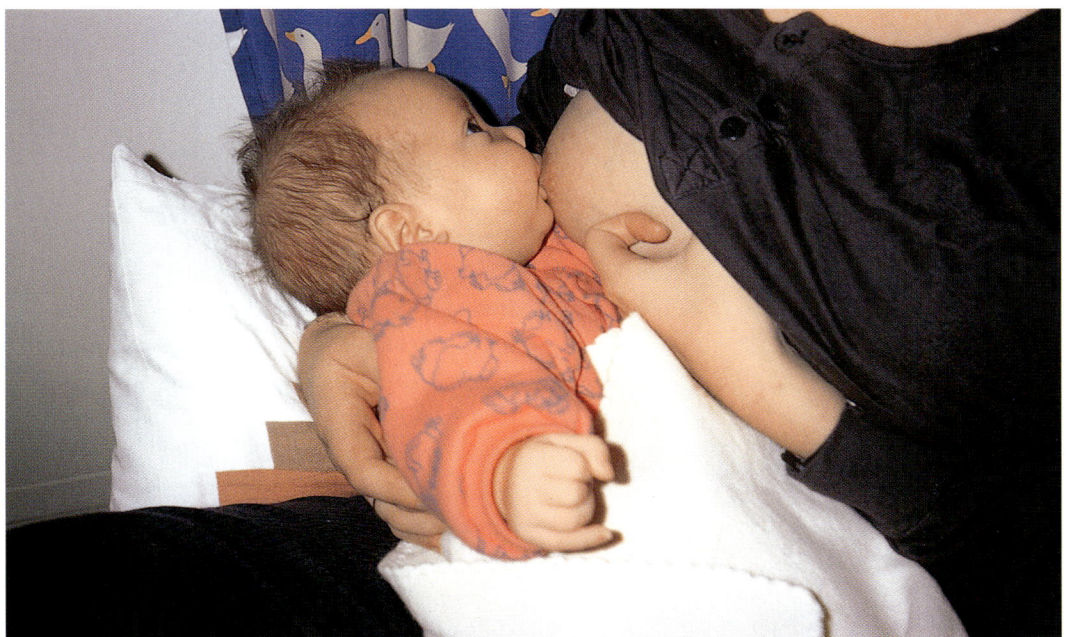

Dieses Baby saugt falsch. Es nuckelt lediglich an der Warze. Der Mund ist nicht weit geöffnet, die Lippen sind nicht nach außen gestülpt und beim Saugen sind die Wangen eingezogen. Es liegt auch weit von der Brust weg.

Das Baby saugt korrekt – was Sie sehen können:

1. Der Mund ist weit geöffnet.
2. Die Unterlippe ist nach außen gestülpt.
3. Das Kinn berührt die Brust.
4. Die Nase ist nahe der Brust, berührt sie eventuell, ist frei zum Atmen.
5. Von dem unter der Brustwarze liegenden Warzenhof ist mehr im Mund des Kindes als von dem Warzenhof oberhalb.
6. Die Unterkieferbewegungen beim Saugen setzen sich in einer Linie zum Ohr hin fort, sogar das Ohrläppchen bewegt sich mit.
7. Die Wangen sind beim Saugen prall gefüllt (Pustebäckchen).
8. Das Baby saugt anfangs hektisch, dann wird es ruhiger und es trinkt tiefe Schlucke. Manchmal hören Sie es schlucken.
9. Die Mutter empfindet ein zwar fremdes, doch angenehmes Gefühl, wenn das Baby die Brust erfasst und zu saugen beginnt.

Das Baby saugt nicht korrekt – was Sie sehen können:

1. Der Mund ist nicht weit geöffnet (Fischmündchen).
2. Die Unterlippe ist eingezogen.
3. Das Kinn ist fern der Brust.
4. Die Nase kann frei sein, kann aber auch in der Brust vergraben sein.
5. Es ist kein Warzenhof mit erfasst.
6. Die Sauglinie zum Ohr ist eventuell nicht vorhanden.
7. Die Wangen werden beim Saugen eingezogen.
8. Das Baby verändert sein Saugmuster nicht, es saugt mit kurzen und hektischen Bewegungen.
9. Das unkorrekte Saugen bereitet der Mutter Schmerzen.

Manche Babys ermüden durch die Anstrengung vom nicht korrekten Saugen und hören auf, andere lassen die Brust los, schreien oder wollen nach kurzer Zeit wieder an die Brust.

Stillen in den ersten Tagen

Sobald das Baby es möchte, meist innerhalb der ersten zwei Stunden nach der Entbindung, wird es das erste Mal angelegt. Die meisten Babys benötigen nach der Entbindung eine kleine Verschnaufpause, dann allerdings sind sie wach und wollen saugen. Der Saugreflex ist in dieser Zeit am stärksten ausgeprägt. Das Saugen unterstützt die Entbindung der Plazenta und hilft, die nachgeburtliche Blutung zu stoppen.

Rooming-in und Bedding-in

Rooming-in bei Tag und Nacht, dieses ungestörte Zusammensein von Mutter und Baby sollte schon im Kreißsaal beginnen. Das hat viele Vorteile. Sie können das Baby stillen, baden, kuscheln, streicheln, wann immer Sie es möchten oder das Baby signalisiert, dass es das gerne möchte. Es ist nachgewiesen, dass Babys dann weniger schreien und die Mutter-Kind-Beziehung dadurch intensiver wird. Das Stillen nach Bedarf, Tag und Nacht, beugt Stillproblemen vor. Sie werden sich entspannter und glücklicher fühlen, das trägt dazu bei, dass die Milch fließt. Außerdem lernen Sie, das Baby zu verstehen und Berührungsängste vor dem zerbrechlich erscheinenden Wesen abzubauen. Ihr Baby hatte im Bauch eine sehr enge Beziehung zu Ihnen, diese möchte es nach der Geburt fortsetzen.

Das Stillen nach Bedarf beugt Stillproblemen vor.

Am liebsten liegt es ganz nahe bei Ihnen. Im Kinderbett ist es nicht so nah. Neuere Klinikbetten weisen oft ein angestelltes zu Ihrer Seite hin offenes Bett auf oder es besteht die Möglichkeit ein Bettchen einzuhängen. Die ersten Betten dieser Art habe ich in Estland gesehen. Hier wurde die Längsseite zum Bett der Mutter hin offen gehalten, sodass es wie eine Vergrößerung des Bettes der Mutter aussah.

Sie können natürlich Ihr Kind auch zu sich ins Bett nehmen. Falls Sie Angst davor haben, dass Ihr Kind aus dem Bett fallen könnte, helfen folgende Sicherheitsmaßnahmen. Lassen Sie Ihr Bett an einer Seite an die Wand rücken. Auch ein Bettgitter an einer Bettseite schützt vor dem Herausfallen. In der Ostalbklinik in Aalen wurde Schaumstoff mit einem bunten Stoff bezogen und am Bettgitter befestigt. So sind Sie gleichzeitig vor neugierigen Blicken geschützt, wenn Sie etwas Privatatmosphäre wünschen. Auch ein Stillkissen am Rücken des Kindes schützt dieses vor dem Herausrollen. Ist Ihr Kind vor dem Herausfallen sicher, steht einem Schlafen nah bei Ihnen auch nachts nichts im Wege. Die Signale des Babys können so zu Ihnen gelangen. Wissenschaftlich nachgewiesen ist, dass Sie und Ihr Baby die Schlafphasen aufeinander abstimmen. Schläft das Baby tief, schlafen Sie tief. Wird das Baby wacher, werden auch Sie wach. Viele Mütter berichten, dass sie einige Minuten, bevor das Baby erste Such- und Saugbewegungen zeigte, wach wurden.

Anlegen nach Bedarf

Anlegen nach Bedarf bedeutet natürlich nach Bedarf des Neugeborenen und nach Bedarf der Mutter. Das Baby bestimmt selbst, wann und wie viel es trinken will. Das Milchangebot stellt sich auf den Bedarf des Kindes ein. Das bringt gesundheitliche Vorteile mit sich:

- Schutz vor Neugeboreneninfektion
- Schutz vor Hypoglykämie (Unterzuckerung) und Dehydration (Austrocknung)
- Schutz vor physiologischer Neugeborenengelbsucht
- Vorbeugung von Stillproblemen wie schmerzhaftem Milcheinschuss oder Milchstau
- Das Baby erhält alles, was es braucht an Nahrung und Flüssigkeit.

Wann schießt die Milch ein?

Der Bedarf der Mutter wird durch das In-gangkommen der Milchbildung bestimmt. Fühlt sich die Brust gespannt an und beginnt zu schmerzen, benötigt sie Entlastung. Versuchen Sie dann, Ihr Baby anzusetzen. Klappt dies nicht, wäre eine feuchtwarme Wärmeanwendung und vorsichtiges Ausstreichen, bis der Druck aus der Brust ist, der nächste Schritt. Der Milcheinschuss erfolgt im Durchschnitt zwischen dem zweiten und fünften Tag. Vorraussetzung hierfür ist eine regelmäßige Stimulation und Entleerung der Brust durch das Saugen des Babys. Ist das Baby nicht in der Lage zu saugen, müssen Sie regelmäßig abpumpen.

Anlegen nach Bedarf ist natürlich die beste Voraussetzung für eine ausreichende Milchbildung. Wenn bei der Entbindung Medikamente verabreicht wurden, eventuell ein Kaiserschnitt erforderlich war, kann dies die Milchbildung beeinflussen und den Milcheinschuss verzögern. Manche Frauen bemerken keine Veränderung, andere haben geschwollene Brüste, die sich hart und heiß anfühlen, und die Brust-

warzen werden oft so gespannt, dass sie flach werden. Die Beschwerden können einige Tage anhalten, danach haben Sie eine weiche Brust, die ausreichend Milch bildet.

Wie oft soll ich das Baby anlegen?

Das richtet sich nach dem Appetit des Babys. Innerhalb der ersten zwei Stunden nach der Entbindung möchte das Baby in der Regel das erste Mal saugen. Danach schlafen viele Babys erst mal, manche über zehn Stunden. Dann kommen sie sechs- bis fünfzehnmal innerhalb von 24 Stunden, um die Milchbildung anzuregen. Während des Milcheinschusses wird die Brust voller, wärmer und schwerer. Ein häufiges Stillen entlastet die gespannte Brust und verhindert eine zu starke schmerzhafte Spannung. Wenn die Milchmenge sich steigert, reduziert sich die Häufigkeit des Stillens wieder. Wenn in der späteren Stillzeit ein Wachstumsschub einsetzt, kann es sein, dass das Baby wieder öfters an die Brust möchte. Verändert sich dieses Verhalten jedoch innerhalb von drei Tagen nicht, sollten Sie die Anlege- und Saugposition überprüfen und eine Fachkraft zuziehen.

Wie lange dauert eine Stillmahlzeit?

Das ist von Mahlzeit zu Mahlzeit unterschiedlich und wird vom Baby bestimmt (so oft und so lange es möchte). Jedes Baby ist eine Persönlichkeit und hat sein eigenes Temperament. So trinken Babys auch unterschiedlich schnell und effektiv. Wenn das Baby richtig angelegt ist und korrekt saugt, werden die Brustwarzen nicht wund und die Mahlzeit muss zeitlich nicht eingeschränkt werden. Wenn das Baby nur Durst (Vordermilch) hat, trinkt es vielleicht nur kurz, wenn es Durst und Hunger (Vordermilch und Hintermilch) hat, trinkt es länger.

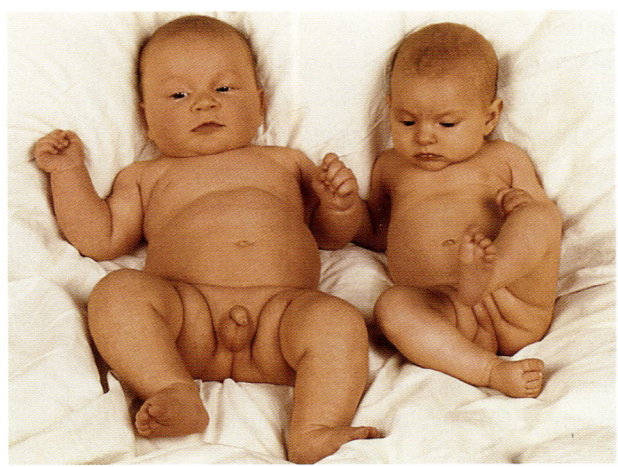

Die Gewichtsentwicklung ist bei Babys oft sehr unterschiedlich. Diese beiden Babys sind zwölf Wochen alt und ihre Gewichtszunahme entspricht der Norm.

Lässt die Milchbildung nach?

Hat sich die Milchbildung erst einmal eingespielt, ist es ganz normal, dass sich die Brust vor dem Stillen nicht mehr so fest anfühlt. Das bedeutet aber nicht, dass Sie zu wenig Milch haben. Wird das Baby nach Bedarf angelegt, saugt es korrekt, nimmt es an Gewicht zu und hat sechs bis acht nasse Windeln am Tag, dann bekommt es auch genug Muttermilch.

Muss ich das Baby wiegen?

Vor und nach der Mahlzeit ist das nicht nötig. Anfangs können Sie das Baby vielleicht einmal am Tag wiegen, nach Möglichkeit jeden Tag zur gleichen Tageszeit, vor dem Stillen und nackt. Später reicht es, wenn Sie das Baby einmal in der Woche wiegen oder sogar nur einmal im Monat.

Woher weiß ich, wie viel das Baby trinken soll?

Es gibt eine einfache Kalkulation der Muttermilchmenge: Sie sollte beim gesunden Neugeborenen mit einem Gewicht über 2500 g etwa 150 ml pro Kilogramm Körpergewicht betragen. Die Tagesmenge lässt sich auch über ein Sechstel des Körpergewichtes regeln. Diese Berechnungsgrundlage gilt für die ersten sechs Monate und bis zu einer Muttermilchmenge von 1000 ml pro Tag.

Wie viel soll das Baby zunehmen?

In der ersten Lebenswoche können Babys bis zu 10 % ihres Gewichts verlieren. Das Geburtsgewicht wieder erreichen sollen Babys innerhalb der ersten 14 bis 21 Tage.

Pro Woche sollte ein Baby in den ersten vier Monaten ca. 125 g (= 500 g pro Monat) zunehmen. Dann kann es sein, dass das Baby etwas weniger zunimmt. Bis zum sechsten Monat sind 80–100 g pro Woche normal. Es ist immer wichtig, egal ob Sie ein leichtes oder schweres Baby haben, dass das Gewicht nicht stagniert, sondern weiter ansteigt.

Wachstumsschub

Wenn das Baby mehr Milch benötigt, als zur Verfügung steht, wird es häufiger trinken wollen. Solche so genannten Wachstumsschübe wurden um den zehnten Tag herum und nach sechs und zehn bis zwölf Wochen beobachtet. Das Baby will dann plötzlich wieder häufiger an die Brust. Es kann einige Tage dauern, bis die Milchbildung sich auf den Mehrbedarf einstellt. Gönnen Sie sich Ruhe und legen Sie das Baby nach Bedarf an. Wachstumsschübe verunsichern viele Mütter so sehr, dass sie denken, die Milch reicht nicht, und sie beginnen zuzufüttern. Das ist nicht nötig, sinnvoller wäre es hier, Milch zusätzlich abzupumpen, um damit die Milchbildung anzuregen.

Woran merke ich, dass das Baby genug trinkt?

Das Baby ist nach der Stillmahlzeit zufrieden. Es hat sechs bis acht nasse Windeln am Tag.

Wenn es nicht genug trinkt, hat es weniger nasse Windeln, der Urin ist dunkel gefärbt und riecht stark. Die Fontanelle (Knochenlücke in der Schädeldecke) ist eingezogen. Die Haut wird schlaff und faltig. Das Baby nimmt nicht zu. Wenn das Baby mindestens sechs nasse Windeln am Tag hat, in den ersten sechs Wochen mindestens einmal Stuhlgang und an Gewicht zunimmt, trinkt es genügend.

Und was ist mit Stuhlgang?

Ausschließlich gestillte Kinder können in den ersten Wochen ein- oder mehrmals am Tag Stuhlgang haben, nach den ersten sechs Wochen kann es bis zu einmal in 14 Tagen sein. Das ist ein Zeichen dafür, dass die Muttermilch optimal verwertet wird. In den ersten Tagen ist der Stuhlgang schwarz gefärbt und wird deshalb als Kindspech bezeichnet. Dieser Stuhlgang hat einen hohen Anteil an Sterkobilin (Bilirubinausscheidungsprodukt) und es ist wichtig, dass dieser Stuhlgang so bald wie möglich ausgeschieden wird. Auch daran erkennen Sie, ob Ihr Baby genug und richtig saugt, denn das Kolostrum enthält abführende Stoffe.

Danach ist der Muttermilchstuhl in der Regel dünnflüssig, gelb und riecht säuerlich mild. Ausschließlich gestillte Kinder haben keine Verstopfung. Tritt Verstopfung auf, ist es oft ein Zeichen dafür, dass das Baby zusätzlich Tee oder Saft bekommt oder zu wenig und nicht effizient saugt.

Soll ich eine Brust oder zwei Brüste geben?

In den ersten Tagen wird zur Anregung der Milchbildung bis zum Milcheinschuss oft empfohlen, an beiden Seiten anzulegen. Danach bestimmt das Baby das Ende der Mahlzeit an einer Brust oder ob es noch an die andere möchte. Das Anbieten von einer Brust bei der einen Mahlzeit und der anderen bei der näch-

sten regelt die Balance bei der Milchbildung. Manche Babys sind mit einer Brustmahlzeit zufrieden, andere möchten an beiden Seiten angelegt werden – beides ist in Ordnung. Das Baby soll aber erst eine Mahlzeit beendet haben, damit es Vordermilch und Hintermilch trinkt, bevor es die andere Seite bekommt.

Warum soll ich nachts stillen?

Wenn Sie das Baby nach Bedarf stillen, wird es auch nachts trinken wollen. Wenn es bei Ihnen ist, werden Sie es hören, denn es signalisiert, wann es angelegt werden möchte. Nach den ersten Nächten wissen Sie, dass Sie es hören, und können beruhigt schlafen. Manche Mütter werden schon wach, bevor das Baby sich meldet, so innig ist das gefühlsmäßige Band.

Der Prolaktinspiegel, der für die Milchbildung wichtig ist, ist nachts am höchsten. Aber auch andere Hormone wirken mit dem Prolaktin zusammen, die für Erholung und Entspannung verantwortlich sind.

Das Baby nimmt beim nächtlichen Stillen oft große Mengen zu sich und regt so die Milchbildung an.

Zufüttern von Glukose, Tee oder Milchnahrung

Das Zufüttern ist nicht nötig, denn ein gesundes Neugeborenes erhält von Anfang an, was es braucht, wenn es richtig angelegt wird, die Brust korrekt erfasst und nach Bedarf trinken darf (so oft und so lange es möchte). Nach der Geburt ist das Baby von Natur aus auf Dursttage eingerichtet, denn dies erleichtert ihm die Umstellung und Anpassung an die neuen Lebensbedingungen.

Was geschieht, wenn doch zugefüttert wird?

Das Baby ist dann oft zu müde, um an der Brust zu saugen, da es noch satt von der

Zufütterung ist. Dadurch erhält es kein Kolostrum oder nur in unzureichender Menge. Dies wiederum bewirkt, dass sich die Ausscheidung des Kindspechs verzögert. Die Folge davon ist die physiologische Neugeborenengelbsucht.

»Speikinder sind Gedeihkinder«, heißt es im Volksmund.

Zugefütterte Babys sind auch infektanfälliger. Manche Kinder können keine zwei Saugtechniken handhaben und reagieren verwirrt, andere entwickeln eine Allergie. Bei Gabe von Muttermilchersatznahrung auf Kuhmilch- oder Sojabasis, auch hypoallergene Nahrung, kann eine Sensibilisierung auf Fremdeiweiß erfolgen. Die Milchbildung wird bei Zufütterung nicht optimal angeregt. Dadurch verzögert sich der Milcheinschuss. Es kommt zu Milchstau und Brustentzündung, wenn das Baby die Brust nicht entleert. Der Stillbeginn ist dann außerdem schwieriger und die Mütter neigen dazu, eher aufzugeben.

Mein Baby ist gelb – muss ich Glukose oder Wasser zufüttern?

Fast jedes zweite Neugeborene entwickelt eine mehr oder weniger ausgeprägte physiologische Neugeborenengelbsucht. Die beste Vorbeugung, um den Stoffwechsel richtig anzukurbeln und den natürlichen Abbau des für die Gelbsucht verantwortlichen Bilirubins zu beschleunigen, ist das häufige und richtige Saugen des Babys. Kolostrum nimmt eine bedeutende Rolle bei der Vorbeugung der Gelbsucht ein, da es abführende Stoffe enthält. Das Bilirubin wird über den Darm ausgeschieden, deshalb ist es ganz wichtig, dass der Stuhlgang nicht so lange im Darm bleibt. Immer, wenn das Baby Anzeichen von Hunger zeigt, sollte es an die Brust genommen werden. Für den Bilirubinabbau in der Leber ist die Bindung an Eiweiß erforderlich – Kolostrum verfügt über einen hohen Eiweißanteil. Bilirubin

ist nicht wasserlöslich, das heißt es kann nicht über den Urin ausgeschieden werden, deshalb nützt die Gabe von zusätzlicher Flüssigkeit nichts. Wenn allerdings die Phototherapie zum Einsatz kommt, ist auch ein Ausscheiden über den Urin möglich, wobei eine Flüssigkeitszugabe einer medizinischen Indikation bedarf.

Muss das Baby aufstoßen?

Nicht jedes Baby stößt während oder nach den Mahlzeiten auf. Das kommt auf den Trinktyp an. Hastige Trinker schlucken oft mehr Luft als ruhige und gemächliche.

Setzen Sie das Baby aufrecht hin, sodass es gerade sitzt, oder legen Sie es über die Schulter und warten Sie, ob es aufstößt. Wenn es zufrieden nach der Mahlzeit einschläft, können Sie es auch seitlich oder auf den Bauch ins Bettchen zurücklegen.

Spucken

Manchen Babys läuft die Milch aus dem Mund, andere spucken im Schwall aus. Man sagt, das Baby spuckt das aus, was es zu viel getrunken hat.

Wenn das Baby »Blut spuckt«

In diesem Fall sollten Sie abklären, ob Ihre Muttermilch Blutbeimengungen enthält. Beim Milcheinschuss ist die Brust so geschwollen und angespannt, dass Blutgefäße platzen können. Aber auch die Brustwarzen können wund sein und bluten. Blut in der Muttermilch ist für das Baby unbedenklich, man sollte aber die Ursache dafür kennen. In den genannten Fällen können auch Blutbeimengungen im Stuhlgang des Babys sein.

Erbrechen

Kaum, dass das Baby getrunken hat, schießt die Milch manchmal in einem kräftigen Schwall wieder heraus. Der ganze Mageninhalt entleert sich. Wenn dies häufiger vorkommt, sollten Sie den Kinderarzt zurate ziehen. Kommt es nur einmal oder ganz selten vor, ist es jedoch nicht bedenklich.

Wenn das Baby sich verschluckt

Legen Sie das Baby über Ihre Schulter. Klopfen Sie ihm fest auf den Rücken, bis es aufstößt. Oder legen Sie das Baby über Ihre Knie und üben einen leichten Druck auf den Rücken in Richtung Brustkorb aus.

Wie soll ich die Brust pflegen?

Das Abwaschen der Brust mit Wasser genügt. Lassen Sie nach dem Stillen einen Tropfen Muttermilch antrocknen. Weitere Hygienemaßnahmen sind nicht nötig.

Muss ich Diät essen?

Prinzipiell können Sie essen, was Sie möchten. Sie benötigen in der Stillzeit etwa 700 Kalorien mehr (200 Kalorien mobilisiert der Körper aus Fettreserven!). Ausgewogen zusammengesetzte Nahrung bedeutet:

- 30 % Vollkornprodukte (Getreide, Brot)
- 15 % gesäuerte Milchprodukte (Käse)
- 30 % Gemüserohkost
- 20 % gekochtes Gemüse
- 5 % Fette und Öle
- ein- bis zweimal in der Woche Fleisch oder Fisch

Achten Sie beim Einkauf auf schadstoffkontrollierte Nahrungsmittel. Stark blähende Speisen sollten Sie erst vorsichtig ausprobieren. Es gibt Babys, die empfindlich darauf reagieren.

Allergieneigung

Sind bei Ihnen Allergien bekannt, so besteht die Gefahr, dass das Kind auch allergisch reagiert. Allergiegefährdete Kinder können bereits auf wenig Fremdeiweiß (Kuhmilch, Soja, Eier oder Nüsse) reagieren. Schon eine Fla-

sche Säuglingsnahrung in den ersten Tagen kann eine Sensibilisierung hervorrufen. Auch »hypoallergene« Säuglingsmilchnahrung enthält Eiweißkörper und kann Allergien verursachen. Daher sollten Sie damit vorsichtig sein. Manchmal reagieren Kinder auf bestimmte Früchte wie Erdbeeren oder auch auf Kaffee, Nikotin und Schokolade. Wenn das Baby auf ein Nahrungsmittel allergisch reagiert, lassen Sie dieses strikt weg.

Wie viel Liter am Tag soll ich trinken?

Trinken Sie nach Bedarf, aber mindestens pro Mahlzeit ein Glas. Es ist ganz wichtig, dass Sie auf Ihren Körper »hören«. Manche Mütter meinen, dass sich durch viel Trinken die Milchmenge steigern lässt. Das stimmt so nicht. Vermehrtes Saugen des Babys (oder das Abpumpen) steigert die Milchmenge. Wenn Sie sich zwingen, zu viel zu trinken, wird eher der Gegeneffekt ausgelöst und der Stoffwechsel kommt aus dem Gleichgewicht. Das Antidiuretische Hormon, das mit für den Flüssigkeitshaushalt verantwortlich ist, steht in enger Beziehung zum Oxytozin, das heißt, während des Stillens werden Sie durstig. Trinken Sie dann so viel, bis der Durst gelöscht ist, und das reicht. Ein weiterer Faktor darf nicht übersehen werden: Auch Nahrungsmittel enthalten Flüssigkeit.

Eine Diät zur Fettreduzierung sollten Sie auf die Zeit nach dem Stillen verschieben. Die beim Fettabbau freigesetzten Schadstoffe erhält das Kind sonst über die Muttermilch.

Geeignete Getränke

Kohlensäurearmes Mineralwasser, Tees, zum Beispiel Milchbildungstee (zwei bis drei Tassen innerhalb von 24 Stunden), Mineralwasser mit Fruchtsaft gemischt, Buttermilch, Trinkjoghurt oder Malzkaffee.

Kräutertee

Ein weiterer Aspekt, den es zu beachten gilt, ist die Zusammensetzung von Getränken. Auch Kräutertees können sich auf die Milchbildung auswirken. So weiß man, dass Salbeitee und Pfefferminztee die Milchbildung hemmen, Brennnesseltee ausschwemmt und somit auch nicht die Milchbildung fördert. Matetee senkt den mütterlichen Appetit und macht das Baby schläfrig. Spezielle Kräutermischungen, zum Beispiel Milchbildungstee und Fencheltee, wirken entspannend und fördern die Milchbildung, solange sie in Maßen getrunken werden. Das bedeutet ein bis zwei Tassen täglich.

Kaffee und koffeinhaltige Getränke

Es wurde beobachtet, dass gestillte Kinder von Müttern, die sechs bis acht Tassen Kaffee innerhalb von 24 Stunden zu sich nahmen, nicht schliefen, unruhig und überaktiv waren. Auch koffeinschwächere Getränke wie Cola verursachten diese Erscheinungen, denn das Koffein wurde im Körper angesammelt. Es gibt Kinder, die vermehrt auf Koffein reagieren als andere. Untersucht wurde auch die Gabe von koffeinhaltigen Medikamenten (Theophylline, die zum Beispiel bei Asthma der Mutter eingesetzt werden). Auswirkungen auf das Kind wurden nicht nachgewiesen.

Auf Ihren täglichen Kaffee müssen Sie in der Stillzeit nicht verzichten. Trinken Sie den Kaffee am besten nach dem Stillen, damit das Koffein sich bis zur nächsten Stillmahlzeit wieder abbaut.

Theobromine

Auch der Einfluss von Theobrominen wurde untersucht. Diese sind in hoher Konzentration in Schokolade und Kakao enthalten. Dieser Stoff unterstützt die Anhäufung von Koffein, war allerdings in der Muttermilch, nach Genuss von 1,68 g Schokolade, kaum nachweisbar.

Was ist mit Alkohol?

Gegen ein gelegentliches Glas Alkohol, zum Beispiel bei einer Familienfeier, ist sicherlich nichts einzuwenden. Sie sollten allerdings keine harten alkoholischen Getränke wie Schnaps zu sich nehmen. Ein Glas Bier (max. 0,33 l), ein Glas Wein (max. 0,25 l) oder ein Glas Sekt (max. 0,1 l) können Sie sich schon mal an einem Tag erlauben.

Als Folgen von regelmäßigem täglichem Alkoholkonsum wurde beobachtet, dass die Milchmenge zurückgeht und dass die Babys mehr schlafen, schlechter saugen, zu wenig zunehmen und eine verzögerte motorische Entwicklung aufweisen.

Darf ich Medikamente nehmen?

Jedes Medikament hat einen heilenden Effekt wie auch Nebenwirkungen. Sie sollten sich weder in der Schwangerschaft noch in der Stillzeit medikamentös selbst behandeln. Das gilt für die schulmedizinischen Präparate wie auch für die homöopathischen Mittel. Viele Medikamente gehen auch in die Muttermilch über, daher sollte Ihr Arzt sich informieren, ob das Präparat in der Schwangerschaft und Stillzeit angewendet werden kann oder ob eine Alternative gesucht werden muss (siehe Seite 174).

Wie ist es mit dem Rauchen?

Ein Säugling kann Nikotin sowohl über die Atemluft aufnehmen (passiv) als auch über die Muttermilch, wenn die Mutter raucht (aktiv). Diese beiden Übertragungswege lassen sich bei Untersuchungen nicht genau unterscheiden.

Passivrauchen wie Aktivrauchen gefährdet die Gesundheit des Kindes und Sie sollten Ihre Zigarettenmenge ziemlich reduzieren, maximal fünf Zigaretten täglich, und eine leichtere Zigarettenmarke wählen, wenn Sie nicht ganz auf das Rauchen verzichten können. Nikotin hat eine kurze Halbwertszeit (95 Minuten), es baut sich relativ schnell ab. Wenn Sie rauchen, dann tun Sie das am besten nach dem Stillen, sodass sich das Nikotin bis zur nächsten Stillmahlzeit schon vermindert hat.

Wenn eine Frau mehr als zwanzig Zigaretten täglich raucht, wird ihr oft vom Stillen abgeraten. Hier gehen die Meinungen auseinander. Denn das mit der Flasche gefütterte Baby wird dann durch das Passivrauchen gesundheitlich beeinträchtigt.

Das gestillte Kind einer rauchenden Mutter profitiert von den Vorteilen der Muttermilch und erhält Schutz vor Infektionen der Atemwege und des Magen-Darm-Trakts.

Nikotin kann beim Säugling zu Unruhe, Durchfall, Erbrechen und schnellem Puls führen und bei der Mutter die Milchproduktion vermindern, da Nikotin im mütterlichen Blut das Milchbildungshormon Prolaktin ebenfalls hemmt.

Wussten Sie, dass es nikotinhaltige Nahrungsmittel gibt?

Dazu zählen: Blumenkohl, grüne Tomaten und pürierte Auberginen und Tomaten. Zum Beispiel enthalten 10 g Auberginen 1 Mikrogramm Nikotin, das entspricht einem Aufenthalt von drei Stunden in einem leicht verrauchten Raum.

Drogen

Bei Einnahme von Drogen wie Amphetaminen, Heroin, Kokain, Marihuana, Cannabis oder Morphium ist vom Stillen abzuraten. Wenn Sie im Methadonprogramm aufgenommen sind, können Sie unter ärztlicher Betreuung stillen.

Was ist mit Sex?

Mit dem Geschlechtsverkehr sollten Sie warten, bis der Wochenfluss abgeklungen und der Rückbildungsprozess abgeschlossen ist. Vielleicht haben Sie auch erst mal nur das Bedürfnis zu kuscheln. Versuchen Sie mit Ihrem Partner herauszufinden, was Ihnen beiden gut tut.

Oft sind Sie durch die Belastung rund um die Uhr einfach müde und verspüren gar kein Bedürfnis nach Sex. Vielleicht haben Sie auch einfach Angst, dass es weh tun könnte, Angst vor einer neuen Empfängnis, Angst, dass das Baby Sie stören könnte.

Durch die Hormoneinflüsse wird die Scheide trockener, so kann es beim Verkehr weh tun, da nicht genügend Schmierflüssigkeit gebildet wird. In diesem Fall kann der Partner den Weg durch ausgiebige Stimulation vorbereiten oder Sie können ein Gleitgel verwenden. Seien Sie darauf vorbereitet, dass der Orgasmus den Milchspendereflex auslösen kann. Vielleicht schießt Ihrem Partner dann die Milch entgegen.

Bei der Geburt wird die Vagina und Scheide oft verletzt und benötigt Zeit zur Regeneration. Auch das Geburtsereignis muss verarbeitet werden. Nähe, Geborgenheit und Kuscheln genießen daher viele Frauen mehr als Sex.

Empfängnisverhütung

Es ist von Frau zu Frau verschieden, wann der Eisprung wieder einsetzt. Ausschließliches Stillen kann eine Empfängnis verhindern, aber in der Regel wird in Deutschland empfohlen, etwa ab der sechsten Woche ein zusätzliches Verhütungsmittel zu nehmen.

Ihr Gynäkologe kann Sie bei der Wahl beraten. Sie müssen das für Sie angenehmste Verhütungsmittel finden, sei es Kondom, Diaphragma, Spirale, chemische Mittel oder Pille. Bei der Pille sollten Sie nach Möglichkeit eine gestagenhaltige Minipille nehmen.

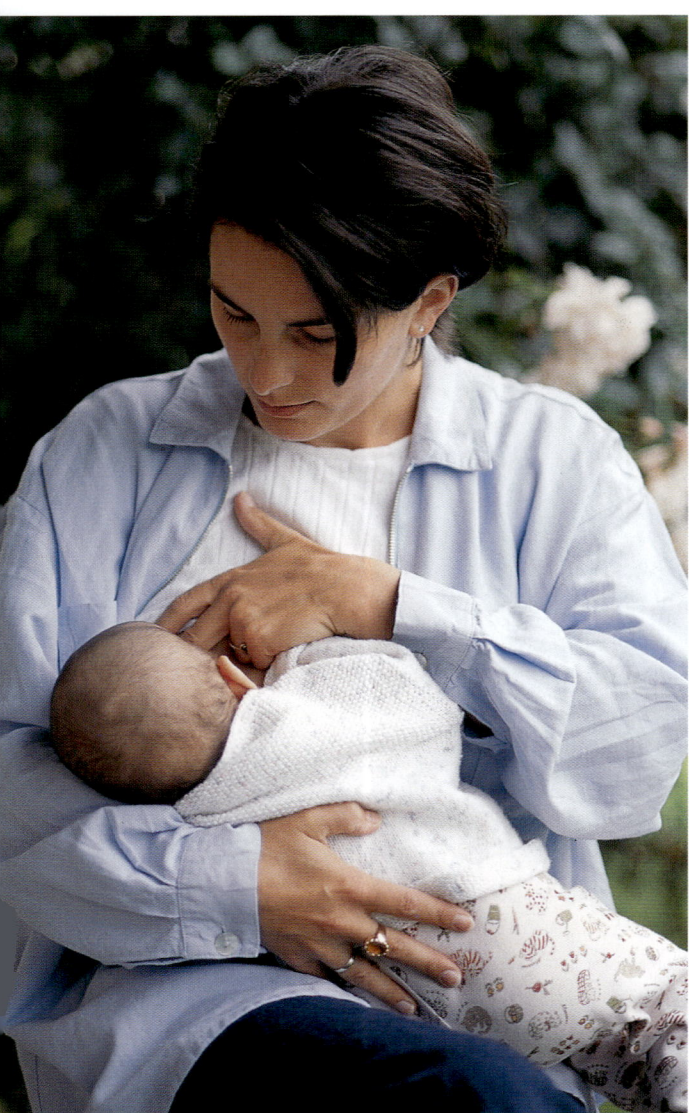

Muttermilch ist immer dabei und auch unterwegs kann gestillt werden.

Die Lakto-Amenorrhoe-Methode

Stillen kann die Empfängnis verhüten. Eine wissenschaftliche Studie hat diese Methode der Empfängnisverhütung untersucht. Die Voraussetzung dafür ist, dass das Baby sechs Monate ausschließlich gestillt wird (es bekommt keine andere Flüssigkeit oder Nahrung in dieser Zeit) und es nach Bedarf trinkt, so oft und so lange es möchte. Außerdem darf über 24 Stunden keine längere Nachtpause als maximal sechs Stunden entstehen. Kein Schnuller! Wenn all dies beachtet wird, verhütet diese Methode in den ersten sechs Monaten zu 98 %. Wenn die Menstruation allerdings wieder einsetzt, ist der Empfängnisschutz auf diesem Wege nicht mehr gewährleistet.

Ich würde so gern ausgehen – aber in der Öffentlichkeit stillen?

Auch dem steht nichts im Wege. Wenn Sie ein paar Stunden ohne Kind fortgehen möchten, sollten Sie etwas Muttermilch abpumpen. Der Vater kann dann dem Baby eine Mahlzeit mit dem Becher geben. Das klappt erfahrungsgemäß ganz gut. Das Gute am Stillen ist, Sie können das Baby ohne großen Aufwand überall mit hinnehmen. Muttermilch ist immer dabei: frisch, richtig temperiert und hygienisch einwandfrei verpackt. Sie müssen keine Flaschen mitschleppen und die Milch kann nicht ausgehen.

Tragen Sie bequeme Kleidungsstücke, am besten zweiteilige. So können Sie sich im Restaurant oder auf der Parkbank hinsetzen, den Pullover diskret nach oben schieben und das Baby anlegen. Das kann so unauffällig vor sich gehen, dass keiner sich dadurch gestört fühlt. Manche Kaufhäuser und Geschäfte haben auch einen extra eingerichteten Still- und Wickelraum. Fragen Sie an der Kasse danach. Es kann Ihnen natürlich auch passieren, dass Sie angesprochen werden, dann stehen Sie zu Ihrer Entscheidung zum Stillen.

In Toronto wurde eine Mutter aus einem großen Einkaufsmarkt verwiesen, weil sie ihr Kind dort stillte. Sie klagte und die Firma musste eine recht hohe Entschädigung bezahlen. Eine Mutter hat ein Recht darauf, ihr Kind in der Öffentlichkeit zu stillen. Auch ein Theaterbesuch ist möglich, wenn das Baby noch klein ist. Probieren Sie es einfach aus.

Sport in der Stillzeit

Sport gibt oft in der Stillzeit den notwendigen Ausgleich für Körper und Seele. Langsam können Sie nun auch Ihre sportlichen Aktivitäten wieder in Angriff nehmen. Es wurde beobachtet, dass bei manchen Frauen der Milchsäuregehalt ansteigt und der Geschmack der Milch sich verändert, wenn die Mutter in der Stillzeit sportlich aktiv ist. Falls Ihr Kind zu den wenigen Babys gehört, die dies nicht mögen, legen Sie es nicht direkt nach der sportlichen Anstrengung an. Der Milchsäuregehalt reguliert sich innerhalb von ein bis eineinhalb Stunden. Gegensteuern können Sie auch, wenn Sie etwas Vanillehaltiges verzehren. Vanille geht in die Muttermilch über und Babys lieben den Vanillegeschmack. Achten Sie außerdem darauf, dass Sie nach Durst trinken und ausreichend essen. Eine Gewichtsreduktion von mehr als 500 g in der Woche wird nicht empfohlen.

Rückbildungsgymnastik

In den ersten Wochen nach der Entbindung sind tägliche Rückbildungsübungen ungemein wichtig. Dies kräftigt die Beckenboden- und Bauchmuskulatur und hilft bei der Rückbildung der Gebärmutter. Falls Sie im letzten Schwangerschaftsdrittel oder nach der Entbindung eine leichte Harninkontinenz bemerkt haben, lässt sich dies mit kontinuierlicher Beckenbodengymnastik in den Griff bekommen.

Rad fahren

Sobald Sie sich fit genug fühlen, können Sie damit wieder anfangen. Vielleicht haben Sie eine Tragehilfe, mit der Sie Ihr Baby auf den Rücken schnallen können. Dann können Sie es mitnehmen.

Fitnesstraining

Damit können Sie nach sechs bis acht Wochen wieder beginnen. Fangen Sie mit einem leichten Stretching an und steigern Sie den Anstrengungsgrad dann langsam. Der Kalorienverbrauch beträgt bei einem 45-Minuten-Training ca. 500 Kalorien. Ausreichend trinken ist wichtig.

Jogging / Walking

Nach sechs bis acht Wochen können Sie damit starten. Allerdings setzt Jogging eine gut gefestigte Beckenbodenmuskulatur voraus. Durch die einseitige Belastung besteht die Gefahr einer Gebärmuttersenkung. Walking ist entlastender und Sie können hierzu auch das Baby im Kinderwagen mitschieben.

Tennis, Badminton, Squash

Nach sechs bis acht Wochen kann wieder damit begonnen werden. Allerdings wird der Armbereich dabei einseitig belastet und es kann zu einem Lymph- oder Milchstau kommen.

Schwimmen

Sobald der Wochenfluss abgeklungen und der Muttermund wieder fest verschlossen ist, können Sie wieder schwimmen gehen. Zum Schutz der Brustwarzen ist es ratsam, eine fetthaltige Salbe dünn aufzutragen. Bei wunden und verletzten Brustwarzen ist Schwimmen nicht zu empfehlen, da aufsteigende Keime eine Brustentzündung auslösen können.

Offene und blutende Brustwarzen sind eine Kontraindikation für das Schwimmen.

Sauna

Sobald Sie es möchten und sich fit genug fühlen, können Sie saunieren. Die Wärme löst oft den Milchspendereflex aus und die Milch beginnt zu fließen. Drücken Sie mit der Handfläche gegen die Brust, das stoppt den Milchfluss. Wichtig ist, ausreichend zu trinken.

Muttermilch abpumpen und aufbewahren

Wie Sie Milch abpumpen können, sollten Sie in den ersten Tagen gezeigt bekommen und auch selber ausprobieren. Es ist sinnvoll, zwei Methoden zu erlernen: abdrücken mit der eigenen Hand und abpumpen mit einem Hilfsmittel.

Es gibt Situationen, in denen es ganz wichtig ist, Milch abzupumpen

- Das Baby liegt in der Kinderklinik.
- Es treten Stillprobleme auf.
- Sie müssen für ein paar Stunden ohne das Kind fort.
- Sie möchten wieder berufstätig werden.

Muttermilch manuell gewinnen

Der Vorteil dieser Methode ist, dass Sie Ihre Hand immer dabei haben und daher überall und zu jedem Zeitpunkt abpumpen können. Außerdem können Sie den Druck gut korrigieren.

Die Technik ist ganz einfach und bedarf nur einiger Übung. Vielleicht hilft es Ihnen, Ihre ersten Versuche unter der Dusche oder in einem warmen Bad zu machen, da hier die Milch leichter fließt. Versuchen Sie herauszufinden, wie Sie am besten Milch von Hand gewinnen können. Sie benötigen ein Auffanggefäß mit einem weiten Hals, eine Schüssel ist zum Beispiel gut geeignet. Legen Sie eine Mullwindel oder ein Handtuch darunter. Alles, was Sie entspannt, hilft, dass die Milch fließen kann. Vielleicht können Sie auch das Baby auf Ihren Schoß nehmen, um es Haut auf Haut zu spüren.

Tasten Sie Ihre Brust ab – finden Sie die verbreiterten Milchgänge

Ganz wichtig ist es, die Milchgänge (früher auch als Milchseen bezeichnet) zu erspüren. Daumen und Zeigefinger liegen sich gegenüber und werden ca. drei bis vier Zentimeter von der Brustwarze entfernt aufgesetzt, die restlichen Finger stützen die Brust. Der Daumen dient als Fühler, der Zeigefinger stützt. Tasten Sie nun die Brust rundherum ab.

Wenn Sie nicht hinschauen, erhöht dies die Sensibilität und Wahrnehmungsfähigkeit. Gefüllte Milchgänge fühlen sich wie kleine Erbsen, Bohnen oder verdickte Stränge an. Da Warzenhöfe nicht genormt sind, kann der Warzenhofrand nur als grobe Orientierungshilfe dienen. Sie müssen selbst erfühlen, wo Ihre Milchgänge liegen.

Wenn Sie die Milchgänge fühlen, können Sie mit der manuellen Milchgewinnung beginnen

- Ein warmes Handtuch, eine Brustmassage oder Rückenmassage oder das Stimulieren der Brustwarze helfen, den Milchspendereflex auszulösen.

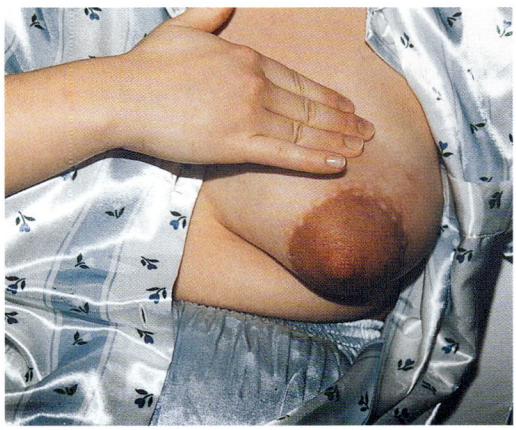

Eine Brustmassage vorweg löst den Milchspendereflex aus und die Milch ist von Anfang an fetthaltiger.

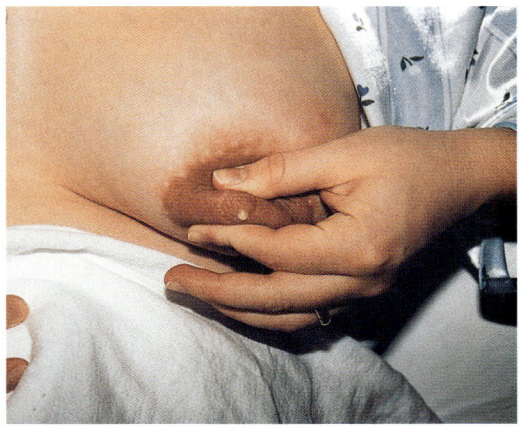

Und so funktioniert das manuelle Gewinnen von Muttermilch mit Daumen und Zeigefinger.

• Waschen, Sie Ihre Hände mit Wasser und Seife. Halten Sie die Brust unter fließendes Wasser und verwenden Sie keine Seife.

• Setzen Sie den Daumen oberhalb eines Milchganges und den Zeigefinger gegenüberliegend an.

• Nun pressen Sie Daumen und Zeigefinger in Richtung Brustkorb und rollen beide nach vorn hin ab. Dadurch erreichen Sie die tiefer liegenden Bereiche und die Milch wird aus dem Milchgang gepresst.

• Gehen Sie nach dem Rhythmus pressen – loslassen, pressen – loslassen vor.

• Sie sollten die Brust nicht rubbeln oder quetschen. Die Abpumpbewegung ist eine rollende Bewegung. Ganz wichtig ist der gleichzeitige Druck in Richtung Brustkorb.

• Gehen Sie so rund um die Brust.

• Pumpen Sie ca. fünf Minuten pro Seite im Wechsel oder beide Brüste gleichzeitig. Insgesamt brauchen Sie 20–30 Minuten Gesamtpumpzeit.

• Vielleicht hilft es auch, wenn Sie zwischendurch die Brust nochmals massieren. Wenn Sie richtig mit der Hand abpumpen, ist es schmerzfrei und nicht unangenehm.

Faszinierend ist, dass die Milchmenge sich beim Abpumpen mit der Hand auf den Bedarf des Babys einstellt. Beim elektrischen Abpumpen steigt die Milchmenge weiter an. Auch wurde ein Unterschied in der Zusammensetzung der Muttermilch beobachtet, die Quantität ist bei der manuellen Milchgewinnung geringer, die Qualität aber besser. Das Mischverhältnis Vordermilch – Hintermilch ist effektiver und der Natriumgehalt konzentrierter. Bei zu früh geborenen Kindern wurde beobachtet, dass bei Fütterung mit von Hand abgepumpter Muttermilch keine Anreicherung der Milch erforderlich war und die Kinder besser an Gewicht zunahmen.

> Die Qualität der Muttermilch ist bei der manuellen Milchgewinnung besser als beim elektrischen Abpumpen.

Worauf Sie prinzipiell bei einer Pumpe achten sollten

Handpumpen

Handpumpen sind gut geeignet, um kleinere Mengen Muttermilch abzupumpen, etwa unterwegs oder bei Stillproblemen. Handpumpen sind genau so effektiv wie eine elektrische Pumpe. Bei regelmäßigem Abpumpen ist die Anwendung einer Handpumpe jedoch sehr anstrengend.

Wichtig ist, dass Sie eine gute und effektive Handpumpe kaufen. Die verschiedenen Typen werden hier kurz vorgestellt:

Ballonpumpen

Sie sind die billigsten Pumpen und bestehen aus einem Gefäß aus Glas oder Plastik sowie einem Gummiballon. Der Sog entsteht durch das Zusammendrücken des Ballons. Meist haben die Ballonpumpen keinen extra Ausguss, das heißt die Milch muss über den Ansaugtrichter ausgegossen werden. Die Milch kann aber auch in den Ballon spritzen.

Da der Ballon nicht ausgekocht oder sterilisiert werden kann, kommt es oft zu Keimbesiedelungen der Muttermilch, und eine hygienisch einwandfreie Milchgewinnung ist nicht möglich. Außerdem fangen Ballonpumpen oft nur wenig Muttermilch auf, das Abpumpen ist mühselig. Sie sind daher nicht zu empfehlen! Neuere Modelle haben ein getrenntes System mit Flasche.

Hubkolbenpumpen (Zylinderpumpen)

Auch diese Pumpen sind kostengünstig. Sie sind aus Glas oder Plastik und sehr lang. Der Druck wird durch das Auseinanderziehen zweier eng ineinander passender Zylinder erzeugt. Die Handhabung dieser Pumpen ist schwierig, oft sind die Zylinder ineinander wackelig und sie sind nicht standfest. Sie sind nicht zu empfehlen!

Kolbenpumpen

Diese Pumpen sind aus Kunststoff und der Druck entsteht durch das Herausziehen des Kolbens. Gute Kolbenpumpen zeichnen sich durch folgende Merkmale aus:
- Sie haben einen großen Ansaugtrichter mit Einsatz zum Verkleinern.
- Die Milch fließt in einen Extrabehälter und muss nicht über den Ansaugtrichter gegossen werden.
- Sie sind bruchsicher und standfest.
- Die einzelnen Teile können ausgekocht und sterilisiert werden.
- Abpumpteil und Kolben sind voneinander getrennt, sodass die Milch nicht in den Kolbenbereich fließen kann.

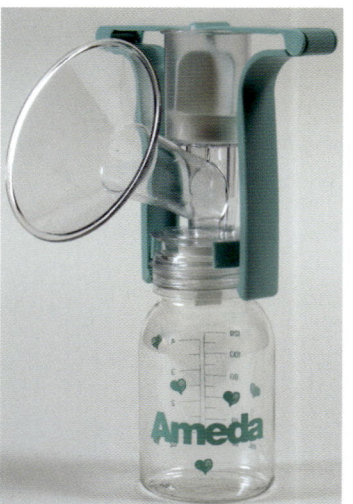

Abbildung links Einhandpumpe: Der Griff wird in der Faust gehalten und regelmäßig zusammengedrückt.

Abbildung rechts Hebelpumpe: Der kurze Hebel ermöglicht schnelle und kurze Saugbewegungen zum Anregen des Milchflusses. Wenn die Milch fließt, ermöglicht der lange Hebel ein effektives Milchgewinnen.

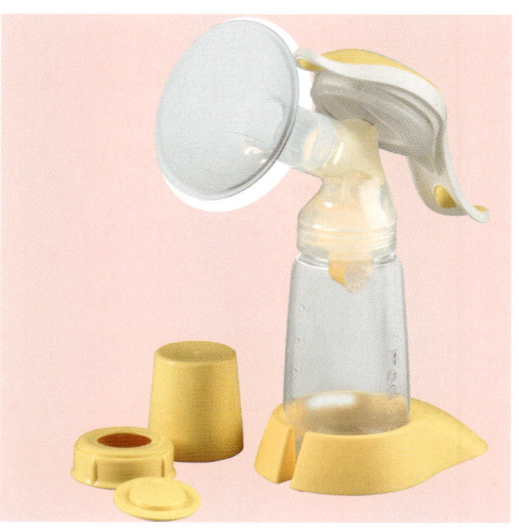

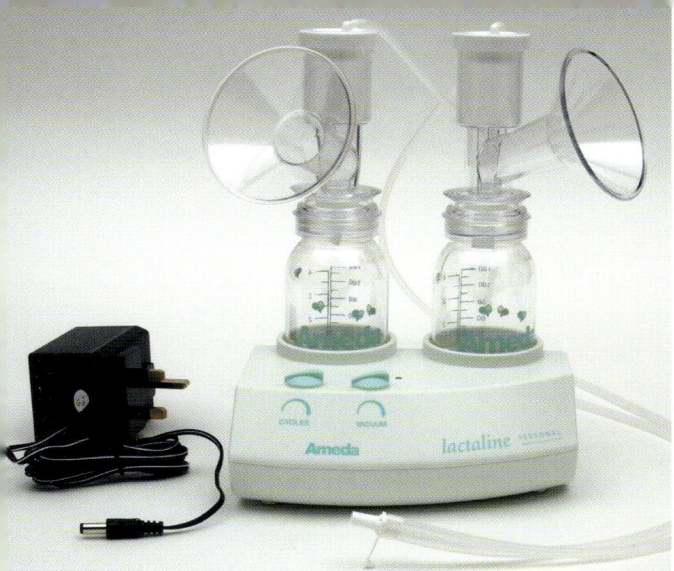

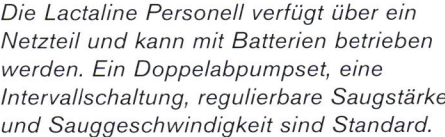

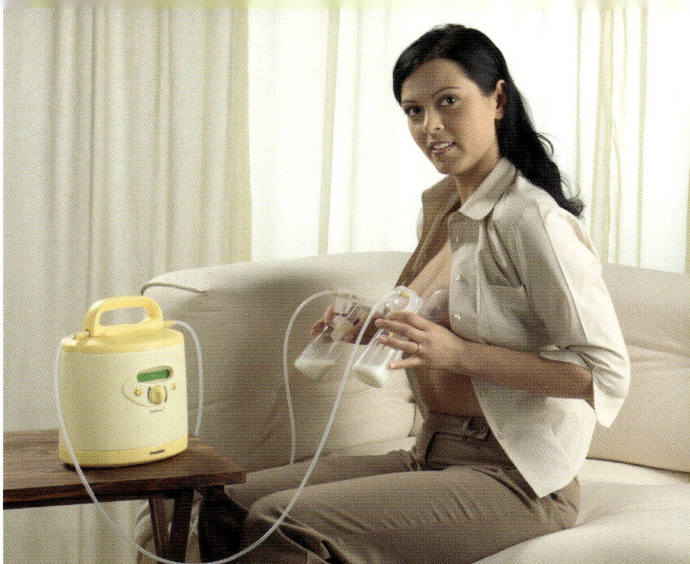

Die Lactaline Personell verfügt über ein Netzteil und kann mit Batterien betrieben werden. Ein Doppelabpumpset, eine Intervallschaltung, regulierbare Saugstärke und Sauggeschwindigkeit sind Standard.

Die Symphony wird per Chipkarte betrieben und verfügt über eine programmierte Anregungsphase, die dann in die effektive Saugphase umschaltet. Die Anregphase kann per Knopfdruck umgeschaltet werden. Die Saugphase ist regulierbar, ein Doppelabpumpset kann angeschlossen werden.

- Der Auffangbehälter fasst mindestens 150 ml.
- Sie haben ein Rückschlagventil.
- Die Saugstärke ist verstellbar (nur bei der Medela Kolbenpumpe).

Einhandpumpen

Diese Pumpen können mit einer Hand bedient werden. Über den Druck auf einen Hebel wird der Sog auf- und abgebaut. Die Kriterien für eine gute Einhandpumpe entsprechen den Anforderungen für die Kolbenpumpe. Je nach Intensität des »Hebelns« baut sich ein stärkerer oder schwächerer Sog auf.

Neue Erkenntnisse zum Abpumpen sind in der Zwei-Phasen-Handpumpe berücksichtigt. Hier ist eine schnelle Ansaugphase und eine effektivere Absaugphase möglich.

Minielektrik

Diese Pumpe entspricht einer Kolbenpumpe und wird mit Batterie betrieben. Es gibt welche mit Intervallschaltung, die auch eine gute Saugleistung haben. Ein Netzanschluss ist ebenfalls möglich.

Elektrisch abpumpen

Wenn Sie viel Milch über einen längeren Zeitraum gewinnen müssen, werden Sie vielleicht eine elektrische Pumpe bevorzugen. Der Vorteil dieser Methode ist eine schnellere Milchgewinnung. Außerdem übernimmt die Krankenkasse die Mietkosten für eine elektrische Pumpe. Sie können diese in der Apotheke, im Sanitätshandel oder auch in einer Pumpenmietzentrale einer Stillgruppe ausleihen. Sie brauchen eine gute elektrische Pumpe, bei der sich die Saugstärke regulieren lässt, da sonst das Brustgewebe verletzt werden kann. Lesen Sie die Gebrauchsanleitung auf alle Fälle genau durch.

Kauf oder Miete einer elektrischen Pumpe

Zu empfehlen sind hier die kleinen und großen elektrischen Pumpen von Medela und Ardo (Ameda). Die kleinen mit Doppelabpumpset kommen in der Leistungsstärke an die großen heran und sind vom Preis her finanzierbar. Bei den großen Pumpen lohnt es sich, diese zu mieten.

Worauf Sie achten sollten:

- Die Pumpstärke sollte regulierbar sein, gut ist eine Intervallschaltung.
- Besonders geeignet ist eine Regulierung des Saugrhythmuses über eine Anregungsphase mit schnellen Bewegungen und eine effektive Pumpphase über langsamere Bewegungen.
- Sie sollte eine Absaughaube mit Einsatz zum Verkleinern haben. Bei empfindlichen Brustwarzen ist ein Flexischild aus Silikon zu empfehlen.
  - Je kleiner die Absaughaube, desto größer ist der Druck auf die Warzenspitze.
  - Je breiter und tiefer die Auflagefläche der Haube ist, desto größer ist die Anregung des Milchspendereflexes.
  - Je länger und breiter der Schaft der Haube ist, desto besser können Brustwarze und Warzenhof gedehnt werden und die Milch wird aus den Milchgängen gezogen.
- Teile, die mit Muttermilch in Berührung kommen, sollen ausgekocht oder sterilisiert werden.

Wenn das Baby von Ihnen getrennt ist

Wenn das Baby in der Kinderklinik liegt, sind Hygiene und Sauberkeit beim Abpumpen besonders wichtig. In vielen Kinderkliniken wird die Milch bakteriologisch untersucht und bei erhöhter Keimzahl verworfen. In der Regel kommen die Keime beim Abpumpen in die Milch. Muttermilch aus der Brust ist hygienisch einwandfrei.

- Waschen Sie Ihre Hände mit Seife.
- Halten Sie die Brust unter fließendes Wasser und trocknen Sie diese mit einem frischen Tuch unter Aussparung von Warzenhof und Brustwarze ab.

- Drücken Sie etwas Milch ab, da in den ersten Milchstrahlen die Keimzahl oft etwas höher ist. (Bei gesunden, größeren Neugeborenen sowie beim Kolostrum ist dies nicht erforderlich.)
- Setzen Sie dann die Absaughaube an.
- Pumpen Sie abwechselnd etwa fünf Minuten pro Seite. Das so genannte Doppelabpumpset hilft Ihnen, an beiden Brüsten gleichzeitig abzupumpen und so das Milchangebot zu erhöhen. Manche Mütter pumpen auch mit ihren Händen gleichzeitig an beiden Brüsten ab. Insgesamt sollten Sie mindestens 30 Minuten pumpen. Wie beim Stillen ist es wichtig, bei jedem Abpumpen ein Glas Flüssigkeit zu trinken.
- Pumpen Sie so oft ab, wie das Kind normalerweise gestillt werden würde (sechs- bis achtmal innerhalb von 24 Stunden), auch einmal nachts zwischen zwei Uhr und sechs Uhr, wenn am meisten Prolaktin gebildet wird.
- Beginnen Sie mit dem Abpumpen so bald wie möglich nach der Entbindung.
- Verwenden Sie bei jedem Abpumpen eine neue sterilisierte Flasche und schütten Sie keine Portionen zusammen.
- Jede Milchflasche muss mit Namen, Datum und Uhrzeit versehen werden.
- Stellen Sie die abgepumpte Milch in den Kühlschrank. Tür- und Gemüsefach sind nicht geeignet. Die Milch sollte bei ca. 4 °C gekühlt werden.
- Wenn Sie Muttermilch in die Klinik bringen, verwenden Sie eine Kühltasche.
- Reinigen Sie die Teile der Pumpe, die mit der Milch in Berührung gekommen sind, nach Gebrauch mit heißem Wasser und Geschirrspülmittel. Anschließend müssen alle Teile mindestens zehn Minuten ausgekocht und in einem gebügelten Tuch zum Auskühlen eingeschlagen werden. Der Pumpschlauch sollte sterilisiert werden. Es empfiehlt sich die Anschaffung eines Dampfsterilisiergerätes.

Chemische Sterilisierbäder werden nicht mehr empfohlen.

Wie lässt sich Muttermilch aufbewahren?

Pro Mahlzeit verwenden Sie ein frisches, geschlossenes, steriles Gefäß. Wenn Muttermilch gleich nach dem Abpumpen gefüttert werden soll, sollten Sie ein Gefäß aus Pyrex oder Polypropylen verwenden.

Glas hat den Nachteil, dass lebende Zellen daran hängen bleiben. Milch, die mit dem Speichel des Babys in Kontakt gekommen ist, sollte nicht aufbewahrt werden. Muttermilch kann wie folgt aufbewahrt werden:

Bei Raumtemperatur bis 25 °C

Bei Raumtemperatur kann Kolostrum zwölf bis 24 Stunden, reife Muttermilch sechs bis acht Stunden aufbewahrt werden. Untersuchungen haben gezeigt, dass der Keimgehalt der Muttermilch durch die Aktivität der lebenden Zellen während des Stehens abnimmt.

Gekühlt

Im Kühlschrank kann reife Muttermilch bei einer Temperatur von 4° C bis zu fünf Tage aufbewahrt werden. Allerdings sollte sie nicht ins Gemüsefach oder ins Türfach gestellt werden, da die Temperatur hier höher ist. Stellen Sie abgepumpte Muttermilch sofort in den Kühlschrank. Auf eine schon gekühlte Muttermilch kann frische abgekühlte aufgeschüttet werden, es sei denn Sie pumpen für Ihr Kind in der Kinderklinik ab. Dort gelten oft andere Richtlinien. Für kranke und früh geborene Kinder wird oft eine Aufbewahrzeit von 24–48 Stunden empfohlen.

Tiefgekühlt

Beim Tiefkühlen ist es wichtig, dass das Gerät sich auf mindestens −18 °C einstellen lässt, besser noch ist −20 °C. Muttermilch kann hier bis zu sechs Monate aufbewahrt werden. Bei einer Kühlung auf nur −18 °C kann es sein, dass der Geschmack der Milch sich bei einer längeren Aufbewahrungszeit verändert. Auf eine Portion gefrorene Milch kann frische, abgekühlte geschüttet werden.

Auftauen und Erwärmen von Muttermilch

Muttermilch soll schonend aufgetaut und innerhalb von 24 Stunden dann aufgebraucht werden. Schonendes Auftauen ist möglich im Kühlschrank, bei Raumtemperatur, unter fließendem kaltem oder warmem Wasser.

Schonendes Erwärmen ist möglich durch Schwenken unter fließend warmen Wasser, im Wasserbad bis 37 °C oder Flaschenwärmer. Muttermilch kann nicht direkt im Kochtopf erhitzt werden, da sie hierbei gerinnt.

Im Klinikbereich ist die Warmluftbox (15–20 Minuten) zu empfehlen.

Routinemäßig ist keine bakteriologische Untersuchung bei abgepumpter Milch für das eigene Kind erforderlich.

Achtung: Muttermilch nicht in der Mikrowelle aufwärmen

Die Erwärmung in der Mikrowelle ist nicht zu empfehlen. In Untersuchungen kam es beim Aufwärmen von Muttermilch in der Mikrowelle zu unterschiedlichen Temperaturen. Die Muttermilch erhitzte sich ungleichmäßig und wies Schwankungen zwischen 20–50 °C auf. Diese teilweise sehr hohen Temperaturen zerstören Lysozym und sekretorisches Immunglobulin A. Durch die ungleichmäßige Erwärmung entstehen heiße Inseln, die zu Verbrennungen in Mund, Speiseröhre und Magen des Säuglings führen können.

Das Erwärmen von Muttermilch in der Mikrowelle ist nicht empfehlenswert.

Zufüttern mit Becher, Löffel & Co.

Aus verschiedenen medizinischen Gründen kann das Zufüttern von abgepumpter Muttermilch oder anderer Nahrung notwendig werden. Um eine so genannte Saugverwirrung durch die Anwendung eines Flaschensaugers zu vermeiden, können in diesem Fall Alternativen eingesetzt werden mit dem Ziel, dem Baby die Lust auf Brust zu erhalten und es zum Stillen zu motivieren.

Eine interessante Untersuchung von einem englischen Krankenhaus

Bei dieser Studie wurden die Stillraten des Monats Juli in drei aufeinander folgenden Jahren, 1992, 1993 und 1994, miteinander verglichen. Der einzige Unterschied in der Fütterungspraxis war die Einführung des Becherfütterns anstelle der Verwendung von Flaschen, wenn eine Zufütterung erforderlich war. Ergebnis: Bei der Entlassung stillten doppelt so viele Mütter

Die Anwendung von Becher & Co. ist nicht schwierig. Lassen Sie sich zeigen, wie es funktioniert.

(1992: 23 %; 1993: 19 %; 1994: 46 %). 1994 wurde keine Mutter entlassen, die stillte und zusätzlich mit der Flasche fütterte. In den Jahren zuvor war der Prozentsatz relativ hoch, und viele Mütter stellten schon in der Klinik komplett auf Flasche um.

Statt mit einer Flasche kann auch gefüttert werden mit:

- Becher, Löffel, Medikamentenschiffchen, Pipette, Spezialtrinkflasche mit löffelförmigem Mundstück
- dem Brusternährungsset an der Brust
- Fingerfütterung mithilfe einer Spritze und Nahrungssonde oder einem Fingerfeederaufsatz

Sie benötigen am Anfang fachkundige Unterstützung. Wenn in Ihrer Region keiner Hilfe leisten kann, sollten Sie sich an eine der Stillorganisationen wenden oder an den Hebammenverband.

Das Becherfüttern

In früheren Zeiten wurden Babys schon immer auf diese Art und Weise zugefüttert. Es gibt sogar Berichte über die Verabreichung der Nahrung mit der hohlen Hand. In vielen Kulturen wird Becherfütterung generell eingesetzt.

Grundsätzlich soll das Kind die Flüssigkeit selbst aufnehmen, sie wird ihm nicht in den Mund geschüttet, denn sonst besteht die Gefahr, dass es sich verschluckt und Milch in die

Lunge gerät. Allerdings weiß man, dass Muttermilch in der Lunge einfach resorbiert wird und keine Abwehrreaktionen des Körpers, also keine Entzündungen auslöst.

Man hat festgestellt, dass Frühgeborene und kranke Kinder schon viel eher aus einem Becher trinken können als an der Brust und aus der Flasche. So kann die Entwöhnung von der Magensonde zu einem früheren Zeitpunkt erfolgen. Es sollten mindestens drei Mahlzeiten per Becher gegeben worden sein, bevor sie gezogen wird.

Wann kann mit dem Becher zugefüttert werden?

Becherfütterung ist immer eine Überbrückungsmaßnahme, die auf das Stillen hinführen soll!

Als alleinige Ernährungsmethode über Monate hinweg ist sie nicht geeignet. Bei zu früh geborenen Kinder, etwa ab der 32. Schwangerschaftswoche, funktioniert die Koordination Zungenbewegung, Schlucken und Atmen schon recht gut und die Becherfütterung kann neben der Magensondenernährung eingeführt werden. Zum Zufüttern eignet sich jeder kleine Becher, der keinen scharfen Rand hat, oder die im Handel erhältlichen kleinen Becher mit Deckel bzw. Becher mit vorgezogenem Rand.

In folgenden Fällen eignet sich die Becherfütterung ganz besonders gut:

- bei kranken Neugeborenen, die saugschwach und schläfrig sind oder Probleme mit der Koordination von Saugen, Schlucken und Atmen haben
- bei herzkranken Kindern
- bei Kindern mit neurologischen Störungen

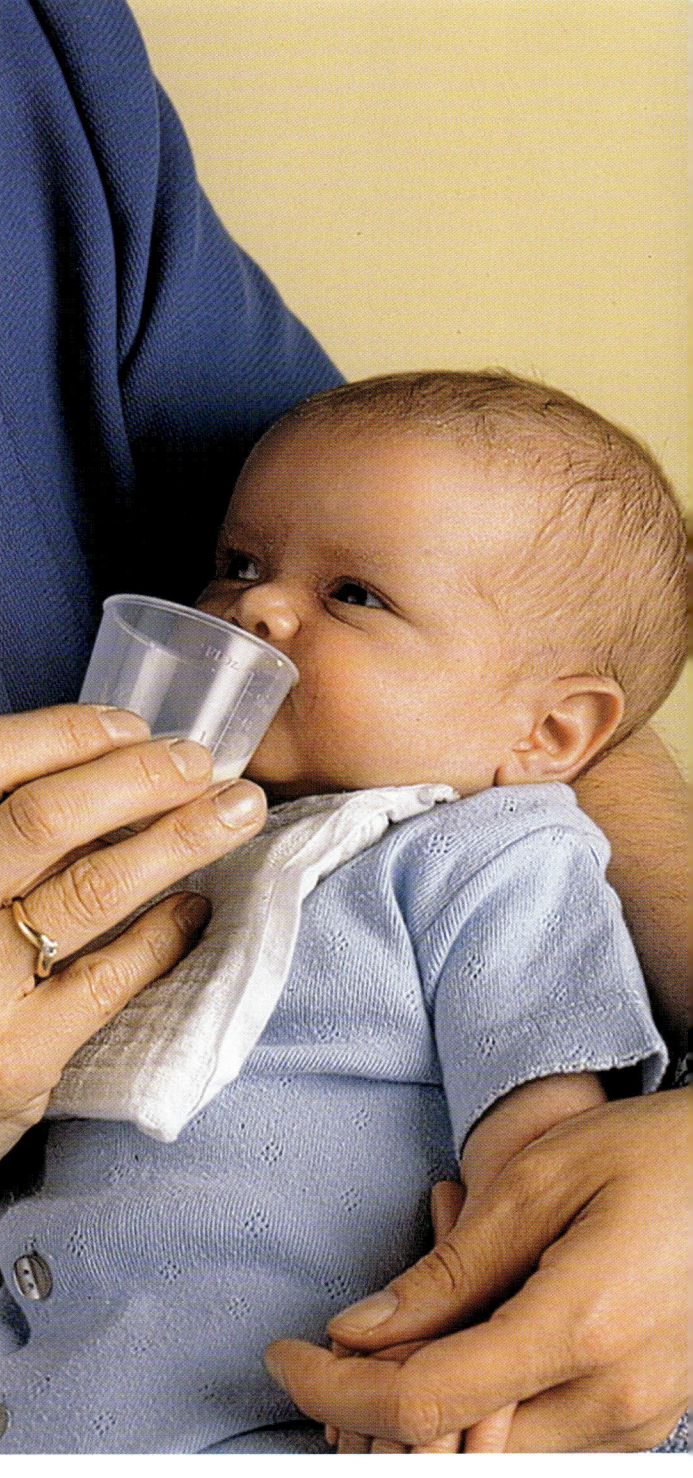

Babys lecken die Muttermilch aus dem Becher wie Katzen.

- bei untergewichtigen Babys
- um eine Mahlzeit zu überbrücken
- nach einem Kaiserschnitt
- bei einem Stillstreik
- bei spätem Stillbeginn
- bei behinderten Kindern, zum Beispiel mit Lippen-Kiefer-Gaumenspalte

Vorteile der Becherfütterung

- Der Aufbau der Mutter-Kind-Beziehung wird unterstützt, denn das Kind kann nicht mit dem Becher allein in die Ecke gelegt werden.
- Das Kind kann Tempo und Menge selbst bestimmen.
- Ein früheres Entwöhnen von der Magensonde wird möglich.
- Später treten weniger Essstörungen auf.
- Die Atmung lässt sich leichter kontrollieren.
- Beim Trinken aus dem Becher ist weniger Energie erforderlich, dadurch bleibt der Herzkreislauf auch bei 30 Wochen alten Kindern konstant.
- Zunge und Kieferbewegungen werden stimuliert. Das Kind lernt, den Mund weit zu öffnen, die Zunge weit herauszuschieben, was für korrektes Saugen wichtig ist.
- Die Verdauung der Muttermilch beginnt im Mund, zum Beispiel die Fettverdauung (Bauchspeicheldrüsenfermente sind erst im späten Säuglingsalter ausreichend vorhanden), dadurch werden Verdauungsstörungen vorgebeugt.
- Schutzfaktoren gegen Bakterien, Viren und Pilze werden gebildet.
- Erste sinnliche Stimulation des Babys erfolgt über Lippen und Geruchssinn, die Zungenaktivität setzt ein. Der Geruch der Muttermilch wirkt stimulierend und beruhigend auf ein Baby. Die Babys werden wacher, aufmerksamer und aktiver. Wechselnder Gesichtsausdruck wurde beobachtet: Blinzeln, Lächeln, Stirnrunzeln und Zunge herausstrecken.

So gehen Sie vor:

- Wickeln Sie das Baby in ein Tuch, sodass es den Becher nicht mit seinen Händen umstoßen kann.
- Legen Sie ein Tuch oder Lätzchen unter das Kinn, damit auslaufende Muttermilch aufgefangen werden kann.
- Setzen Sie das Baby in einer aufrechten Haltung hin, neigen Sie es etwas nach vorne. Stabilisieren und stützen Sie das Baby gut über den Rücken.
- Der Becher wird halb mit Muttermilch gefüllt.
- Der Becher wird nun so auf der Unterlippe aufgesetzt, dass er die Mundwinkel des Kindes berührt. Sie sollten keinen Druck auf die Unterlippe ausüben.
- Neigen Sie den Becher, bis die Flüssigkeit die Lippen erreicht.
- Das Baby wird aktiv und öffnet den Mund weit, schiebt die Zunge heraus und beginnt zu lecken oder zu schlürfen. Reif geborene Kinder sabbern etwas, weil sie die Milch in Schlückchen nehmen. Früh geborene Babys lecken die Milch heraus wie Kätzchen.

Ganz wichtig:

- Keine Milch in den Mund schütten! Den Becher so halten, dass das Baby die Milch selbst herausnehmen kann.
- Halten Sie den Becher in dieser korrekten Haltung während der ganzen Mahlzeit, auch während der Trinkpausen, damit das Baby selbst bestimmen kann, wie viel es trinken möchte.
- Wenn das Baby satt ist, hört es von ganz alleine auf zu trinken, oft schläft es dabei sogar ein.

Es kann sein, dass das Kind nicht immer die gleiche Menge trinkt, je nach Appetit ist es das eine Mal mehr, das nächste Mal weniger. Wenn der Becher weggenommen wird, bevor das Baby satt ist, kann man das daran erkennen, dass es die Zunge herausstreckt und ein aktives Suchen beginnt.

Zuerst anlegen?

- Wenn das Baby in der Lage ist, an der Brust zu saugen, sollten Sie es erst anlegen und dann den Becher geben. Auch Babys, die leicht ermüden, sollten zuerst angelegt werden.
- Wenn das Baby sehr unruhig ist, an der Brust kämpft, sehr gierig ist und leicht frustrierbar, kann es helfen, den Becher vorher zu geben, um den ersten Hunger zu stillen, und es dann anzulegen.

Die Reinigung des Bechers ist ganz unkompliziert

Spülen Sie den Becher erst mit kaltem Wasser aus und waschen Sie ihn dann mit heißem Wasser und Spülmittel. Bei Babys, die in der Kinderklinik liegen, sollte der Becher einmal am Tag zehn Minuten lang ausgekocht oder sterilisiert werden.

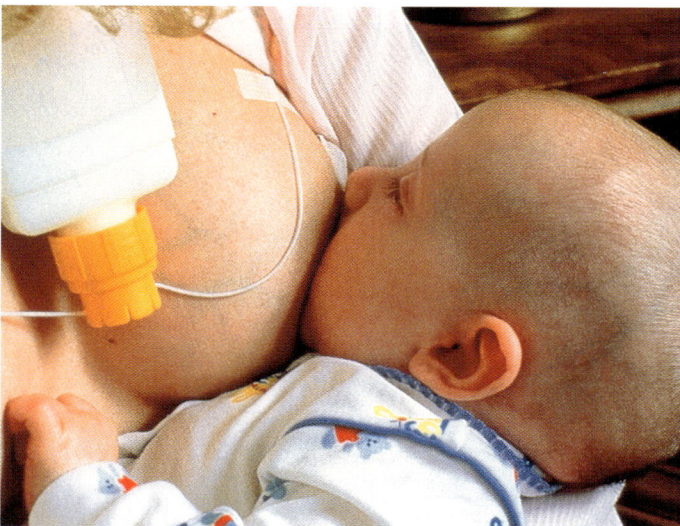

Das Kind kann so auch bei zu wenig Milch der Mutter ausschließlich an der Brust gestillt werden.

Zufüttern an der Brust

Während des Stillens an der Brust erhält das Baby über das Brusternährungsset zusätzlich Milch. Damit wird die Trinkschwäche / Trinkschwierigkeit von Kindern kompensiert und die Milchbildung gesteigert. Auch zu früh geborene und kranke Kinder können so direkt an der Brust ernährt worden. Das Stillen mit dem Brusternährungsset ist nicht anstrengender als das Saugen aus der Flasche. Das Saugmuster, die transkutane Sauerstoffsättigung und die Herzfrequenz der Frühgeborenen sind beim Stillen stabiler als bei der Flaschenernährung.

Spritze oder Becher mit Nahrungssonde

Eine feine Magensonde wird mit Pflaster an der Brust befestigt, sodass diese 0,5 cm über die

Brustwarze hinausragt. Die Pflasterstreifen sollen außerhalb des Warzenhofes liegen.

Bei einer 20 ml Spritze wird der Kolben entfernt und diese mit der Magensonde verbunden und mit Milch gefüllt. Oder das Ende der Sonde ragt in einen mit Milch gefüllten Becher.

- Wenn Sie keine feine Magensonde haben, können Sie den Durchmesser durch einen Knoten oder eine Büroklammer verändern, damit die Milch nicht zu schnell fließt.
- Kontrollieren Sie den Milchfluss, sodass das Baby etwa 30 Minuten pro Mahlzeit saugt. Wenn der Becher bzw. die Spritze höher gehalten wird, fließt die Milch schneller, wird er tiefer gehalten, fließt die Milch langsamer, und das Baby saugt erst die Milch aus der Brust und dann die Milch aus dem Becher.
- Alle Teile sind nach Gebrauch zu reinigen und zu sterilisieren.

Bei schlecht saugenden Kindern kann auch die Spritze mit Kolben verwendet werden und das Kind durch kleine Milchgaben zum Saugen motiviert, bzw. für das Saugen belohnt werden.

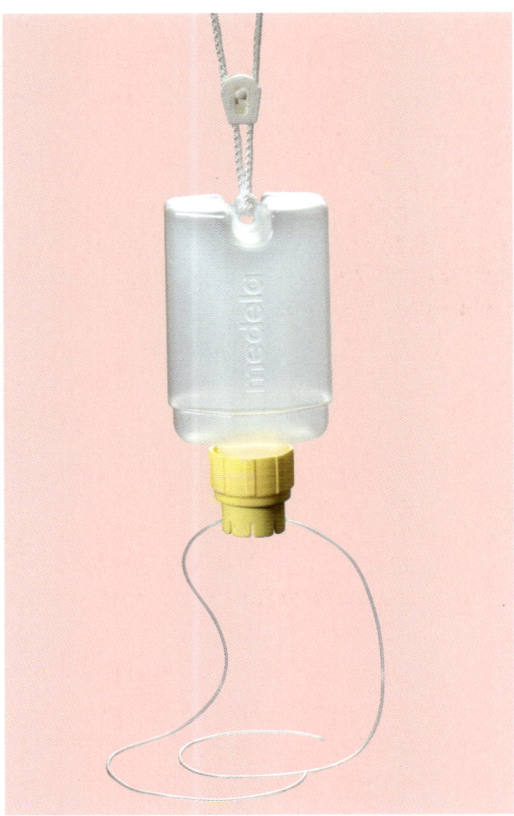

So sieht ein Brusternährungsset aus.

Das Brusternährungsset

Nach dem gleichen Prinzip funktioniert ein Brusternährungsset. Wenn Sie das Kind über einen längeren Zeitraum an der Brust zufüttern müssen, empfiehlt sich diese Anschaffung. Entwickelt wurde diese Möglichkeit der Zufütterung für Adoptivkinder, zur Relaktation und zum Stillen nach Brustverkleinerungen. Bei Kindern, die nicht an die Brust gehen und diese ablehnen, ist der Einsatz nicht möglich. Das Set besteht aus einer Kunststoff-Flasche (siehe Foto) zum Umhängen mit höhenverstellbarer Kordel, einem Ring mit zwei feinen Schläuchen, zwei Set Ersatzschläuchen, Halteplättchen, Haltering, Schutzkappe und hautfreundlichem Klebeband. Sie können sich natürlich nach dem gleichen Prinzip ein eigenes Modell bauen.

So handhaben Sie das Brusternährungsset:

Zum Stillen hängt die Mutter die gefüllte Flasche um den Hals. Die zwei Silikonschläuche werden jeweils in eine Kerbe des Flaschenrings gesteckt und so abgeklemmt. Die Trinktemperatur hält sich durch die Körpertemperatur. An jeder Brust wird ein Silikonschlauch mit Pflaster befestigt, die Spitze soll über die Brustwarze ungefähr 0,5 cm hinausragen. Die Fließgeschwindigkeit lässt sich über die Höhe der Flasche im Verhältnis zur Brust beeinflussen. Hängt die Flasche höher, fließt die Milch schneller, hängt sie tiefer, muss das Kind stärker saugen. Während des Stillens saugt das Kind so Milch aus Brust und Flasche.

Reinigung

Alle Teile mit klarem kaltem Wasser ausspülen, dann mit heißem Wasser und Spülmittel nachspülen. Wenn Sie den Beutel mit Wasser füllen und etwas Druck ausüben, lassen sich die hauchdünnen Schläuche ganz gut reinigen. Auch mit einer Spritze können Sie die Schläuche durchspülen. Zum Schluss sollten Sie immer Luft durchspritzen.

Saugstimulation und Nahrungsgabe über den Fingerfeeder und eine Spritze

Durch die Zufütterung mit dem Finger lernt das Baby auf einen Saugreiz im Mund mit Saugen zu reagieren. Kiefer- und Zungenbewegung werden wie beim Stillen an der Brust geübt. Es kann direkt Einfluss darauf genommen werden, wie das Baby saugt. Korrektes Saugen und eine korrekte Zungenhaltung werden durch eine Nahrungsgabe belohnt. Wenn das Fingerfüttern falsch gehandhabt wird, lernt das Baby ein falsches Saugverhalten oder reagiert saugverwirrt. Fingerfüttern eignet sich für Babys mit Lippen-Kiefer-Gaumenspalten, Kindern mit Downsyndrom, Kinder mit Pierre-Robin-Syndrom sowie für Kinder, die nicht saugen und das korrekte Saugen lernen müssen. Ungeeignet ist Fingerfüttern bei Flach-, Schlupf- und Hohlwarzen. Eine Anleitung durch eine Fachkraft ist wichtig. Das Saugmuster sollte von erfahrenem Personal überprüft und eingeschätzt werden.

Vorbereitung:

● Die Hände mit Seife waschen. Bei Verwendung von Händealkohol bitte die Hände unter fließend Wasser nochmals abspülen. Bei Verwendung eines Fingerlings, diesen mit etwas Nahrung schmackhaft für das Baby machen.

● Kurz geschnittene und gefeilte Fingernägel schützen das Baby vor Verletzungen.

● Je nach der Menge eine oder mehrere Spritzen richten (10–20 ml). Mit einem Stöpsel versehen können diese in einen Behälter mit warmem Wasser eingestellt werden. Auf die Spritze wird ein Fingerfeeder aus Silikon oder eine gekürzte Nahrungssonde aufgesteckt.

So gehen Sie vor:

● Nehmen Sie das Kind auf Ihren Schoß oder setzen Sie es aufrecht in eine Babywippe. Wenn Sie im Bett sitzen, können Sie das Baby auch auf Ihre angewinkelten Beine vor sich hinsetzen. Die stabile Seitenlage ist ebenfalls geeignet, um Ihr Kind mit dem Finger zu füttern.

   Streichen Sie sanft vom Ohr Richtung Mund über die Wangen. Streichen Sie dann sanft über Unterlippe und Oberlippe. Das Kind öffnet den Mund. Nun können Sie den Finger einsaugen lassen, der Fingernagel soll Richtung Zunge zeigen. Saug-, Kiefer- und Schluckbewegungen verlaufen rhythmisch mit Pausen. Sie können die Zungenbewegungen von der Zungenspitze ausgehend nach hinten spüren.

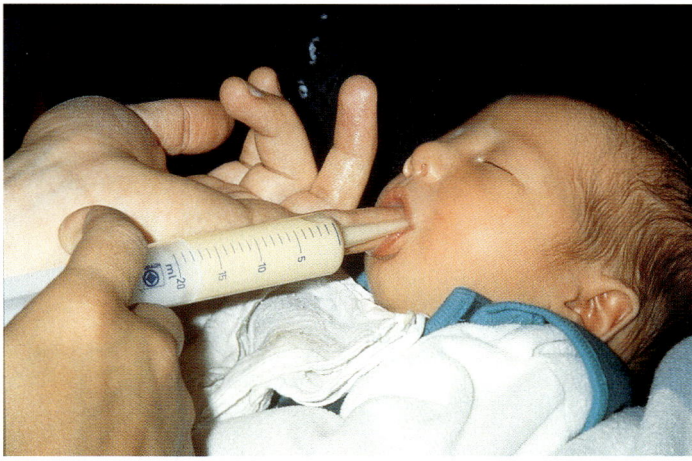

In Verbindung mit dem Saugen am Finger wird dann der Fingerfeeder eingeführt. Das korrekte Saugen am Finger wird mit der Gabe von kleinen Mengen Muttermilch belohnt.

Auch die Lage der Zunge ist fühlbar. Diese soll über der unteren Zahnleiste liegen. Das Kind soll erst ein bis zwei Minuten saugen, bevor Sie den Fingerfeeder sanft neben dem Finger einführen und mit der Gabe von kleinen Mengen Milch beginnen. Einem Schluck für ein Neugeborenes entsprechen etwa 0,5 ml.

Achtung

Wenn das Baby versucht, die Milch aus der Spritze herauszuziehen wie aus einem Strohhalm und Sie keine wellenförmige Zungenbewegung fühlen, brechen Sie den Vorgang ab, da das Baby sich sonst eine falsche Saugtechnik angewöhnt.

   Es muss mit der Zunge an Ihrem Finger »melken«, um Milch zu bekommen. Nur so kann es lernen, richtig zu saugen.

   Wenn der Kolben in der Spritze klemmt, nicht mit Druck Milch in den Mund spritzen. Brechen Sie auch dann den Vorgang ab.

Auch der Fingerfeeder (Silikonaufsatz) kann mithilfe eines Infusionsschlauches oder einer Magensonde nachgebildet werden.

Sinnvolle Stillhilfsmittel auf einen Blick

Da der Markt in diesem Bereich in den letzten Jahren sehr umfangreich geworden ist, hier eine Übersicht über die gängigsten Hilfsmittel und Alternativen dazu. Stillhilfsmittel unterstützen bei besonderen Situationen das Stillen. Lassen Sie sich von einer Fachkraft bei Problemen beraten.

Brustschilder

Brustschilder wurden entwickelt, um durch die Herstellung eines Unterdrucks die Brustwarze hervortreten zu lassen. Schlupf-, Flach- und Hohlwarzen können hierdurch zum Hervortreten trainiert werde. Im letzten Schwangerschaftsdrittel ist eine langsame Einführung möglich. Der Beginn mit zehn Minuten Tragzeit kann nach Empfinden gesteigert werden.

In der Stillzeit helfen Brustschilder dabei, die Brustwarzen hervortreten zu lassen. Sie erleichtern dem Baby so das Erfassen der Brust.

Niplette

Die Niplette soll Hohlwarzen zum Hervortreten bringen. Sie besteht aus einem Plastikfingerhut – dem Brustwarzenhut –, der mit einem dünnen Schlauch verbunden ist. An dessen unterem Ende befindet sich ein Ventil, das den Sog aufrechterhält. Wenn die Niplette aufgesetzt ist, wird mit der Spritze so viel Luft abgezogen, dass ein Sog entsteht, der die Brustwarze hervorholt. Der Druck lässt sich regulieren, es soll angenehm für Sie sein. Die Spritze wird dann entfernt. Die Niplette passt genau in den BH. Es wird empfohlen, die Niplette einige Wochen lang Tag und Nacht zu tragen, sodass die Brustwarzen sich an ihre neue Stellung gewöhnen.

Dies sollte zwischen dem vierten bis siebten Schwangerschaftsmonat geschehen, danach können vorzeitige Wehen ausgelöst werden. Sobald Milch fließt ist die Niplette nicht mehr anwendbar, da sich kein Sog mehr aufbaut!

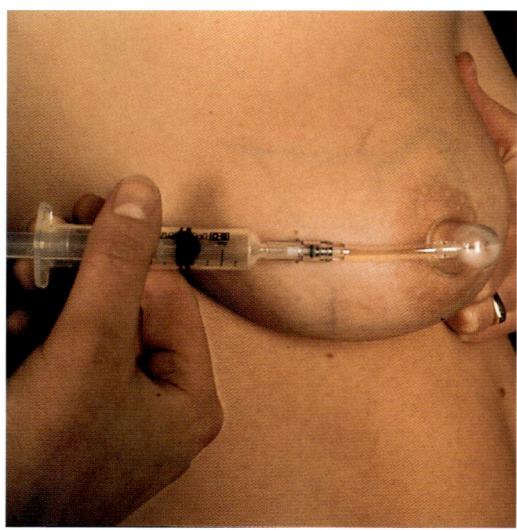

Die Niplette kann bei ausgeprägten Hohlwarzen hilfreich sein. Sie sollte einige Wochen lang Tag und Nacht getragen werden. Sie kann nur in der Schwangerschaft angewendet werden.

Brustwarzenschutz

Der Brustwarzenschutz hat einen schmalen inneren Ring und Belüftunglöcher im oberen Drittel eingearbeitet. In den BH eingelegt ermöglicht er, dass die Luft zirkulieren kann. Bei wunden Brustwarzen wird dadurch der Kontakt mit einer »anklebenden Stilleinlage« vermieden.

Milchauffangschale

Auslaufende Milch kann manchmal lästig sein. Die Milchauffangschalen sehen ähnlich aus wie die Brustschilder. Der innere Ring weist eine weite Öffnung auf, da kein Druck auf die Brustwarze und Warzenhof ausgeübt werden soll. Die Milchauffangschale hat einen Ausguss, durch den gesammelte Milch ausgegossen werden kann. Sie hat keine Belüftungsöffnungen, damit die Milch beim Bücken nicht ausläuft. Während des Stillens kann auslaufende Milch aus der anderen Brust gesammelt werden. Ein sanfter Druck gegen die Brustwarze stoppt den Milchfluss ebenfalls. Wenn Sie eine Milchauffangschale verwenden, sollten Sie darauf achten, dass der BH groß genug ist. Denn ein Dauerdruck führt auch zum Dauerlaufen der Milch.

Softcup

Der Softcup ist eine Flasche mit einem aufgesetzten Silikonlöffel. Er wurde entwickelt, um zu früh geborene, kranke und Termin geborenen Kindern, falls notwendig, Nahrung so anzubieten, dass die Kinder die Milch aus dem Löffel lecken. Für Sie kann es allerdings weniger aufwändig sein, einen Becher zu verwenden.

Haberman Sauger

Der Haberman Sauger ist ein spezieller Sauger, der für Kinder mit Saugschwierigkeiten entwickelt wurde. Lippen-Kiefer-Gaumenspalten-Kinder können damit oft besser umgehen. Der Sauger hat einen langen Körper in den die Milch sich luftleer füllen lässt. Ein Rückschlagventil auf dem Flaschenhals verhindert das Milch vom Sauger zurück in die Flasche fließen kann. Wie schnell die Milch fließen soll, lässt sich über drei Stufen eines Ventils regeln. Der Strich der zur Nase zeigt, gibt die Fließgeschwindigkeit an. Möglich ist langsam, mittel und schnell. Bei saugschwachen Kindern kann durch ein sanftes zusammendrücken des Saugers die Milch in den Mund gepresst werden, um das Baby zum Saugen zu motivieren.

Becher

Ein Baby, das aus medizinischen Gründen etwas anderes als Muttermilch benötigt oder Muttermilch auf einem anderen Weg erhalten muss, ist in der Lage, aus einem Becher die Nahrung zu lecken und zu schlürfen (siehe Seite 92ff.). Becher müssen lebensmittelgeeignet sein.

Fingerfeeder

Der Fingerfeeder ist ein Silikonaufsatz, der auf eine Spritze gesteckt werden kann. Verwendet wird dieser zum Fingerfüttern. Dieses Hilfsmittel kann auch mit einer gekürzten Magensonde oder einem Venenkatheter nachgebildet werden. Fingerfeeding ist dann sinnvoll, wenn Ihr Baby lernen muss, richtig zu saugen.

Brusternährungsset

Das Brusternährungsset eignet sich für die Zufütterung an der Brust. Eingesetzt wird es gerne bei zu wenig Milch, schlechter Gewichtszunahme des Kindes oder auch zum Wiederaufbau der Milchbildung (siehe Seite 96).

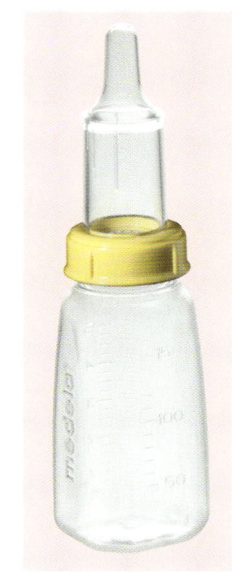

Mit diesem Spezialsauger schaffen Kinder mit einer Lippen-Kiefer-Gaumenspalte schneller das Saugen zu lernen und sie schlucken weniger Luft.

Schnuller

In den ersten Wochen ist es sinnvoll, gänzlich auf den Schnuller zu verzichten. Das Baby soll häufig an der Brust saugen können, damit die Milchbildung gut in Gang kommt. Ein Schnuller zur Saugbefriedigung kann sich negativ auf die Milchbildung auswirken. Auch lernt das Kind hier zu nuckeln und saugt dann vielleicht nicht mehr richtig an der Brust. Für ein älteres Kind mit hohem Saugbedürfnis kann der Schnuller hilfreich sein, um ein Dauernuckeln an der Brust zu vermeiden. Wenn Sie einen Schnuller einsetzen möchten, sollten Sie sicher sein, dass Ihr Kind ausreichend Muttermilch erhält, die Windeln sechs- bis achtmal täglich nass sind und es an Gewicht zunimmt.

Das Für und Wider von Stillhütchen

Stillhütchen werden von Stillberaterinnen oft als Notlösung bei wunden Brustwarzen oder Schlupf- und Hohlwarzen eingesetzt. Babys, die bei Geburt bereits saugverwirrt reagieren, weil sie schon im Mutterleib Daumen gelutscht haben, benötigen ab und zu ebenfalls ein Stillhütchen, um zu verstehen, dass die Brust Milch liefert. Eingesetzt werden Stillhütchen oft auch zur Unterstützung beim Stillen von zu früh geborenen und kranken Kindern. Ein Stillhütchen kann eine Brücke zum Stillen an der Brust sein. Nachteile des Stillhütchen sind: Das Baby wartet auf das Gefühl des Stillhütchen im Mund und auf den harten Reiz, bevor es mit dem Saugen beginnt. Die weiche Brustwarze und Brust verbindet es dann oft nicht mit dem Milchfluss und Sattwerden. Geschmack und Geruch sind anders als bei der Brust ohne Stillhütchen. Wenn sich ein Baby an das Stillhütchen gewöhnt hat, kann es sein, dass es die Brust natur erst mal ablehnt. Von daher ist es wichtig, dass neben dem Stillen mit dem Stillhütchen, Ihr Baby auch direkt an der Brustwarze lecken und schmecken darf und Sie es ab und zu mit etwas abgedrückter Milch stimulieren.

Je dicker die künstliche Haut zwischen der Brust und dem Mund des Babys ist, desto weniger wird die Ausschüttung der Stillhormone angeregt. Das kann Einfluss auf die Milchbildung und Milchmenge haben. Früher verwendete man Stillhütchen aus Glas. Der Rückgang der Milchmenge betrug dabei etwa 60 %. Auch Stillhütchen aus Latex wurden eingesetzt und reduzierten die Milchmenge um 40 %. Heutzutage wendet man aus diesem Grund hauchdünne Stillhütchen aus Silikon an.

Ein nicht korrekt angewendetes Stillhütchen kann natürlich dazu führen, dass die Brust nicht optimal entleert wird (Milchstau). Es kann sein, dass das Baby nicht ausreichend Milch bekommt (zuwenig Milch, mangelnde Gewichtszunahme) oder auch sehr viel Luft schluckt (Koliken). Außerdem sind Stillhütchen ein optimales Milieu für Pilze und Bakterien. Sie müssen unbedingt nach jeder Benutzung gereinigt und jeden Tag sterilisiert werden.

Studien belegen, dass zu früh geborene und kranke Kinder mit einem Stillhütchen oft mehr Milch an der Brust trinken als ohne. Der bis dahin vermutete Einfluss auf die Stilldauer konnte nicht bestätigt werden. Auch mit Stillhütchen werden Kinder lange gestillt. Nachgewiesen wurde ebenfalls, dass Frühgeborene sich oft leichter tun, da sie weniger Energie für den Aufbau des Sogs und das Halten des Soges brauchen.

Beim langfristigen Einsatz eines Stillhütchens muss auf die Milchbildung und Milchmenge geachtet werden. Solange das Kind ausreichend nasse Windeln hat und an Gewicht zulegt, nimmt es auch genug zu. Wenn die Milchmenge sich reduziert oder nur mühsam aufbaut, ist es sinnvoll einmal am Tag zusätzlich zu pumpen. Frauen, die viel Milch haben, können auf das zusätzliche Abpumpen verzichten. Sinnvoll ist es auch bei einer ausreichenden Milchmenge während des Milcheinschusses und in der ersten Woche danach auf ein zusätzliches Abpumpen zu verzichten, um eine Überproduktion zu vermeiden. Wird das Kind während des Milcheinschusses nicht satt oder routinemäßig aufgefüttert, ist es natürlich sinnvoll die Milchbildung durch Abpumpen anzuregen.

Worauf Sie bei der Anwendung achten sollten:

- Verwenden Sie ein dünnes Stillhütchen aus Silikon. Befeuchten Sie das Hütchen mit Wasser, stülpen Sie den Rand um und platzieren Sie es so, dass die Brustwarze mittig eingezogen wird und es gut haftet.
- Wählen Sie die Größe so, dass es im Mund Ihres Babys bis zum Übergang harter – weicher Gaumen reicht. Der Schaft muss so weit sein, dass Ihre Brustwarze gut ins Hütchen passt.

Das Baby muss den Mund weit öffnen, die Spitze und einen Mund voll des Brustwarzenhofs mit dem weichen Rand erfassen, um korrekt saugen zu können, genauso wie wenn es direkt an der Brust saugen würde.

Tipps zum Entwöhnen

Der Einsatz von einem Stillhütchen kann unterschiedlich lang sein. Manchmal benötigt das Baby den Erfolg, an der Brust satt zu werden und ist dann auch bereit dazu, auf das Hütchen zu verzichten. Manche Babys benötigen ein Hütchen ein einziges Mal, andere benötigen es mehrere Tage bis Wochen. Wichtig ist es, dem Baby immer wieder die Brust direkt anzubieten und auszuprobieren, ob es bereit dazu ist, daran zu saugen. Latexhütchen hat man früher einfach von der Spitze her gekürzt. Das geht beim Silikonhütchen nicht. Möglichkeiten, die Sie hier ausprobieren können sind:

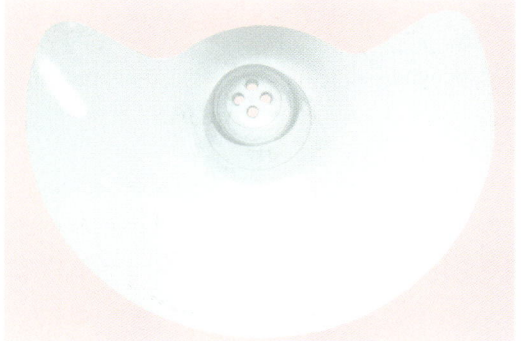

Hauchdünne Stillhütchen aus Silikon vermindern die Milchmenge kaum.

- Das Kind mit Hütchen anlegen und erst mal die Brust antrinken lassen, dann schnell in einer Pause das Hütchen wegziehen und versuchen, ob Ihr Kind einfach an der Brust weitertrinkt.
- Den Milchspendereflex auslösen, das Hütchen ausstopfen, sodass keine Milch durchfließt und dann das Kind ohne Hütchen an die Brust nehmen. Saugen wird mit Milchfließen belohnt.
- Das Hütchen mit Muttermilch einreiben – gleicher Duft wie die Brust – und dann versuchen, es wegzulassen und das Kind an die Brust legen.
- Etwas Muttermilch abdrücken und auf eine 2 ml Spritze aufziehen. Das Baby an die Brust nehmen und mit Muttermilch träufelnd stimulieren und belohnen. Manchmal beginnen Babys dann zu saugen und stellen fest, dass Milch fließt.
- Die Brustwarze stimulieren, bis sie sich aufrichtet, dann mit dem Daumen oberhalb einen leichten Druck ausüben, so bleibt die Brustwarze aufgerichtet. Nun das Baby ansetzen, die Brustwarze erreicht so leichter den Saugreflexpunkt. Das Kind erfährt eine ähnliche Stimulation wie mit dem Stillhütchen. Wenn das Baby die Brust gut erfasst hat, kann der Daumen den Druck weglassen.

Brustmassagen
tun gut

Es gibt verschiedene Möglichkeiten, die Brust zu massieren. Ziel ist immer eine Lockerung des Brustgewebes und das Fließen der Milch.

Für das eigene Körpergefühl ist es ganz wichtig zu spüren, welche Veränderungen in der Brust vorgehen. Dazu ist es notwendig, die Brust zu befühlen und zu massieren. Die richtige Massage zum richtigen Zeitpunkt beugt Stillproblemen vor oder hilft, Probleme zu lösen. Brustmassagen lockern das Gewebe, sorgen für eine bessere Durchblutung, helfen, den Milchspendereflex auszulösen und die Milchbildung anzukurbeln. Wenn eine Brust vor dem Stillen oder Pumpen massiert wird, fließt die Milch leichter und der Fettgehalt in der Muttermilch ist von Anfang an höher. Wenn Ihnen das Massieren der Brust unangenehm ist, ist vielleicht die Anwendung eines Hilfsmittels zur Massage eine Alternative.

Unterstützen können Sie eine Brustmassage durch Abduschen mit warmem Wasser oder durch einen warmen Umschlag. Wichtig ist: Die Massage soll angenehm sein und keine Schmerzen auslösen.

Brustmassage mit der Faust

Diese Massage ist ausgesprochen praktisch, da sie zu jeder Zeit relativ unauffällig durchführbar ist. Sie kann direkt auf der Haut oder auf der Kleidung ausgeführt werden. Bilden Sie eine Faust. Setzen Sie den Daumen längs der Brust auf und rollen Sie die Faust seitlich ab.

Wieder aufsetzen und abrollen, rund um die Brust. Das hilft besonders gut, wenn sie spannt.

Brustmassage mit einem Dauerwellenkamm

Auch diese Massage hat sich sehr bewährt und kann über der Kleidung durchgeführt werden. Sie hilft, den Milchspendereflex auszulösen. Sie benötigen hierzu einen Dauerwellenkamm mit abgerundeten Zähnen. Setzen Sie den Dauerwellenkamm außen an der Brust an und streichen Sie vorsichtig in Richtung Brustwarze. Fahren Sie so rund um die Brust fort.

Brustmassage mit der Handfläche

Diese Massage kann Ihnen helfen, wenn die Brust stark angeschwollen und gestaut ist. Eine Wärmeanwendung zuvor ist hier besonders hilfreich. Setzen Sie die Handkante am äußeren Rand der Brust quer auf und rollen Sie die Handfläche mit sanftem Druck in Richtung Brustwarze ab. Der Druck soll kurz bestehen bleiben. Nehmen Sie die Hand hoch, setzen Sie sie an der angrenzenden Fläche an und rollen Sie die Handfläche wieder zur Brustwarze hin ab.

Punktmassage der Brust

Auch hier hilft es, die Brust vorher gut zu durchwärmen. Eventuell empfinden Sie es als angenehm, ein Öl zu verwenden. Beginnen Sie außen an der Brust. Setzen Sie zwei Finger an einem Punkt auf und beschreiben Sie mit etwas Druck Kreise. Finger abnehmen, an der Stelle daneben ansetzen, Kreise beschreiben. Bei der Verwendung von Öl ist das Lösen nicht notwendig. Massieren Sie so spiralförmig um die Brust herum, bis zur Brustwarze. Dann streichen Sie mit der flachen Hand die Brust ringsherum vom Brustansatz über die Brustwarze hinaus aus. Gehen Sie nun an der anderen Brust gleich vor. Danach beugen Sie sich vor und schütteln beide Brüste aus. Diese Massage hilft, einen gestauten Milchgang zu lösen.

Punktmassage von Brustwarzenhof und Brustwarze

Diese Massage fördert bei wunden Brustwarzen die Durchblutung und beschleunigt damit den Heilungsprozess. Gestaute Warzenhöfe lassen sich lösen. Ein Tropfen Muttermilch oder Öl wird als Gleitmittel auf den Warzenhof und die Brustwarze aufgetragen, dann wird ein Finger am Warzenhofrand aufgesetzt und die Stelle mit kreisenden Bewegungen massiert. Finger abnehmen, neu ansetzen, kreisen.

Brustwarzenstimulation

Zeigefinger und Daumen liegen sich gegenüber und drehen und ziehen an der Brustwarze. Sie richtet sich in der Regel auf. Eine Stimulation ist aber auch möglich, wenn Sie mit der Handfläche über die Brustwarze reiben oder einen Kältereiz einsetzen.

Rückenmassage

Die Rückenmassage dient der Unterstützung des Milchspendereflexes. Auch hier gibt es verschiedene Techniken. Wir wissen, dass im Rückenbereich Nervengeflechte verlaufen, die den Oxytozinreflex unterstützen. Auch eine Wärmeanwendung am Rücken unterstützt den Milchfluss. Setzen Sie sich mit entkleidetem Oberkörper auf einen Stuhl vor einen Tisch. Legen Sie sich ein Handtuch auf den Schoß, um auslaufende Milch aufzufangen. Beugen Sie sich vor und legen Sie Ihren Kopf auf die Ellbogen. Entspannen Sie sich. Ihr Partner oder eine Helferin beginnt mit der Massage.

Punktmassage des Rückens

Diese Massage wird mit den Daumen durchgeführt. Bilden Sie Fäuste und setzen Sie die Daumen rechts und links der Wirbelsäule im Lendenwirbelbereich fest auf. Führen Sie nun feste kreisende Bewegungen aus. Dann die Daumen abnehmen und neu ansetzen. Massieren Sie so nach oben bis zu den Schulterblättern und dem Nacken. Dann streichen Sie mit den Handflächen seitlich in Richtung Brust aus.

Sie können mit der Punktmassage auch von oben anfangen, vom Nacken beginnend, über die Schulterblätter der Wirbelsäule entlang. Diese Rückenmassage sollte drei bis fünf Minuten dauern.

Rückenmassage mit Handknöcheln

Auch diese Massage wird als angenehm empfunden. Sie kann auf der Kleidung durchgeführt werden. Bei der Durchführung auf der Haut sollten Sie ein Öl als Gleitmittel verwenden, um Zerrung und Rötung der Haut zu vermeiden. Bilden Sie mit Ihren Händen Fäuste und setzen Sie diese entgegengesetzt rechts und links neben der Wirbelsäule auf. Nun fahren Sie mit entgegengesetzten Bewegungen der Knöchel Ihrer Fäuste die Wirbelsäule mehrmals rauf und runter.

Anregung des Lymphabflusses

Während dem Milcheinschuss kann es hilfreich sein, den Abtransport des Gewebswassers anzuregen. Setzen Sie die Handkante mit dem kleinen Finger am Brustansatz an. Üben Sie einen leichten Druck auf das Gewebe aus und rollen Sie unter Einhaltung von diesem Druck die Hand Richtung Achselhöhle ab. Auch mit den Fingerspitzen kann eine Massage Richtung Achselhöhle durchgeführt werden. Gut ist es, wenn Sie herbei die Fingerkuppen mit etwas Öl benetzen. Auch ein Holzroller, denn es als Zubehör für die Lymphdrainage gibt kann hilfreich sein, um den Lymphabfluss anzuregen.

Abstillen und Beikost einführen

Der Zeitpunkt, wann für Sie und Ihr Kind das Abstillen angesagt ist, bestimmen Sie beide. Abstillen bedeutet, dass das Kind von der Brust entwöhnt wird und stattdessen andere Nahrung erhält.

Plötzliches Abstillen

Sollte ein plötzliches Abstillen notwendig sein (Tod des Kindes, Brustverweigerung, Krankheit der Mutter), ist es wichtig, die Milchmenge zu reduzieren und darauf zu achten, dass kein Milchstau entsteht. Die Milch wird sich zurückbilden, aber nicht sofort. Von daher ist es ratsam, die Brüste einmal gut leer zu pumpen. Danach können Sie von Mal zu Mal die Menge der abgepumpten Milch reduzieren. 20–30 ml weniger pro Pumpsitzung ist ideal. Komplettes Abstillen kann bis zu 14 Tage dauern. Manchmal schmerzen die Brüste auch noch im Rückbildungsprozess.

Folgende Maßnahmen unterstützen die Rückbildung der Milch:

- Einen straffen nicht einengenden Bustier anziehen. Der Gegendruck hemmt den Milchspendereflex.
- Nach Durst trinken, sodass Sie Ihre Trinkmenge auf den Bedarf vor der Stillzeit wieder einstellen.
- Trinken Sie ein bis zwei Tassen Salbeitee innerhalb von 24 Stunden. Salbei enthält ein natürliches Östrogen und hemmt dadurch die Milchbildung. Auch Pefferminztee oder Petersilientee hemmen die Milchbildung.
- Wenn die Brust spannt und schmerzt, sollten Sie diese warm abduschen oder vorsichtig ausstreichen. Manchmal hilft es auch, einen feuchtwarmen Wickel zu machen.
- Tasten Sie Ihre Brust mehrmals am Tag ab und achten Sie darauf, dass sich keine Verhärtungen bilden. Wenn Milch fließen soll, ist immer eine Wärmeanwendung angesagt, danach helfen kühle Quarkumschläge oder auch kalte Waschlappen. Sie müssen darauf achten, was Ihr Körper Ihnen signalisiert. Sie spüren, ob warm oder kalt angesagt ist.

Es gibt auch Medikamente und Homöopathika, die das Abstillen unterstützen. Seitens der Schulmedizin wird für das sekundäre Abstillen Dostinex® eingesetzt. Sie müssen hierbei viermal eine halbe Tablette über 48 Stunden einnehmen. Homöopathisch wird in der Regel die Substanz Phytolacca verwendet. Wichtig ist zu wissen, dass auch hier, je nach dem wie viel Milch Sie haben, der Abstillprozess bis zu 14 Tage dauert. Wenn Sie viel Milch gebildet haben, müssen Sie die Milchbildung langsam zurückfahren.

Allmähliches Abstillen

Wenn Sie beschließen abzustillen, sollten Sie allmählich die Brustmahlzeiten durch andere Nahrung ersetzen. Wenn das Abstillen langsam vor sich geht, stellt sich die Milchbildung auf den Bedarf des Kindes ein und wird dementsprechend weniger.

In der Regel brauchen Sie dann nichts weiter tun, Medikamente sind nicht erforderlich. Die unter »Plötzliches Abstillen« beschriebenen Maßnahmen können Ihnen auch hier helfen.

Manche Mütter beginnen schon nach einigen Wochen, ihr Baby auf andere Nahrung umzustellen. Falls Sie das Gefühl haben, Ihre Milch reicht nicht, sollten Sie eine Stillberaterin oder Hebamme kontaktieren. Ist für Sie der Zeitpunkt zum Abstillen gekommen, können Sie mit Zufüttern beginnen. Auch hierbei ist es gut, sich von einer Fachkraft beraten zu lassen. Falls Sie mit dem Abstillen vor dem sechsten Monat beginnen, sollten Sie nochmals auf eine Säuglingsanfangsnahrung umstellen. Hierbei berät Sie Ihr Kinderarzt.

Ab dem vollendeten sechsten Lebensmonat ist das Baby in der Lage, vom Löffel zu essen. Es kann Muttermilch trinken und zusätzlich feste Nahrung zu sich nehmen.

Der Übergang von der Muttermilch zum ersten Brei ist eine sensible Phase. Achten Sie darauf, wann das Kind dazu bereit ist, und zwingen Sie es nicht. Die Umstellung muss nicht zu einem bestimmten Zeitpunkt geschehen. Manche Kinder mögen um den sechsten Monat herum feste Nahrung, andere erst später. Lassen Sie das Kind an den Familienmahlzeiten teilhaben. Es wird so ganz von selbst Interesse daran bekunden, das eine oder andere Nahrungsmittel auszuprobieren.

Das Kind will nicht abgestillt werden

Auch das kommt hin und wieder vor. Versuchen Sie, dem Kind klar zu machen, dass Sie mit dem Stillen aufhören möchten. Lassen Sie es bewusst nicht mehr nach Bedarf trinken. Das kann ein nervenaufreibender Machtkampf werden. Vielleicht hilft es auch, wenn Sie mal für ein Wochenende wegfahren und Ihr Partner sich in dieser Zeit um das Kind kümmert.

Die Mutter will nicht abstillen

Irgendwann ist für jedes Kind der Zeitpunkt gekommen, dass es nicht mehr an die Brust möchte. Vielleicht kommt dieser Zeitpunkt für Sie dann zu früh, zu unerwartet. Wenn das Baby über ein halbes Jahr alt ist und nicht mehr an die Brust möchte, sollten Sie die Entscheidung des Kindes akzeptieren.

Beikost – womit beginnen?

Achten Sie darauf, wann das Kind signalisiert, selbst etwas in die Hand nehmen und essen zu wollen. Das ist der Beginn der Beikost. Geben Sie dem Baby ein Stück Apfel, einen Zwieback, eine Brotkante oder eine Möhre in die Hand. Bei den ersten Essversuchen sollten Sie das Kind nicht unbeaufsichtigt lassen. Wenn sich von einem Kauobjekt ein Brocken löst, könnte sich Ihr Kind sonst verschlucken.

Zu welcher Tageszeit mit der Beikost beginnen?

Der ideale Zeitpunkt für die erste Löffelmahlzeit ist die Vormittags- oder Mittagsmahlzeit. Falls das Baby auf ein Nahrungsmittel mit Blähungen reagiert, wird dies dann in den Nachmittagsstunden wirksam. Anfangs wird das Baby vielleicht nur ein bis zwei Löffel Brei essen. Langsam wird sich die Menge steigern.

Soll ich trotzdem noch zu den Mahlzeiten stillen?

Je nachdem, wie hungrig das Kind ist, mag es sinnvoll sein, vor oder nach der Beikost noch die Brust zu geben. Das wird sich von selbst langsam abbauen. Je besser dem Kind die Beikost schmeckt, desto weniger wird es nach der Brust verlangen. Als erste und letzte Mahlzeit am Tag darf die Stillmahlzeit aber noch eine Weile stehen. Manche Babys sind so hungrig, dass sie erst einige Schlucke Muttermilch brauchen, bevor sie bereit dazu sind, vom Löffel zu essen. Andere wollen erst den Brei und dann die Muttermilch zum Durstlöschen.

Die Rückbildung des Drüsengewebes kann manchmal schmerzhaft sein.

Wieder zurück in den Beruf

Immer mehr Frauen nehmen nach Ablauf der Mutterschutzfrist bzw. des ersten halben Jahres ihren Beruf wieder auf. Abstillen ist auch in diesem Fall nicht notwendig. Zeiten der Abwesenheit von zu Hause lassen sich mit abgepumpter Muttermilch überbrücken.

Das Mutterschutzgesetz in Deutschland stellt die rechtliche Grundlage zum Schutz von schwangeren und stillenden Frauen vor gesundheitlichen Schäden und Nachteilen am Arbeitsplatz. Säuglinge und Kleinkinder können durch diese rechtlichen Grundlagen und die Möglichkeit der anschließenden Elternzeit drei Jahre durch die Eltern versorgt werden.

Mutterschutzfrist

Die Mutterschutzfrist beginnt sechs Wochen vor der Entbindung. Frauen werden ab da von ihrem Arbeitsplatz freigestellt. Nach einer normalen Entbindung beträgt die Mutterschutzfrist acht Wochen, nach einer Früh- oder Mehrlingsgeburt zwölf Wochen. Bei Frühgeborenen oder sonstigen vorzeitigen Entbindungen verlängert sich die Frist um die Mutterschutzzeit, die vor der Entbindung nicht in Anspruch genommen werden konnte (maximal 6 Wochen). In dieser Zeit darf Ihnen nicht gekündigt werden.

Elternzeit

Im Anschluss an die Mutterschutzfrist kann Erziehungsurlaub (Elternzeit) genommen werden. Das Bundeserziehungsgeldgesetz regelt hierbei, wie viele Stunden in der Woche zusätzlich gearbeitet werden darf. Prinzipiell kann die Mutter oder der Vater Elternzeit beantragen, oder der Anspruch auch gesplittet werden. Etwa vier Wochen vor Beginn des Mutterschutzes muss die Elternzeit angemeldet werden. Dabei wird auch verbindlich festgelegt für welchen Zeitraum Elternzeit genommen wird. Der Arbeitsplatz bleibt Ihnen erhalten. Ihr Arbeitgeber darf Ihnen nicht kündigen.

Das Mutterschutzgesetz

Wichtige Auszüge daraus:

§6 (3) regelt, welchen Belastungen Sie als stillende Frau am Arbeitsplatz nicht ausgesetzt sein sollen: nicht schwer heben; keinen gesundheitsgefährdenden Stoffen ausgesetzt sein; keine Akkordarbeit.

§7 regelt die Stillzeit:

§ 7(1): Einer stillenden Mutter ist auf Verlangen zweimal eine halbe Stunde oder einmal täglich eine Stunde freizugeben. Bei einer zusammenhängenden Arbeitszeit von mehr als acht Stunden soll auf Verlangen zweimal eine Stillzeit von 45 Minuten oder einmal eine von 90 Minuten gewährt werden. Als zusammenhängend gilt eine Arbeitszeit, die nicht durch zwei Stunden Ruhepause unterbrochen ist. Optimal wäre es, wenn die Mutter eine Stillgelegenheit in der Nähe der Arbeitsstätte hätte.

§7(2): Die Stillzeiten sind als Arbeitszeit anzurechnen. Das heißt, es darf kein Verdienstausfall entstehen, es darf nicht vor- oder nachgearbeitet werden, und die Stillzeiten dürfen nicht auf die normalen Ruhepausen angerechnet werden.
§7(3): Die Aufsichtsbehörde kann nähere Bestimmungen über Zahl, Lage und Dauer der Stillzeiten treffen und sie kann die Einrichtung von Stillräumen anordnen.
§8 regelt die Freistellung von Nachtarbeit zwischen 20.00 und 0.00 Uhr. Nacht- und Sonntagsarbeit ist nur mit Einschränkung erlaubt.

Wieder berufstätig

Wenn Sie vor dem sechsten Monat wieder arbeiten, brauchen Sie Ihr Baby nicht abzustillen. Wird eine Flasche erforderlich, tolerieren die meisten Kinder, dass sie von einer anderen Bezugsperson gefüttert werden. Die Flasche kann aber auch hier eine verspätete Saugverwirrung auslösen. Besser wäre eine Tagesstätte, wo Sie hingehen können, um das Baby zu stillen, oder die Betreuungsperson bringt Ihnen das Baby zum Stillen an den Arbeitsplatz.

Beachten Sie Folgendes:

Ein bis zwei Wochen vor Ihrem ersten Arbeitstag sollten Sie ein- bis zweimal täglich Milch abpumpen und einen ersten Milchvorrat anlegen.

• Bevor Sie das Haus verlassen, stillen Sie Ihr Baby am besten.

• Wenn Sie nach Hause kommen, legen Sie das Baby bald an.

• Besorgen Sie sich eine Pumpe, eine Kühltasche und ausreichend Behälter zum Sammeln der Muttermilch. An Ihrem Arbeitsplatz sollten Sie regelmäßig alle drei bis vier Stunden abpumpen. Auf Seite 91 finden Sie, wie Sie die Muttermilch aufbewahren können.

• Das Baby kann nun Umstellungsprobleme haben – Sie fehlen ihm. Viele Babys trinken deshalb nachts öfter. Nehmen Sie das Baby zu sich ins Bett, so kann es sich bedienen, und Sie kommen zu Ihrem Schlaf.

Wenn Ihre Muttermilch nicht mehr ausreicht, wird die Muttermilchersatznahrung durch eine Betreuungsperson besser akzeptieren als von Ihnen.

Das Baby protestiert

Für Ihr Baby verändert sich der gewohnte Tagesablauf, wenn Sie wieder zur Arbeit gehen. Es spürt Ihre innere Unruhe vor dem ersten Arbeitstag. Es spürt, wenn Sie fröhlich oder genervt nach Hause kommen. Es muss sich mit einer zusätzlichen Betreuungsperson anfreunden. Verknüpfen Sie die Anwesenheit Ihres Kindes bei den Betreuungspersonen nicht mit dem ersten Arbeitstag. Es empfiehlt sich, Ihrem Kind den neuen Platz schon einige Zeit vorher vorzustellen. Vielleicht verbringen Sie ein paar Stunden mit dem Baby zusammen an diesem Ort. Es wird lernen, dass Sie es wegbringen und wieder abholen.

Manchmal lehnen Babys sich gegen die neue Situation in den ersten Tagen auf. Vielleicht klammert es sich in den ersten Tagen regelrecht an Sie von dem Moment an, wo Sie die Tür öffnen. Sollte Ihr Baby plötzlich nicht mehr an die Brust gehen, kann es sein, dass Sie anders riechen als sonst oder die Muttermilch anders schmeckt als gewöhnlich. Dann hilft Duschen nach der Arbeit und etwas entspannen. Wenn Sie Stress hatten oder nach Hause gehetzt sind, kann es sein, dass der Milchsäuregehalt etwas höher ist. Diese Geschmackveränderung reguliert sich nach Ablauf von ein bis eineinhalb Stunden. Essen Sie einen Vanillepudding oder ein Vanilleeis. Vanille geht in die Muttermilch über und Babys lieben diesen Geschmack.

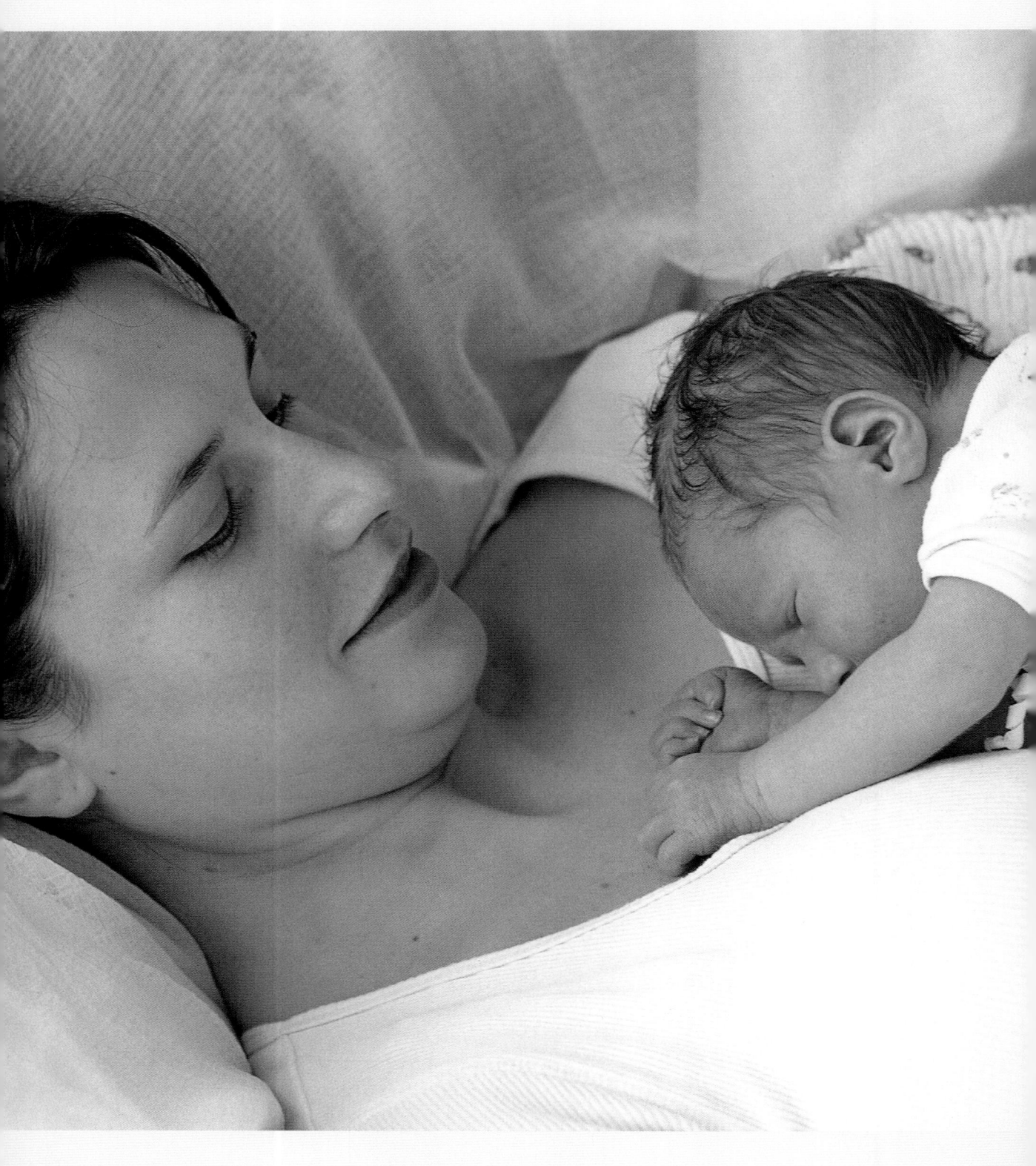

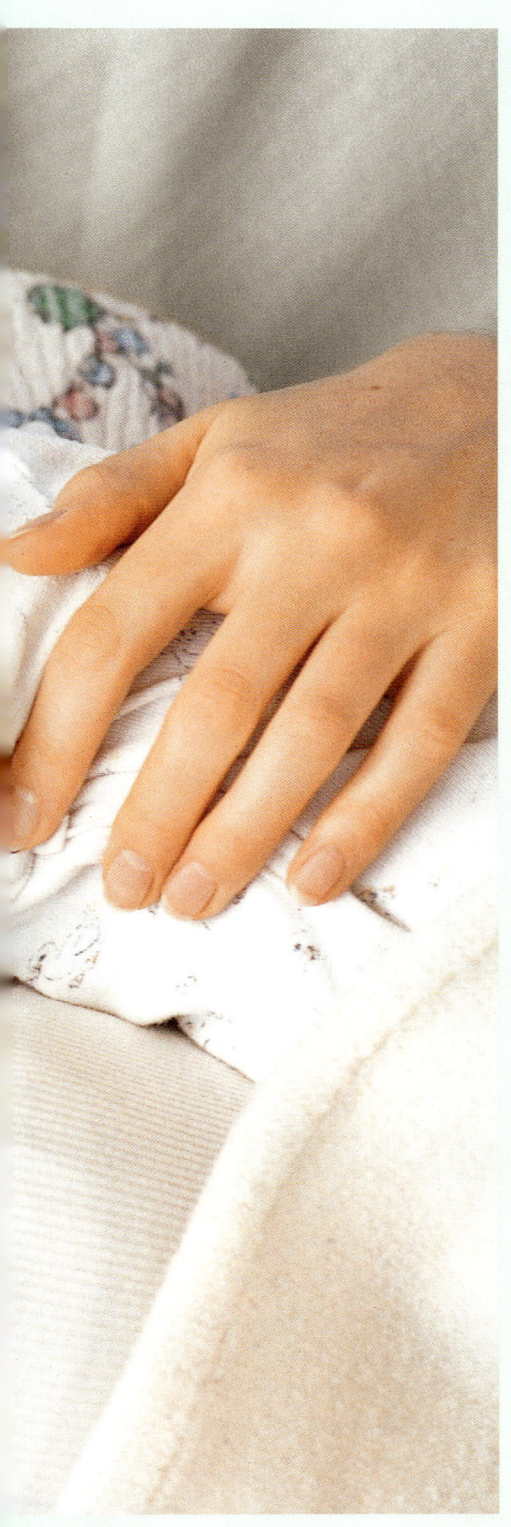

Mutter und Kind in be- sonderer Situation

Für viele Frauen bricht eine Welt zusammen, wenn Schwangerschaft oder Geburt anders verlaufen als erhofft. Das Auseinandersetzen mit der neuen Situation, die Aneignung von Wissen und praktischen Lösungsmöglichkeiten sowie fachkundige Beratung beim Stillbeginn helfen, Selbstvertrauen aufzubauen und schwierige Situationen zu meistern. Seien Sie nicht entmutigt – Stillen ist in fast allen Situationen möglich.

Geburt mit Kaiserschnitt

Ein Kaiserschnitt, egal mit welcher Narkose, ist eine Operation, von der Sie sich danach erholen müssen. In den ersten Tagen nach einem Kaiserschnitt brauchen Sie Unterstützung und Zuspruch.

Die Narkose

Bei der **Vollnarkose** werden Narkosemittel über die Blutbahn gegeben und betäuben so auch das Kind mit. Der Vater kann bei einer Kaiserschnittgeburt in die »Mutterrolle« schlüpfen und das Baby in Empfang nehmen, um es Haut auf Haut an seine Brust zu legen, sofern das Baby keiner intensivmedizinischen Betreuung bedarf. Etwa ein bis vier Stunden nach der Geburt ist die Mutter in der Regel wach genug, um das Baby kennen zu lernen und es zu sich ins Bett zu nehmen. Die ersten Stillversuche klappen eventuell noch nicht, da das Baby zu müde ist, aber auch hier ist die Geborgenheit, die das Zusammensein mit der Mutter bewirkt, ein Grundbedürfnis.

Die **Periduralanästhesie (PDA)** wird in Deutschland am häufigsten durchgeführt. Hier wird das Narkosemittel über eine gelegte Kanüle in den Periduralraum zwischen den Wirbelfortsätzen und der Wirbelsäule auf Höhe der Lendenwirbel 3 und 4 gespritzt. Dadurch wird eine Schmerzunempfindlichkeit vom Bereich des Rippenbogens bis hin zum Steißbein erreicht.

Eine weitere Möglichkeit ist die **Spinalanästhesie.** Hier wird eine Kanüle direkt in den Rückenmarkskanal gelegt und das Narkosemittel eingespritzt. Nach einer Rückenmarknarkose sind Sie anfangs körperlich etwas mitgenommen und sollten einige Stunden auch nicht aufstehen.

Das Baby kann nach dem Abnabeln gleich auf den Bauch der Mutter gelegt werden.

Die Rückenmarksnarkose zur Schmerzlinderung hat auch Nachteile

Zur schnelleren Verteilung der Medikamente wird das Blutvolumen der Frau vorweg mit 500 – 1000 ml Infusionslösung aufgefüllt. Während der Wehen und der Geburt erhält die Frau weiterhin Infusionen. Für die Narkose wird eine Kombination aus einem Lokalanästhetikum (zum Beispiel Bupivacain, Roprivacain oder Xylocain) verwendet, sowie ein Narkotikum (zum Beispiel Fentanyl, Sufentanil, Morphin). Dadurch, dass nur die Schmerzrezeptoren betäubt werden, nicht die Nerven sind die Wehen weiter ohne Schmerzen spürbar. Manchmal bewirken die Medikamente einen Rückgang der Wehen, der Pressdrang kommt nicht. Das kann Grund für eine Vakuum- oder Zangengeburt sein. Manchmal reagiert das Kind mit einem Abfall der Herztöne. Dies kann einen Notfallkaiserschnitt zur Folge haben. Und natürlich wird das Baby mit narkotisiert. Häufig reagieren diese Babys nach der Geburt mit Saugunlust und Müdigkeit. Die Saugunlust kann bis zu 48 Stunden andauern. Dem Baby fällt die Koordination von Saugen, Schlucken und Atmen schwer – es staunt und schläft vor der Brust ein.

Nach der Geburt

Nach einer Rückenmarksnarkose kann das Kind gleich nach der Operation innerhalb der ersten fünf bis zehn Minuten zu Ihnen gebracht werden und Sie können meist ungestört zusammen sein.

Auf der Wochenstation wird die Mutter in der Regel die ersten Stunden bis zu einem Tag intensiver überwacht. Wenn Sie jemanden haben (Partner, Freundin, Oma), der Ihnen behilflich sein kann, dann ist Rooming-in von Anfang an für Sie und Ihr Baby ein wundervolles Erlebnis.

Das Personal auf der Wochenstation unterstützt Sie sicherlich auch, aber eine Rundumbetreuung ist nicht möglich, und Sie müssen Hilfe immer erst anfordern. Dabei gibt es vielleicht gerade dann Wartezeiten, wenn Sie dringend jemanden brauchen.

Die Anwesenheit einer helfenden Person wird Ihnen Sicherheit im Umgang mit dem Baby geben und Hilfestellung, wenn erforderlich. Mit Infusionsschläuchen und der Schmerzempfindlichkeit im operierten Bereich und der damit verbundenen Unbeweglichkeit ist das Anlegen oft nicht so einfach.

Stillen

Sobald Sie wach und fit genug sind und das Baby zeigt, dass es gestillt werden möchte, können Sie das Baby an die Brust nehmen. Je nachdem wie aktiv das Baby ist, ist der Beginn der Anregung der Milchbildung innerhalb der ersten sechs Stunden nach der Geburt ratsam. Manchmal möchte das Baby noch nicht saugen, kuschelt an der Brust, leckt und schmeckt, weil es noch einen Narkoseüberhang verarbeiten muss und müde ist. Da aufgrund der Beeinflussung durch die Medikamente das Baby in den ersten Tagen oft noch schläfrig ist

und nicht so viel saugt, kann nach einem Kaiserschnitt der Milcheinschuss etwas später erfolgen. Immer dann, wenn eine Indikation zum Zufüttern gegeben ist, ist es wichtig analog dazu die Milchbildung mit Abpumpen anzuregen.

In den ersten Lebensstunden kann das Baby aufgrund der Medikamente schläfriger sein.

Wenn das erste Ansetzen im Kreißsaal erfolgt ist, darf das Baby acht bis zwölf Stunden schlafen, dann folgt eine Phase des häufigen Stillens, manchmal acht- bis zwölfmal in 24 Stunden. Wenn das Baby in den ersten Tagen zu schwach und zu schläfrig ist, können Sie den Milchspendereflex vor dem Anlegen auslösen, indem Sie die Brustwarzen stimulieren oder die Brust anpumpen. Das erleichtert dem Baby an die Muttermilch zu kommen.

Wie anlegen?

Sie müssen eine für Sie bequeme Haltung herausfinden, und anfangs brauchen Sie dazu Hilfe sowie ausreichend Kissen.

- Möglicherweise können Sie den Bauch durch das Anwinkeln der Beine entlasten; ein untergeschobenes Kissen hilft dabei.
- Auch der Wundbereich ist schmerzhaft, und ein Kissen schützt Sie vor den Fußtritten des Babys.
- Wenn Sie die Seite wechseln möchten, ziehen Sie das Baby dicht an sich heran und rollen Sie sich mit ihm auf die andere Seite.
- Als gut geeignete Positionen wurde von vielen Müttern das seitlich liegende Stillen, auf dem Rücken liegende Stillen und der Rückengriff (aufrecht oder auf dem Rücken liegend) empfunden.

Wenn Sie aufstehen möchten, rollen Sie sich auf eine Seite und drücken mit einer Hand gegen den Wundbereich; das nimmt das Schmerzgefühl. Stehen Sie so langsam auf.

Doppeltes Glück – Doppelte Belastung

Da die Milchbildung durch das Saugen der Babys angeregt wird, stellt sich auch hier die Milchmenge auf die Nachfrage ein, sodass Mehrlinge ohne weiteres gestillt werden können.

Das Stillen von Zwillingen

Heutzutage kann bei einer Ultraschalluntersuchung in der Schwangerschaft festgestellt werden, ob Sie Zwillinge erwarten. So haben Sie und Ihr Partner Zeit, sich darauf einzustellen und einiges vorzubereiten.

Organisieren Sie sich eine Haushaltshilfe zu Ihrer Entlastung.

Nicht jede Zwillingsschwangerschaft dauert bis zum errechneten Geburtstermin. Nur ca. 15 % dieser Kinder werden voll ausgetragen, 35 % werden zwischen der 35. und 36. Woche geboren und 32 % noch früher.

Es ist wichtig, dass Sie sich mit einer Kaiserschnittgeburt auseinander setzen. Auch die Möglichkeit von zu früh geborenen Kindern sollten Sie in Erwägung ziehen. So ist es sicherlich hilfreich, das eine oder andere Buch dazu zu lesen, Kontakt zu anderen Mehrlingseltern oder auch zu einer Stillgruppe aufzunehmen. Achten Sie bei der Wahl Ihrer Entbindungsklinik darauf, dass die Kinderklinik dabei oder in der Nähe ist. Das erleichtert Ihnen den Anfang.

Im 17. Jahrhundert durften Ammen bis zu sechs Kinder gleichzeitig stillen.

Planen Sie die Zeit nach der Geburt

Die Kinder werden Sie rund um die Uhr beschäftigen. Organisieren Sie sich eine Hilfe im Haushalt. Das ist besonders wichtig, wenn größere Geschwister da sind. Stillen kann Ihnen niemand abnehmen, aber kochen, einkaufen, putzen, baden oder wickeln. Sie brauchen zwischendurch etwas Ruhe. Sie haben bei Mehrlingen auch ein Anrecht auf eine Haushaltshilfe, die von der Krankenkasse finanziert wird. Ebenfalls steht es Ihnen zu, eine Hebamme ins Haus kommen zu lassen, um Ihnen beim Stillen zu helfen und eventuelle Stillprobleme zu beheben. In der Schweiz bezahlen die Krankenkassen drei Besuche bei einer Still- und Laktationsberaterin. In Deutschland haben Sie ein Anrecht auf Hebammenbetreuung während der ganzen Stillzeit.

Wenn die Zwillinge zu früh geboren sind

Wenn beide Kinder die erste Zeit in die Kinderklinik müssen

● Beginnen Sie innerhalb der ersten sechs Stunden nach der Entbindung mit dem Abpumpen (sechs- bis achtmal abpumpen, davon einmal zwischen Mitternacht und sechs Uhr), um die Milchbildung in Gang zu bringen.

● Verwenden Sie ein Doppelabpumpset, damit werden beide Brüste gleichzeitig stimuliert, es wird mehr Oxytozin und Prolaktin ausgeschüttet, so als ob beide Kinder saugen würden.

- Auch wenn die Kinder sehr klein sind, ist es wichtig, in den ersten zwei bis drei Wochen die Milchmenge gut aufzubauen. Bei einem Kind sollten Sie versuchen, die Menge auf mindestens 500 ml pro Tag aufzubauen, bei Zwillingen auf das Doppelte. Sie können dann eventuell die Milchbildung mindern und steigern oder einen Muttermilchvorrat anlegen für »Notzeiten«.
- Wenn Sie über einen längeren Zeitraum Milch abpumpen müssen, kann es sein, dass die Milchmenge abnimmt. Oft lässt sie sich wieder steigern, wenn das Baby angelegt werden kann oder regelmäßig häufiger abgepumpt wird. Auch wenn die Milchbildung auf wenige Tropfen zurückgeht, kann noch eine Relaktation (siehe Seite 39, 133) stattfinden.

Ein Kind zu Hause – ein Kind in der Kinderklinik

Wenn eines der Kinder länger in der Kinderklinik bleiben muss, ist dies eine organisatorische Herausforderung für Sie. Für das Kind in der Klinik müssen Sie abpumpen, während das andere nach Bedarf gestillt werden kann. Probieren Sie aus, welche Möglichkeit für Sie am angenehmsten ist:
- Während Sie das eine Kind stillen, pumpen Sie an der anderen Seite die Milch für das andere ab.
- Sie stillen erst das eine Kind und pumpen danach an der anderen Brust die Milch für das andere Baby ab.
- Sie stillen das Kind bei der Mahlzeit an beiden Brüsten und pumpen danach an beiden Brüsten für das andere ab.

Möglich ist auch, dass Sie nach dem Stillen an beiden Brüsten eine Stunde warten, bevor Sie die Brüste abpumpen. Wenn Sie das Baby in der Klinik besuchen, können Sie es dort vielleicht auch direkt anlegen.

Gleichzeitig oder nacheinander stillen?

In den ersten Wochen ist es für Sie sicherlich eine Erleichterung, wenn beide Babys gleichzeitig wach werden und gleichzeitig trinken. Lassen Sie sich die Anlegemöglichkeiten zeigen.

Beim Stillen nacheinander verdoppelt sich die Stillzeit, allerdings genießt jedes Baby Ihre ungeteilte Aufmerksamkeit. Einfacher ist es wahrscheinlich für Sie, anfangs eines nach dem anderen anzulegen. Wobei es hier hilfreich ist, das eine etwas eher zu wecken, damit nicht beide gleichzeitig schreien und das eine Kind dann warten muss, bis das andere fertig ist. Allerdings trinkt ein gewecktes Kind oft nicht so gut.

Bei Zwillingen zu beachten
- Jedes Zwillingskind ist anders und hat ein anderes Temperament. Es ist auch möglich, dass Sie jedem Zwilling eine Brust zuteilen, die sich dann auf den individuellen Bedarf des einzelnen Kindes einstellt.
- Wenn eines der beiden schwächer ist und schlechter saugt, hilft es, den kräftigeren Zwilling die Brust antrinken zu lassen, bis der Milchspendereflex einsetzt. So kommt der schwächere leichter an seine Milch. In diesem Fall ist es sinnvoll, keine feste Brust zuzuteilen, damit die Milchbildung an beiden Seiten gut angeregt wird.
- Sie können auch während einer Stillmahlzeit jedes Kind abwechselnd an jeder Brust trinken lassen. Lassen Sie die Babys zwischendurch aufstoßen und tauschen Sie dann die Seiten.

Flasche und Stillen im Wechsel?

Es ist prinzipiell von Anfang an möglich, beide Kinder ausschließlich zu stillen. In manchen

Kliniken wird den Müttern noch geraten, nur ein Kind anzulegen und dem anderen eine Flasche zu geben. Das wird damit begründet, dass die Mutter sich dann besser erholen kann, bringt aber einige Nachteile mit sich:

Als stillende Mutter von Zwillingen verbrauchen Sie ca. 1 400 Kalorien mehr.

- Die Milchbildung stellt sich auf den Bedarf ein. Wenn immer nur ein Kind gestillt wird, bildet sich auch nur die dementsprechende notwendige Menge.
- Die Babys erhalten nicht rundum die Vorteile der Muttermilch. Wichtig wäre in diesem Fall, dass Sie beide Kinder abwechselnd anlegen, sodass jedes in den Genuss von Muttermilch kommt.
- Babys gewöhnen sich an den Flaschensauger und saugen nicht mehr richtig an der Brust. Wenn Sie voll stillen möchten, ist es jederzeit möglich, die Milchmenge durch das Anlegen beider Kinder oder durch häufigeres Abpumpen zu steigern. Oft führt der Wechsel von Flaschenfütterung und Stillen zum frühen Abstillen.

Stillen im Liegen

Auf dem Rücken liegend

Bei kleinen Babys sind diese Positionen oft sehr bequem. Größere Kinder finden ihre eigenen Lösungen, zum Beispiel setzen sie sich in die Hocke.

- Suchen Sie eine bequeme Haltung für sich. Ein leicht erhöhter Oberkörper ist oft bequemer, als ganz flach zu liegen. Kissen unterstützen Sie dabei.
- Legen Sie die Babys quer oder längs auf Ihren Bauch. Wenn Sie einen Kaiserschnitt hatten, können Sie diesen Bereich mit einem Kissen bedecken, sodass die Babys Sie nicht treten können.

- Eine Knierolle entlastet.
- Die Stirn der Babys abstützen, sonst vergraben sich die Gesichter in die Brust.

Auf der Seite liegend, etwas nach hinten gelehnt

Sie können so dem einen Baby die untere Brust geben, Bauch an Bauch. Und wenn Sie Ihren Rückenbereich gut mit Kissen abpolstern, können Sie den anderen Zwilling seitwärts vom Rücken her zur oberen Brust legen. Wichtig ist, dass Sie den Kopf des Zwillings mit einem Kissen stützen. Gerade nachts und wenn die Babys schon größer sind, ist diese Position sehr bequem.

Sitzend stillen

Parallelhaltung

In dieser Haltung liegt ein Zwilling in der Wiegehaltung und der andere im Rückengriff. Sie werden so angelegt, dass die Körper in die gleiche Richtung zeigen.

Rückengriff (Fußball-Haltung)

Wenn die Babys noch klein sind, kommen Sie vielleicht anfangs besser zurecht, wenn Sie die Köpfe mit der Hand stützen. Wenn Sie mit Kissen so gut abpolstern, dass Sie Ihre Hände frei haben, können Sie bei Bedarf einen Zwilling zum Aufstoßen hochnehmen, während der andere weitertrinkt.

V- oder X-Position

Diese Positionen sind oft bei sehr kleinen Babys hilfreich.

V bedeutet, jedes Kind an einer Seite zu haben, die Körper stoßen aneinander, und es sieht aus wie ein V. Bei größeren Kindern wird die Brustwarze dabei einseitig zu sehr beansprucht und kann wund werden.

X bedeutet, die Körper überkreuzen sich.

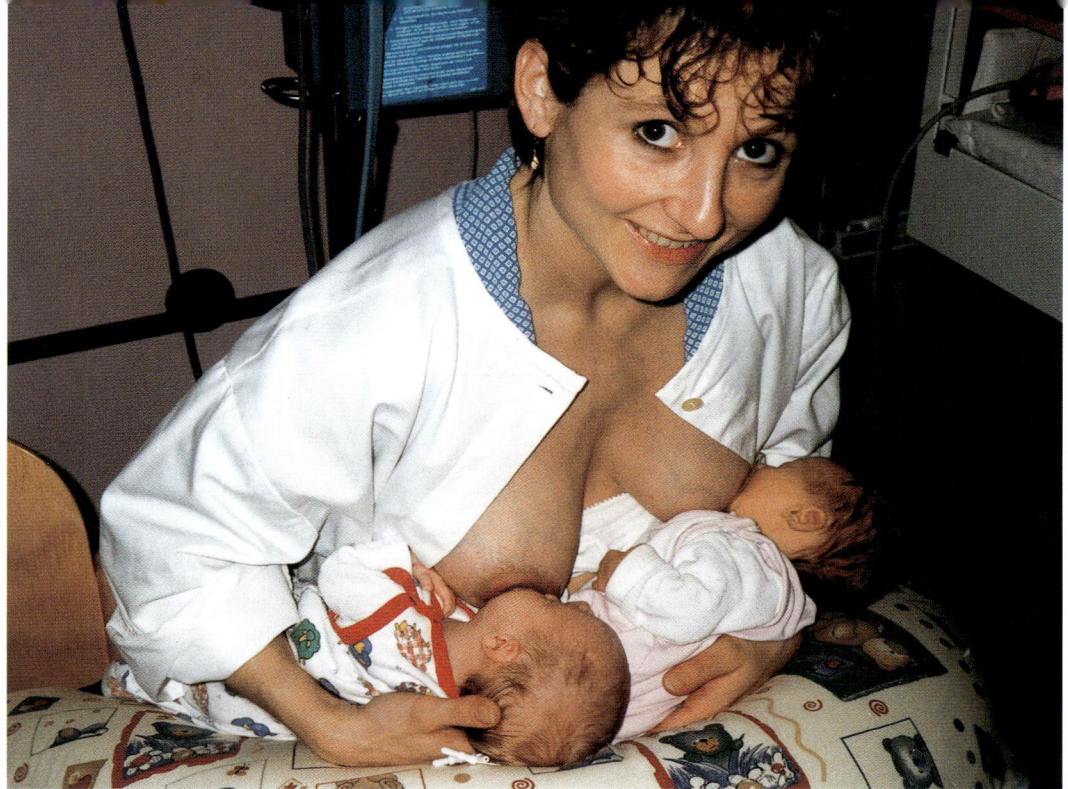

Beide Babys gleichzeitig stillen spart Zeit. Besonders geeignet dafür ist die hier gezeigte Parallel-haltung oder auch der Rückengriff. Auch Drillinge stillen ist möglich.

Nächtliches Stillen

Da der Alltag mit Zwillingen recht anstrengend ist, sollten Sie es sich nachts so bequem wie möglich machen. Stellen Sie die Betten der Babys dicht neben Ihres. Manche Mütter finden es bequemer, die Babys gleich zu sich ins Bett zu nehmen, den einen rechts, den anderen links – so kann einzeln oder auch gleichzeitig ohne Aufwand angelegt werden. Wenn Sie Angst davor haben, dass einer herausfallen könnte, stellen Sie das Bett an die Wand oder einen Sessel an das Bett.

Da der Vater in der Regel berufstätig ist und auch seine Nachtruhe benötigt, bietet es sich vielleicht unter der Woche an, ein Mutter-Kinder-Zimmer einzurichten, sodass der Vater einige Stunden Schlaf bekommt. Manche Mütter haben es auch als hilfreich empfunden, zwei Matratzen auf den Boden zu legen und darauf zu schlafen.

Mehr als zwei Kinder stillen

Mit der Zunahme der künstlichen Befruchtungen zur Erfüllung des Kinderwunsches nehmen Drillingsgeburten mehr zu. Sie können ausreichend Milch zur Ernährung von Drillingen bilden. Wenn die Kinder zu früh geboren sind, steht vorne an das Anregen der Milchbildung. Sie sollten innerhalb von zwei bis drei Wochen die Abpumpmenge auf ca. 1500 ml pro Tag anstreben. Bei sehr kleinen Drillingen kann anfangs individuell auch weniger Menge aufgebaut werden. Beim Stillen ist es sinnvoll, immer zwei gleichzeitig zu stillen und eines danach alleine. Sie benötigen Unterstützung im Haushalt. Ihr Partner kann Ihnen viele Handgriffe abnehmen, zum Beispiel wickeln, aufstoßen lassen etc. Stillen von Drillingen bedeutet eine gute Organisation des Haushalts und Tagesablauf. Wenn alle drei Kinder gut und schnell trinken, ist es realistisch und Sie sparen Zeit.

Das Stillen von Frühgeborenen

Die Schwangerschaft hat für Sie ein unerwartetes, abruptes Ende genommen. Dazu kommt, dass Sie von dem Baby getrennt sind – es liegt im Brutkasten in der Kinderklinik. Die gute medizinische Versorgung ermöglicht es heute, dass schon sehr kleine Frühgeborene (in der 24. Schwangerschaftswoche) und leichte Frühgeborene (ab 500 g) gute Überlebenschancen haben.

Zu früh geborene Kinder werden heutzutage sanft an ihre Umgebung gewöhnt. Je kleiner das Baby, desto vorsichtiger wird es gebettet und behütet. Das Baby soll so wenig wie möglich in seiner gläsernen Gebärmutter gestört werden. Ein ganz kleines Baby mit < 700 g wird anfangs im Inkubator versorgt, bis es stabiler ist. Wenn es kräftiger ist darf es zum Kängurun auf Mamas oder Paps Brust.

Bei Frühgeborenen übernimmt der Inkubator die Funktion der Gebärmutter.

Man versucht, den Babys ein kuscheliges Zuhause zu bieten – mit Kissen, Fell und bunten Decken. In den Versorgungspausen wird der Inkubator mit einem dunkelblauen Tuch abgedeckt, um dem Baby Dämmerlicht zu geben. In den Wachphasen werden rote Tücher zum Anregen der Wachheit benutzt. Gelbe Tücher werden eingesetzt, um den Appetit zu stimulieren und grüne Tücher wirken beruhigend. Eine Hängematte im Inkubator vermittelt dem Baby sensorische Reize, und es wird geschaukelt wie im Mutterleib. Auch Stimmen und Musik werden zum Anregen eingesetzt. Ruhige Musik wirkt beruhigend, stimmungsmachende Musik anregend. Wenn Sie eine Lieblingsmusik in der Schwangerschaft hatten, können Sie diese auf eine Kassette aufnehmen und Ihrem Baby vorspielen.

Was bedeutet diese Situation für Sie?

Angst und Ohnmacht, eventuell Schuld- und Minderwertigkeitsgefühle sind in so einer Situation nicht selten. Gedanken gehen der Mutter durch den Kopf: »Wird das Baby überleben? – Es liegt in der Kinderklinik, und ich kann nichts tun! – Warum passiert das ausgerechnet mir? – Bin ich nicht mal in der Lage, ein Baby auszutragen? – Habe ich zu wenig Rücksicht auf mich genommen und dies dadurch verursacht?«

Die Trennung vom Kind

Wenn Sie einen Kaiserschnitt mit Vollnarkose bekommen haben, ist das Baby oft schon in die Kinderklinik verlegt worden, bevor Sie es überhaupt gesehen haben. Sie hatten keine Möglichkeit, Ihr Kind kennen zu lernen – es ist Ihnen fremd.

In dieser Situation ist es ganz wichtig, verständnisvolle Gesprächspartner zu haben. Eventuell kann Ihr Partner ein Foto vom Baby machen. Dies ist für Sie sicherlich eine große Hilfe, um sich mit dem Baby auseinander zu setzen und eine Beziehung aufzubauen. Es hilft

unphysiologisch, dem Säugling die Nahrung über den Magen-Darm-Trakt vorzuenthalten, wie unreif er auch ist, da dies normalerweise im Mutterleib nicht passieren würde.« Auch in der Gebärmutter macht der Fetus Saug- und Schluckbewegungen und trinkt Fruchtwasser ab der frühen Schwangerschaft. Das hat eine reifende Wirkung auf den Magen-Darm-Trakt. Im dritten Schwangerschaftstrimester trinkt der Fetus davon ca. 500 ml pro Tag. Gleich nach der Geburt wird die Ausschüttung von gastrointestinalen Hormonen durch das erste Stillen stimuliert. Kinder, die keine Nahrung über den Magen-Darm-Trakt bekommen, bilden diese Hormone nicht. Ein zu früh geborenes Baby soll je nach Ausgangsgewicht zwischen 20−30 g pro Tag zunehmen. Aus diesem Grund wird die erforderliche Trinkmenge in 24 Stunden berechnet und je nach Ausgangsgewicht die Muttermilch angereichert. Die Babys müssen eine bestimmte Kalorienmenge pro Tag zu sich nehmen, da sie keine eigenen Reserven haben.

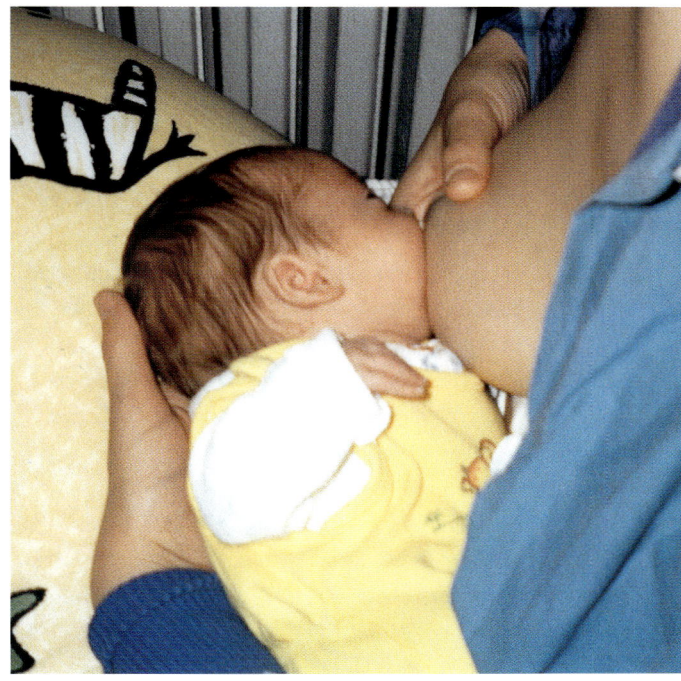

So liegt Ihr Baby gut in Ihrer Hand. Der Rücken ist stabilisiert und Sie können mit der anderen Hand beim Erfassen der Brust helfen.

Tipp:
Mundpflege mit Muttermilch

Bei Babys, die mit der Magensonde ernährt werden, kann die Mundpflege mit Muttermilch durchgeführt werden. Unter der Zunge sitzen spezielle Drüsen, die Linguallipasen bilden. Diese sind wichtig für die Fettspaltung und -verdauung. Das ist von besonderer Bedeutung, da auch die Bauchspeicheldrüse noch unreif ist. Aber auch der Aufbau der Magen-Darm-Schleimhaut, ihre Funktion und die Bildung von gastrointestinalen Hormonen (Enteroglucagon, Gastrin) werden auf diese Weise angeregt.

Muttermilch wirkt schmerzstillend. Bei Blutentnahmen oder schmerzhaften Interventionen empfiehlt es sich, das Kind zu stillen bzw. einen Watteträger mit Milch zu tränken und dem Kind zum Saugen anzubieten. Nicht gestillte Kinder

erhalten eine Schmerzstillung über das Saugen an einem Träger mit 30 % Glukose.

Beginn der Brusternährung

Lange ging man davon aus, dass ein Baby, das noch nicht aus der Flasche trinken kann, auch nicht an der Brust trinken kann. Inzwischen gibt es Untersuchungen, die genau das Gegenteil belegen. Ein Baby, das in der Lage ist, Saugen, Schlucken, Atmen zu koordinieren, kann ebenfalls, wenn nicht noch besser, an der Brust trinken. Der Trinkvorgang an der Brust ist natürlich und für die Herz-Kreislauf-Funktion und die Atmung des Kindes weniger anstrengend als alle anderen Fütterungsmethoden.

Anlegen – was ist wichtig?

• Suchen Sie sich einen gemütlichen Platz und einen bequemen Sessel, damit Sie sich beim

Stillen entspannt und wohl fühlen. Wichtig sind Kissen zum Abstützen.

● Vor dem Anlegen kann der Milchspendereflex durch eine Brustmassage oder einen feuchtwarmen Umschlag stimuliert werden. Wenn das Baby noch saugschwach ist, erhält es so ohne große Mühe gleich Milch.

● Sie können auch die Vordermilch abpumpen, dann bekommt das Baby gleich die kalorienreichere Hintermilch.

● Damit das Baby die Brust richtig erfassen kann, können Sie die Brustwarze stimulieren. Ein Tropfen Muttermilch auf der Brustwarze oder im Mund des Babys verstrichen, regt zum Saugen an. Schwierig wird das Erfassen der Brustwarze für das Baby, wenn sein Mund im Verhältnis zur Brustwarze noch sehr klein ist.

Frühgeborenenhaltung

Für Frühgeborene eignet sich ein modifizierter Wiegegriff. Legen Sie Ihr Kind zum Beispiel auf den linken Unteram, das Köpfchen in Ihre Hand. Führen Sie das Baby zur linken Brust.

Das Baby wird durch den Unterarm an Schulter und Rücken gut stabilisiert und gestützt.

Mit der rechten Hand können Sie die Brust unterstützen, dem Baby beim Erfassen der Brust helfen und dann mit dem Daumen die Milch von hinten nach vorne streichen, sodass das Baby schneller zum Erfolg kommt. Frühgeborene atmen stabiler, wenn der Kopf etwas höher liegt als der restliche Körper. Sie erreichen dies durch das Aufstellen des rechten Fußes auf einen Schemel.

Hoppe-Reiter-Sitz – aufrecht stillen

Wenn Sie sich das Baby auf den Bauch legen, Gesicht auf Höhe der Brustwarze und auch den Rücken gut stützen, kann das Kind die Brust gut erfassen. Sie können Kinn und Kopf zusätzlich mit dem DanCer-Griff unterstützen. Dadurch wird das Baby entlastet und benötigt weniger Energie. In dieser Position kann das Kind Atmen, Saugen, Schlucken gut koordinieren.

Rückengriff (Fußball-Haltung)

Auch diese Position (siehe Seite 69) ist bei Frühgeborenen recht gut anwendbar.

DanCer-Griff

Umfassen Sie die Brust im C-Griff (siehe Seite 65). Nun schieben Sie die Hand so weit hervor, dass Daumen und Zeigefinger ein U von unten bilden. Das Kinn des Kindes wird in das U eingehängt, Daumen und Zeigefinger halten die Wangen des Babys.

Saugstimulation

Fassen Sie mit dem Mittelfinger und dem Daumen die beiden Wangen im oberen Bereich und streichen Sie diese aus Richtung Ohr in Richtung Mund jeweils dreimal. Dann wiederholen Sie diese Streichbewegung dreimal in der Wangenmitte und nochmals im unteren Bereich der Wangen. Nun streichen Sie jeweils dreimal über Unterlippe und Oberlippe. Falls der Unterkiefer nach innen fällt, klopfen Sie mit der Fingerkuppe nochmals dreimal vorsichtig rund um die Oberlippe und Unterlippe. Wenn das Kind Suchbewegungen zeigt und den Mund weit öffnet, lassen Sie den Finger einziehen oder wandern Sie sanft und vorsichtig mit der Fingerkuppe entlang des harten Gaumens bis zum Übergang weicher Gaumen. Das Baby beginnt zu saugen.

Schluckstimulation

Wenn Sie vom Kinn beginnend nach unten entlang der Kehle streichen, wird das Baby zum Schlucken angeregt.

Zufütterung

Das früh geborene Baby soll durchschnittlich
20–30 g pro Tag zunehmen, also ca. 150 g
pro Woche. Wenn es möglich ist, dass Sie in
der Kinderklinik übernachten können, können
Sie Ihr Kind, falls es die Fähigkeiten dazu zeigt,
ausschließlich stillen. Falls eine Mitaufnahme
der Mutter in die Kinderklinik und ein Rooming-
in nicht möglich ist, können Sie Ihr Kind über
den Tag ausschließlich stillen. Nachts müssten
Sie von zu Hause kommen oder das Kind
durch das Pflegepersonal versorgen lassen.

Becherfütterung bei Frühgeborenen

Ab der 30. Schwangerschaftswoche fangen
Frühgeborene an zu zeigen, dass sie bereit
dazu sind, zu saugen und Nahrung über den
Mund aufzunehmen. Bei Müttern, die mit ihrem
Baby Hautkontakt hatten, wurde beobachtet,
dass das Baby die Zunge herausstreckt und zu
lecken beginnt, wenn etwas Muttermilch auf
der Brustwarze war. Jahrelang ging man davon
aus, dass dem Kind jetzt unbedingt etwas zum
Saugen gegeben werden muss, um es zu be-
friedigen. Meist war das der Schnuller. Aber
viele Babys lassen sich damit nicht beruhigen,
sondern spucken den Schnuller wieder aus.
Zu früh geborene KInder können jedoch wie
Katzen aus einem Becher lecken. Die Becherfütterung stellt eine Alternative zur Flaschengabe dar und beugt einer Saugverwirrung vor.
Das Lecken aus dem Becher bereitet auf das
Saugen an der Brust vor. Oft lernen Frühgeborene schneller, aktiv und effektiv an der Brust
zu saugen.

Hier noch einmal die Vorteile zusammengefasst:

- Das Baby benötigt weniger Energie, die
Atmung ist konstanter
- Stimulation von Zungen- und Kieferbewe-
gung

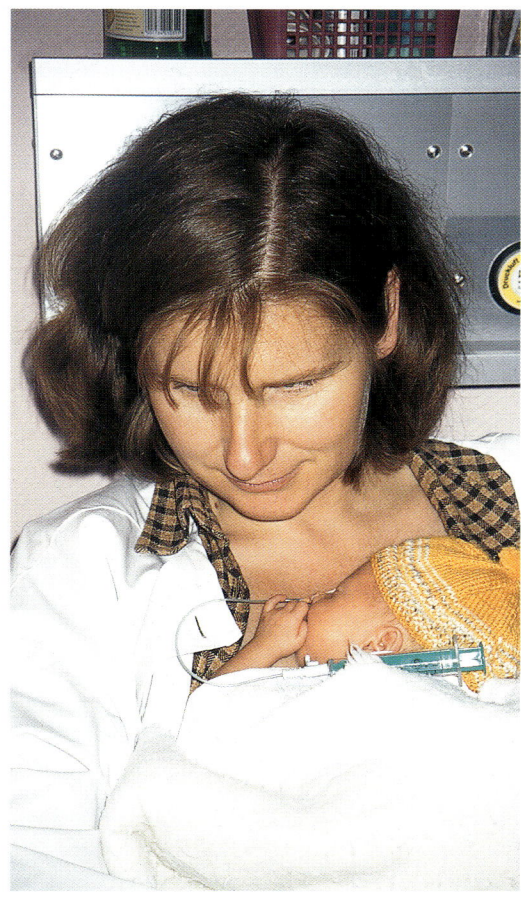

*Innig verbunden beim Kängurun. Das Baby
fühlt sich wohl und atmet gleichmäßig.*

- Stimulation von Geruchs- und Geschmacks-
sinn
- Anregung von Speichel und Linguallipasen
- Blickkontakt (Bonding)
- Das Baby bestimmt die Aufnahmemenge
selbst – weniger Essstörungen (siehe Seite
93ff.)

Das früh geborene Baby kommt nach Hause

Viele Frühgeborene brauchen einige Zeit, um
die Erlebnisse ihrer Geburt und die Zeit im
Krankenhaus zu verarbeiten. Sie weinen oft,

sind gereizt und leicht zu erschrecken. Sie suchen viel Körperkontakt und Wärme. Ein Tragetuch oder -beutel kann hier gute Dienste erweisen. Am Tag ist ein Kuschelnest mit Lammfell oder auch eine Babyhängematte ein Platz, an dem sich Ihr Kind beruhigen kann. Ein Mützchen aus Wolle oder Seide schützt es vor dem Auskühlen. Babys verlieren viel Wärme über den Kopf.

Manchmal muss sich das Kind auch erst an die Ruhe zu Hause gewöhnen. Denken Sie daran, auf der Frühgeborenenstation war es nie ganz ruhig und auch in der Nacht nie ganz dunkel. Manche Babys brauchen tatsächlich am Anfang eine Geräuschkulisse zu Hause. Es spürt in den ersten Tagen auch Ihre Aufregung und Unsicherheiten, sodass Sie beide etwas Zeit brauchen, sich aneinander zu gewöhnen.

Vielleicht haben Sie nie die Möglichkeit gehabt, Ihr Kind nachts zu erleben, und Sie sind erstaunt darüber, dass es nicht geräuschlos schläft. Wenn Ihr Baby schon über 45 bis 50 ml an Ihrer Brust getrunken hat, können Sie es in der Regel nach Bedarf stillen. Anfangs ist es gut, sich die Häufigkeit zu dokumentieren. Einmal wiegen am Tag gibt Ihnen zusätzlich die Sicherheit, dass Ihr Baby nicht abnimmt. Sie können auch eine Hebamme oder Still- und Laktationsberaterin um Unterstützung in den ersten Tagen bitten.

Wenn das Baby stirbt

Sie werden viel Zeit brauchen, um dies zu verarbeiten. Das Gespräch mit anderen Eltern, die Ähnliches erlebt haben, hilft Ihnen. Wichtig ist auch, dass Sie in Ruhe Abschied von Ihrem Kind nehmen können. Ein letztes Foto oder ein Fuß- oder Handabdruck hilft bei der Bewältigung der Trauer. Schon in der frühen Schwangerschaft kann beim Verlust des Kindes

Suchen Sie sich Gesprächspartner, die Ihnen helfen, Ihre Trauer zu überwinden.

die Milchbildung einsetzen. Durch den Schock kann es passieren, dass Ihre Milchbildung von heute auf morgen versiegt.

Sie sollten auf alle Fälle mit der Hebamme, dem Arzt oder der Stillberaterin über mögliche Maßnahmen zum Abstillen sprechen. Oft helfen die konservativen Maßnahmen (siehe Seite 104). Nehmen Sie Kontakt zu einer Selbsthilfegruppe auf. Dort bekommen Sie Hilfe bei all dem Gefühlschaos, mit dem Sie sich auseinandersetzen müssen.

Die Känguru-Methode

Die Idee stammt aus Bogota (Kolumbien) und war eigentlich ein Notbehelf. Mangels Inkubatoren mussten mehrere Kinder in einem Inkubator betreut werden, was wiederum zu häufigen Infektionen und einer hohen Sterblichkeit führte. Die Kinderärzte Rey und Martinez versuchten, diese Situation in den Griff zu bekommen, indem sie die Körperwärme der Mütter nutzen wollten und anregten, die Kinder Tag und Nacht unter die Kleidung zu nehmen – Haut auf Haut. Voraussetzung war ein stabiler Allgemeinzustand der Babys. Die Mütter wurden mit den Frühchen entlassen und ambulant betreut.

Die Überlebensrate stieg bei Kindern mit einem Gewicht von 500 g–1000 g von 0 % auf 72 %, bei Kindern mit einem Gewicht von 1000 g–1500 g von 27 % auf 89 %.

Vorteile der Känguru-Methode

- Mütter fühlen sich entspannt und entwickeln eine liebevolle Beziehung zu ihren früh geborenen Babys.
- Babys werden ruhiger. Dadurch verbessern sich Sauerstoffversorgung, Atmung und Herzfrequenz.
- Babys gedeihen und entwickeln sich besser, werden wacher und aufmerksam. Der Stillbeginn ist leichter.
- Kängurun bedeutet weniger Stress für beide.

Sanfte Frühgeborenpflege (Minimal Handling) – Erfahrungen aus Wien

Dr. Marina Marcovich vom Mautner Markhoff'-schen Kinderspital, Wien, ist eine Pionierin in der Frühgeborenenmedizin.

Sie sammelte jahrelange Erfahrungen mit Frühgeborenen unter 1500 g. Sie stellte dabei fest, dass gerade mit diesen Kindern sehr schonend umgegangen werden muss. Mit dem Einsatz von Technik war auch sie sehr behutsam, ebenso mit der Kalorien- und Flüssigkeitszufuhr in der ersten kritischen Lebensphase. Sehr bald nach der Geburt wurden die Säuglinge herumgetragen, gebadet und gefüttert wie »normale« Babys.

Allen Frühgeborenen, auch Kindern unter 1000 g, wurde bereits kurz nach der Geburt die Nahrung oral angeboten, und zwar sobald die Babys Saug- und Schmatzbewegungen zeigten. Von Beginn an werden die Kinder ihren Vätern oder Müttern auf die nackte Haut gelegt. Die Nähe, Innigkeit und Geborgenheit hilft den Säuglingen, ihre Entwicklung aufzuholen.

Selbst die kleinsten Babys zeigten Saugreaktionen. Das kleinste Frühgeborene wog 460 g, als es das erste Mal an der Brust seiner Mutter saugte. Für die Mütter ist dieses Erlebnis von entscheidender Bedeutung. Es stimuliert nicht nur den Milchfluss, sondern gibt ihnen auch das Gefühl, ein normales, wenn auch kleines Kind zu haben. Dies ist sehr wichtig, da gerade Mütter von Frühgeborenen sehr häufig mit Schuldgefühlen behaftet

sind, ihr Kind nicht voll ausgetragen zu haben. Der Hautkontakt mit dem Kind und das Anlegen des Kindes vermitteln beiden – Mutter und Kind – Ruhe und Sicherheit.

Und in anderen Ländern?

Viele Kinderkliniken in Deutschland setzen inzwischen die Erkenntnisse von Frau Dr. Marcovich in die Praxis um. Auch das Frühgeborenen-Rooming-in findet immer mehr Platz und die räumlichen Vorraussetzungen dazu werden, wo nur möglich, geschaffen. Muttermilch als Lebenselexier steht an erster Stelle zur Ernährung von Frühgeborenen. Steht keine Muttermilch zur Verfügung wird zur Überbrückung oft gespendete Frauenmilch verwendet. Besonders wichtig ist dies bei extrem kleinen und unreifen Frühgeborenen. So haben sich neben den Milchbanken im ehemaligen Ostdeutschland auch im ehemaligen Westdeutschland wieder Milchbanken etabliert. Erleichtert wird natürlich die Kontaktaufnahme mit einem kranken und zu früh geborenen Kind, wenn die netonatologische Intensivstation nahe bei der Frauenklinik ist (zum Beispiel ein Perinatalzentrum).

Die Universitätsklinik Zürich in der Schweiz hat im Rahmen der Wochenbettbetreuung die Möglichkeit geschaffen, stabile Frühgeborene ab der 34. Schwangerschaftswoche in einem Rooming-in Zimmer unterzubringen. Kinderkrankenschwestern unterstützen die Mütter bei der täglichen Versorgung, helfen beim Stillen und vermitteln Sicherheit.

Kranke oder behinderte Kinder stillen

Die Geburt eines behinderten Kindes versetzt Vater und Mutter oft einen Schock. In dieser Situation ist es besonders wichtig, dass sie das Kind nach der Geburt kennen lernen können. Ablehnung, ein schlechtes Gewissen, Ekelgefühle, Verzweiflung – mit all dem müssen sie fertig werden. Das Baby wiederum sucht Nähe und Geborgenheit – und es braucht Muttermilch.

Gerade ein behindertes oder krankes Kind erhält durch das Stillen die besten Startbedingungen. Allerdings ist es in dieser Situation nicht einfach, und Sie brauchen Mut, Kraft, Selbstvertrauen und Unterstützung. Denn einerseits möchten Sie die Milchbildung anregen und abpumpen, andererseits setzt Sie diese unerwartete Situation erstmals unter Stress. Angst, Schmerz und Trauer bringen die Tränen zum Fließen und blockieren die Milchbildung. Nicht bei jeder Behinderung ist eine Verlegung in die Kinderklinik erforderlich. Es gibt Entbindungsstationen, die Babys mit einer Lippen-Kiefer-Gaumenspalte nicht mehr verlegen, sondern es Mutter und Kind ermöglichen, sich nach der Entbindung kennen zu lernen und zusammenzubleiben. Untersuchun-

gen zeigen, dass das der Mutter hilft, eine liebevolle Beziehung zum Kind aufzubauen, und das Kind wiederum entwickelt sich besser.

Muss das Kind in die Kinderklinik verlegt werden, ist dies für Sie besonders hart, da das erste Kennenlernen nach der Geburt meist nicht möglich ist, und Sie das Kind gar nicht gesehen haben. Viele Mütter empfinden in dieser Situation die ersten Stunden und Tage besonders belastend, weil für sie oft nicht klar ist, was das Kind hat und wie groß seine Überlebenschancen sind.

Versuchen Sie, mit Ihrem Partner zusammen so bald wie möglich das Baby zu besuchen. In manchen Kinderkliniken ist es auch möglich, dass Sie oder Ihr Partner mit aufgenommen werden können. Auch wenn Sie anfangs Gefühle haben mögen wie »Oh Gott, warum mein Kind? – Ich kann gar nichts tun; das Wesen an diesen vielen Schläuchen und Geräten soll mein Baby sein? – Warum hat es diese Behinderung? Es sieht schrecklich aus!« – das Baby braucht Sie. Verschiedentliche Untersuchungen haben belegt, dass sich kranke, früh geborene und behinderte Kinder besser entwickeln und weniger Infektionen erleiden, wenn sie Kontakt zur Mutter haben.

Da diese Babys besonders infektanfällig sind, ist für sie jeder Tropfen Muttermilch wertvoll, denn die Schutz- und Abwehrstoffe sind in keiner künstlichen Nahrung enthalten.

Das Baby hat sich seine Ankunft auf der Welt sicherlich auch anders vorgestellt. Es kennt Ihren Herzschlag, Ihre Stimme, Ihr Wesen aus der Zeit im Mutterleib und, auch wenn Sie es anfangs »nur« streicheln können, die Hand halten können, Ihre Hand auf seinen Kopf legen können, spürt das Baby Ihre Nähe. Sie werden beobachten, dass es ruhiger wird. Bei Kindern mit Atemschwierigkeiten wurde beobachtet, dass sie ruhiger und koordinierter atmeten. Es hilft Ihnen auch, die Situation besser zu verarbeiten und eine bejahende Einstellung zu bekommen. Frauen berichten davon, dass das Abpumpen von Muttermilch besser klappte, sobald es möglich war, direkten Kontakt mit dem Baby zu haben. Wenn es dem Baby besser geht, können Sie es aus dem Bettchen nehmen und unter Ihren Pullover oder Ihre Bluse direkt auf die Haut legen. Es gibt Behinderungen, bei denen dies von Anfang an möglich ist.

Sie werden mit vielen Problemen konfrontiert

Bei einer akuten Erkrankung oder einer Behinderung werden Sie vom Kind getrennt

Wenn das Kind in die Kinderklinik verlegt wird, besuchen Sie es so bald und so oft wie möglich oder versuchen Sie, eine Mitaufnahme zu erwirken. Versuchen Sie, sich zu entspannen und die Situation zu bejahen. Beginnen Sie baldmöglichst mit dem Abpumpen, um die Milchbildung anzuregen (anfangs mindestens sechs- bis achtmal innerhalb von 24 Stunden).

Wenn das Baby gut saugen kann und allgemein stabil ist

Legen Sie das Baby sofern möglich nach Bedarf an. Falls dies durch die Trennung von Ihnen nicht möglich ist, versuchen Sie, das Baby zu einigen Stillmahlzeiten zu besuchen. Pumpen Sie die restlichen Mahlzeiten ab, damit

das Baby Muttermilch per Sonde oder Becher erhalten kann. In vielen Kinderkliniken wird das kranke Baby nach wie vor mit der Flasche aufgefüttert. Auch dann ist ein erfolgreiches Stillen, sobald das Baby stabil ist, möglich. Bei manchen Erkrankungen hat das Baby nur wenig Appetit, wird schnell müde. Hier kann es hilfreich sein, das Baby anzulegen und zusätzlich Muttermilch zu sondieren, oder auch die Zeitabstände zwischen den Mahlzeiten zu verringern, zum Beispiel alle zwei Stunden anzulegen oder zu sondieren.

Auch bei einer späteren Erkrankung wie zum Beispiel bei Durchfall ist Muttermilch und Stillen die beste Ernährungsart, um die Krankheit zu bekämpfen. Viele Kinder wissen das intuitiv, lehnen dann jegliche andere Nahrung ab und wollen wieder häufiger an die Brust. Das kann eine Mutter dazu bringen, ein fast abgestilltes Baby wieder ausschließlich zu stillen. Muttermilch ist die beste Heilnahrung (siehe Seite 39).

Wenn das Baby durch die Erkrankung schlechter saugt als zuvor

Hier hilft häufiger kürzer anlegen und verabreichen von zusätzlicher Muttermilch durch Magensonde oder Becher.

Wenn das Baby nicht saugen kann, trinkschwach ist oder streikt

Eventuell wird das Baby in diesem Fall über Infusionen ernährt oder es hat eine Magensonde zur Dauerernährung gelegt bekommen. Pumpen Sie dann regelmäßig ab. Legen Sie das Baby so oft wie möglich an und ermöglichen Sie ihm den Kontakt zur Brust mit lecken, nuckeln, saugen, während Sie die Nahrung sondieren. Auch ein komplett intravenös ernährtes Kind fühlt sich an der Brust wohl.

Wenn dem Baby keine Nahrung gegeben werden kann

Pumpen Sie die Muttermilch regelmäßig ab, damit die Milchbildung aufgebaut wird und erhalten bleibt, und legen Sie einen Muttermilchvorrat an. Die Känguru-Methode ist hier oft der erste Schritt auf dem Weg zur Besserung. Wenn das Baby noch keine Nahrung aufnehmen darf, legen Sie es nach dem Abpumpen an die Brust, sodass es die Brust erforschen kann.

Was Sie prinzipiell beim Anlegen beachten sollten:

- Oft neigen die Babys dazu, sich zu verschlucken. Eine aufrechte Position (aufrechtes Stillen im Rückengriff, mit der Frühgeborenenhaltung oder der Hoppe-Reiter-Sitz) hilft dem vorzubeugen.
- Wenn das Baby Probleme mit der Atmung hat oder zu schwach ist, um die Brust nach dem Erfassen zu halten, hilft es, das Kind mit dem DanCer-Griff zu unterstützen, sowie eine aufrechte und für beide bequeme Position zu wählen.

Wenn das Baby operiert wird

Manche Babys müssen operiert werden. Sie können Ihr Kind zwei bis vier Stunden vor der Operation das letzte Mal stillen. Nach der Operation sollten Sie es so bald wie möglich wieder anlegen. Um die Milchbildung aufrechtzuerhalten, sollten Sie in der Zwischenzeit abpumpen. Nehmen Sie Kontakt zu einer Selbsthilfegruppe auf (siehe Seite 186ff.), dort erhalten Sie Hilfe und Unterstützung.

Downsyndrom (Trisomie 21)

Bei dieser Krankheit kommt das Chromosom 21 dreifach vor. Für viele Eltern ist die Geburt eines Babys mit Downsyndrom erst einmal ein Schock. Oft wird das Baby zunächst abgelehnt.

Die Möglichkeit, sich ausgiebig im Kreißsaal zu befühlen und zu beschnuppern, kann helfen, das erste Band der Beziehung zwischen Eltern und Kind zu knüpfen. Manchmal werden diese Kinder aber auch gleich in die Kinderklinik verlegt, weil vielleicht zusätzlich zur Behinderung noch andere Auffälligkeiten vorliegen. Gerade dann ist Muttermilch ganz wichtig, da diese Babys sehr infektanfällig sind.

Was Sie tun können:

- Beginnen Sie innerhalb der ersten sechs Stunden nach der Geburt mit dem Abpumpen, um die Milchbildung in Gang zu bekommen.
- Anfangs erhält das Baby die Nahrung über die Magensonde. Erst langsam können Sie mit dem Anlegen beginnen.
- Mund-, Kiefer- und Zungenmuskulatur werden durch das Stillen trainiert und dies fördert später die Sprachentwicklung. Falls das Stillen nicht gleich klappt, können Babys mit Downsyndrom mit dem Becher oder mit dem Brusternährungsset gefüttert werden.
- Da die Muskeln oft schlaff sind, hilft es dem Baby, wenn Sie es in einer aufrechten Position (zum Beispiel Hoppe-Reiter-Sitz) stillen und den Kopf mit dem DanCer-Griff stützen. Das Saugen selbst bereitet meist keine Probleme.
- Helfen kann man dem Baby beim Trinken, wenn man mit leichtem, dem Saugrhythmus angepasstem Druck oder leichtem Streichen unter dem Kinn die Zungenhebung beim Saugen unterstützt.
- Auch das Anregen zum Saugen durch Einführen des Fingers in den Mund und Stimulation des Saugreflexpunkts am Übergang des harten zum weichen Gaumen kann helfen, dass das Baby die Brust besser erfasst.
- Stimulation der Brustwarze, bis sie sich aufrichtet und Anpumpen, bis der Milchspende-

beim Kind durch weiteres Teilstillen immer noch 31 % seines Nährstoffbedarfs durch die Muttermilch abgedeckt. Folgende interessante Beobachtungen wurden dazu gemacht:

Die Immunglobuline steigen an, vermutlich aufgrund der abnehmenden Milchmenge. Bei einem zwanzig Monate alten gestillten Baby ist der Immunfaktorspiegel der Muttermilch genauso hoch wie bei einem zwei Wochen alten Säugling. Lysozym, das eindringende Bakterien bekämpft, Laktoferrin, das die Ansiedlung von Bakterien verhindert, der Laktobazillus bifidus, der für das Darmmilieu verantwortlich ist, all diese wichtigen Schutz- und Abwehrstoffe steigen sogar noch deutlicher an. Das ist für das Kleinkind, das nun immer mehr Kontakt mit seiner Umwelt aufnimmt und mit viel Schmutz in Berührung kommt, ein ganz besonderer Schutz.

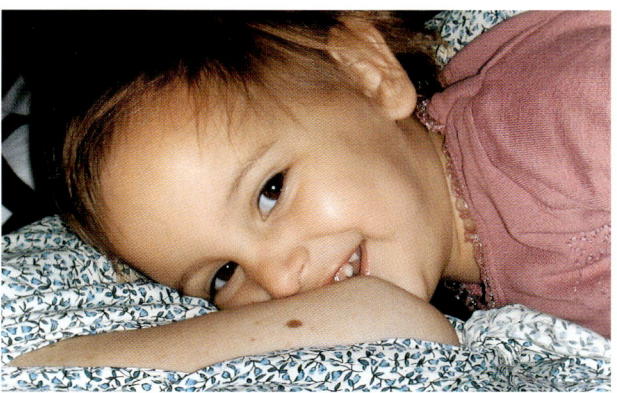

Auch ältere Kinder genießen noch das Stillen.

Stillen eines Adoptivkindes (Induzierte Laktation)

Es gibt auch die Möglichkeit, die Milchbildung bei Müttern zu aktivieren, die noch nie schwanger waren und noch nie gestillt haben. Wenn Adoptivmütter zum Beispiel ihr Adoptivkind stillen möchten.

Bei der La Leche Liga (Adresse siehe Seite 186) können Sie mit einer erfahrenen Beraterin Kontakt aufnehmen. Das Stillen eines Adoptivkindes ist nicht so einfach, und oft klappt es auch nur teilweise. Aber Sie haben die Möglichkeit, Ihr Bestes zu geben und das Kind wird die körperliche Nähe und Geborgenheit genießen. Wenn Sie sich in diesem Fall für das Stillen entscheiden, sollten Sie sich um Entlastung im Haushalt kümmern und ein »frühes Wochenbett« einrichten, sodass Sie genug Ruhe haben und sich entspannen können. Sie benötigen außer Ruhe auch ausreichend Nahrung und Flüssigkeit.

Die Brustdrüse, die aufgrund der fehlenden Schwangerschaft nicht aufgebaut wurde, muss sich nun entwickeln. Das geschieht durch regelmäßige Stimulation (Abpumpen) und kann eventuell durch Medikamente unterstützt werden. In Frage kommt der Wirkstoff Metoclopramid. Doch bezüglich der Medikamente gehen die Lehrmeinungen auseinander. Der Aufbau der Brustdrüse kann einige Tage bis Wochen oder sogar Monate dauern.

Was ist zu tun?

- Suchen Sie eine erfahrene Beraterin auf.
- Beginnen Sie zwei bis drei Wochen, bevor das Baby zu Ihnen kommt, alle drei Stunden – achtmal pro 24 Stunden – abzupumpen. Die Stimulation durch den Partner ist dabei hilfreich.
- Sobald Sie das Baby haben, legen Sie es mindestens achtmal pro 24 Stunden an.
- Wenn sich die Milchbildung noch nicht aufgebaut hat, kann mithilfe eines Brusternährungsset zugefüttert werden. So saugt das Baby weiterhin an der Brust und stimuliert damit die Milchbildung.
- Manche Mütter können irgendwann ausschließlich stillen, andere stillen teilweise und füttern mit dem Brusternährungsset zu.

> Wenn Sie ihr Adoptivkind stillen wollen, sollten Sie Ihre Erwartungen nicht zu hoch ansetzen.

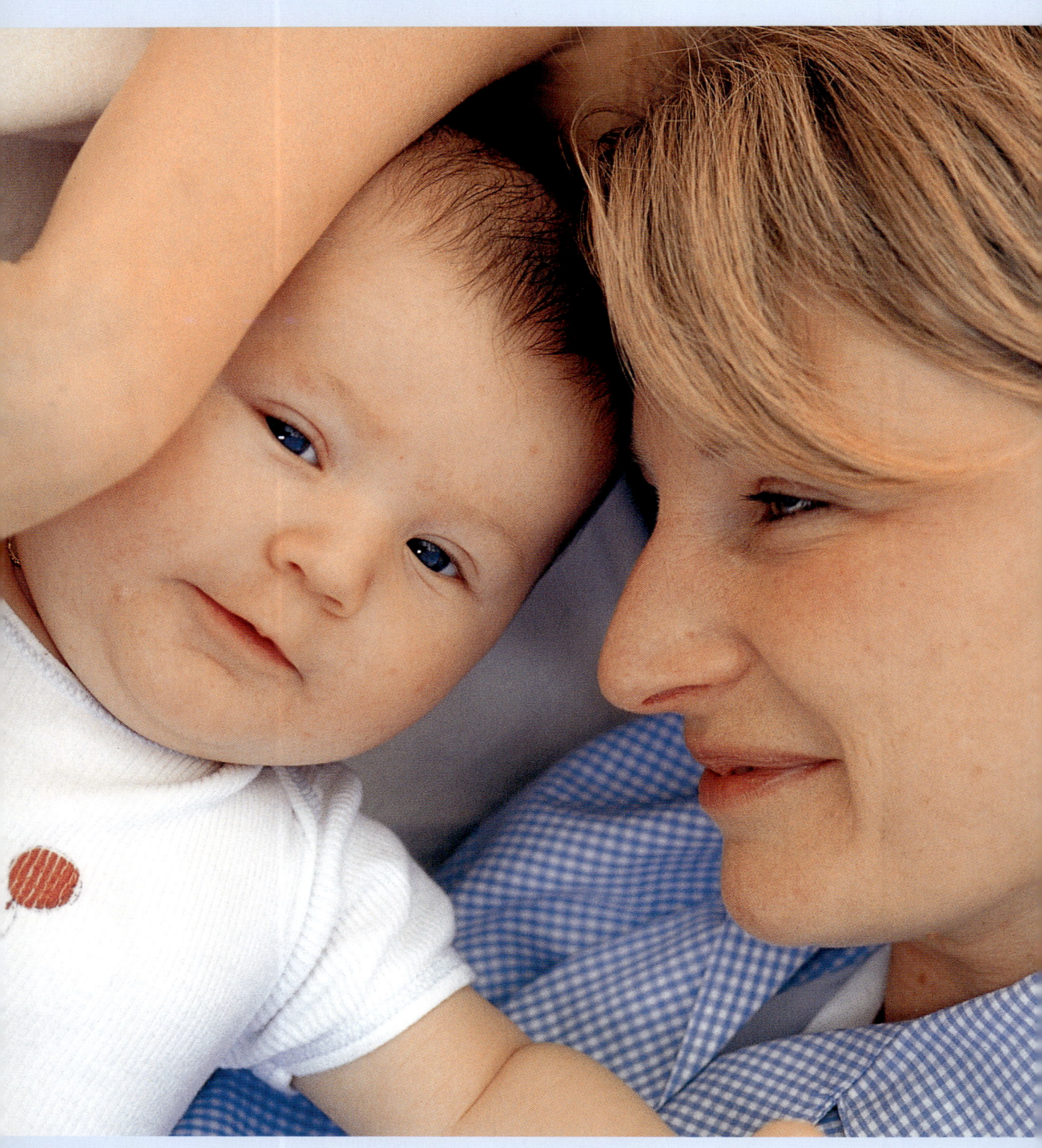

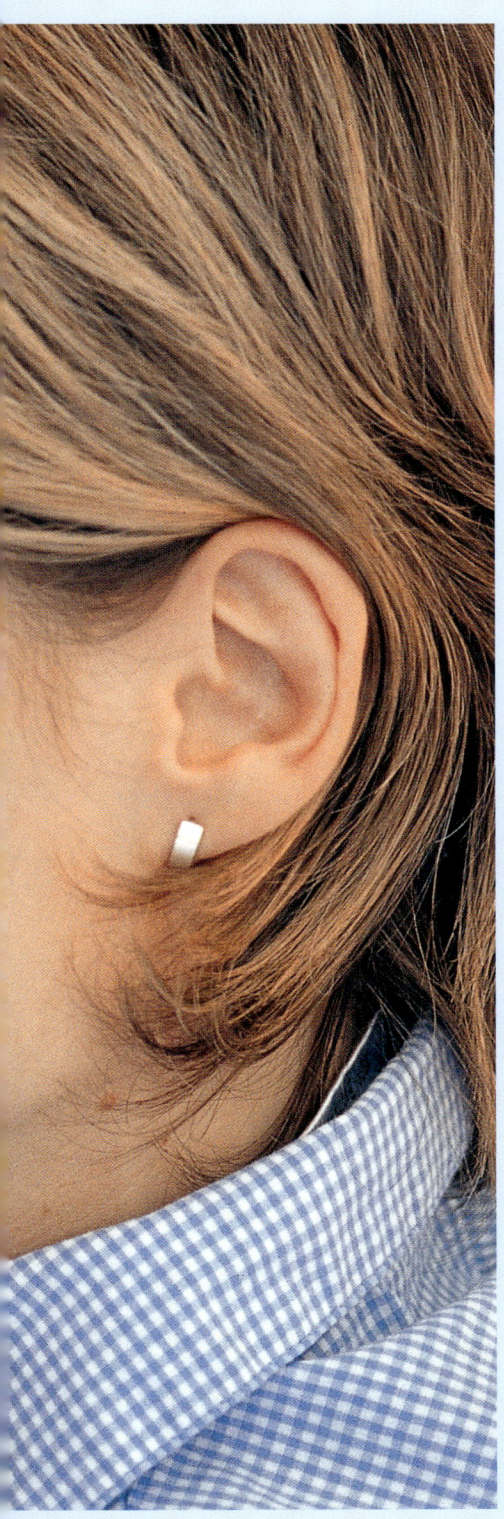

Still-probleme erfolg-reich lösen

Stillen ist eigentlich kein Problem, aber viele Frauen werden im Verlauf der Still-zeit mit dem einen oder anderen Stillproblem konfrontiert. Abstillen und Zufüttern ist in den wenigs-ten Fällen erforderlich. Basiswissen hilft, das Problem zu verstehen, und praktische Tipps helfen, es zu lösen. Stillberaterinnen, Hebammen oder Mütter aus der Stillgruppe können Sie dabei unterstützen, die Schwierigkeit zu meistern.

Ursachen für Stillprobleme erkennen

Es ist wichtig, dass Sie die Ursache eines Problems herausfinden, denn nur dann gelingt es, Abhilfe zu schaffen. Dazu ist es erst einmal notwendig, das Baby zu beruhigen. Ein schreiendes, aufgeregtes Kind wird nicht bereit sein, zum Beispiel eine andere Stillposition auszuprobieren oder mehrfach neu angesetzt zu werden, um korrekt saugen zu lernen.

Eine Stillberaterin oder eine Hebamme kann Ihnen Mut zusprechen und helfen, die Ursache eines Problems herauszufinden. Nehmen Sie rechtzeitig Hilfe und Rat in Anspruch, denn aus manchen nicht wichtig erscheinenden Kleinigkeiten können leicht größere Probleme werden.

Auf folgende Anzeichen der Brüste und der Warzen sollten Sie achten:

- Ihre Brustwarzen sind gerötet, wund und Sie haben zu Beginn, während und nach der Stillmahlzeit Schmerzen.
- Ihre Brustwarzen sehen gequetscht, platt gedrückt, verändert aus, wenn das Baby die Brust loslässt.
- Ihre Brustwarzen bluten während und nach der Mahlzeit.
- Ihre Brustwarzen haben schmerzhafte Schürfungen oder Bläschen im Warzen- und Warzenhofbereich.
- Die Brüste sind angeschwollen.
- Die Brüste schmerzen im gesamten Bereich oder nur in bestimmten Bereichen.
- Die Brüste jucken vor, während und nach dem Stillen.
- Die Brüste schmerzen vor und nach der Stillmahlzeit.
- Die Brüste fühlen sich nach dem Stillen hart und geschwollen an.
- Die Brüste weisen eine Rötung auf.
- Sie haben deutlich fühlbare Knoten.

Die Anzeichen beim Baby:

- Es ist beim Stillen unruhig und unzufrieden.
- Es lässt die Brust während des Stillens los, ist frustriert, unzufrieden und schreit.
- Das Baby streikt und will nicht weiter an der Brust trinken.
- Es beendet keine Stillmahlzeit von allein, scheint »stundenlang« saugen zu wollen, wenn Sie es nicht von der Brust lösen.
- Das Baby möchte ständig saugen. Eine Mahlzeit dauert sehr lange (über eine Stunde). Es will nach 30 Minuten schon wieder saugen (Tag und Nacht).
- Das Baby ist nach der Stillmahlzeit nicht zufrieden, sondern schreit häufig.
- Es schreit häufig, lange und hat Koliken.
- Es scheidet den grünschwarzen Stuhlgang in den ersten Lebenstagen kaum aus.
- Das Baby hat einen dünnflüssigen, grün gefärbten Stuhlgang.

- Es hat bis zum Ende der ersten Lebenswoche noch keinen typischen Muttermilchstuhl entwickelt.
- Das Baby trinkt nicht mit tiefen, ruhigen Saugbewegungen und Schlucken.
- Es nimmt nicht beständig an Gewicht zu.
- Das Baby würgt und spuckt Milch aus.
- Das Baby hat über die ersten zwei Lebenswochen hinaus Gelbsucht.

Brustgröße und -form

Die Größe der Brust wird durch das Binde- und Fettgewebe bestimmt. Die Brustdrüse ist bei allen Frauen gleich groß, das heißt, ob die Brust groß oder klein ist, spielt in Bezug auf Milchbildung und die Fähigkeit zum Stillen keine Rolle. Es können nahezu alle Mütter genug Milch bilden, um ein Kind oder Mehrlinge zu stillen.

Manche Frauen fürchten, dass Stillen die Form der Brust verändert und sie dadurch für den Partner nicht mehr so anziehend wirkt. Das ist ein Ammenmärchen. Die Brust verändert sich in dem Maße, wie sich Ihre Körperfigur verändert. Wenn Sie mehr Fettgewebe anlegen, ist davon auch das Fettgewebe der Brust betroffen. Auch hormonelle Umstellungen verändern die Brust. Wenn Sie eine Schwäche des Binde- und Stützgewebes haben, kann sich auch dies auf die Form und das Aussehen der Brust auswirken. In diesem Falle lohnt es sich, die Brust durch spezielle Gymnastik zu kräftigen.

Durch den Östrogen- und Progesteroneinfluss während der Schwangerschaft wird die Brustdrüse größer und der Brustumfang nimmt zu. Nach der Stillzeit bildet sich der Drüsenapparat wieder zurück und die Brust nimmt ihre ursprüngliche Form an. Durch allmähliches Abstillen strafft sich das Brustgewebe leichter.

Probleme mit den Brustwarzen

Warzenhof

Der dunkel gefärbte Warzenhof wächst mit der Brust mit und wird in der Schwangerschaft auch größer. Die Größe variiert von Frau zu Frau – jede Größe ist in Ordnung.

Schmerzen in der Brust zu Beginn des Stillens

In der ersten Woche klagen viele Mütter über empfindliche Brustwarzen. Diese Schmerzempfindlichkeit mag durch die Hormonveränderungen bedingt sein und lässt mit der Zeit nach. Das erste Stillen ist nicht unbedingt angenehm. Durch den Unterdruck, der entsteht, kurz bevor die Milch die Milchgänge füllt, verspüren viele Frauen einen starken Ansaugschmerz. Wenn die Milch fließt, lässt der Schmerz nach. Manchmal hilft es, wenn Sie den Milchspendereflex vorher auslösen. Eventuell können Sie etwas Milch abdrücken oder die Brust anpumpen. Ein feuchtwarmer Umschlag vorweg, lässt die Milch leichter fließen. Gute Erfahrungen wurden auch mit dem Benetzen der Brustwarze mit Wasser vor dem Stillen gemacht. Der Ansaugschmerz nimmt ab, je besser die Milchbildung in Gang kommt. Während des Stillens sollten Sie diesen intensiven Schmerz nicht spüren.

Überzählige Brustwarzen – versprengtes Drüsengewebe

In der Embryonalzeit wird die Brust angelegt. Wird die Milchleiste nicht ausreichend rückresorbiert, kann es zur Anlage von mehreren Brustwarzen kommen. Diese sollten vom Gynäkologen bei der Krebsvorsorge mit untersucht werden. Es kommt auch vor, dass versprengtes Drüsengewebe eine Brustwarze mit Ausführungsgängen bildet, die so genannte dritte Brust. Oft tritt diese Erscheinung im Achselbereich auf. In den ersten Tagen nach der Geburt schwillt dieses Gewebe an, und auch hier kann Milch einschießen und auslaufen. Die Milchbildung für die erste Mahlzeit wird durch das Prolaktin bestimmt. Danach wird sie durch das regelmäßige Saugen des Kindes angekurbelt. Von daher brauchen Sie an der »dritter Brust« nichts zu tun. Sie bildet sich innerhalb von 14 Tagen zurück. Wenn die Schwellung zu stark wird, können Sie die »dritte Brust« mit einem Quarkumschlag aus dem Kühlschrank kühlen. Eine Arnikaauflage hilft ebenfalls beim Abschwellen. Auch eine Kohlblattauflage oder eine Petersilienkompresse kann helfen. Ausdrücken oder Ausstreichen der Milch ist nicht erforderlich. Je weniger Sie manipulieren, desto schneller bildet sie sich zurück.

Wunde Warzen

Viele Mütter klagen während der ersten Wochen über wunde Warzen. Manche bekommen sie erst zu einem späteren Zeitpunkt. Wunde Warzen geben immer einen Hinweis darauf, dass irgendetwas bei der Stilltechnik nicht in Ordnung ist, sei es, das Baby ist nicht korrekt angelegt oder es erfasst die Brust nicht richtig. In selteneren Fällen sind auch andere Ursachen auffindbar, wie zum Beispiel ein zu kurzes Zungenbändchen.

Das Problem der wunden Warzen wird schon in Büchern des 16. und 17. Jahrhunderts beschrieben. Durch die Literatur geistert immer noch die Empfehlung, dass die Einschränkung des Stillens während der ersten Zeit – bis die Milch kommt – eine förderliche Maßnahme wäre. Dies stimmt nicht!

Wenn das Baby nur die Brustwarze erfasst oder die Brustwarze mit nur wenig Brustgewebe, kann es den natürlichen Sauger nicht richtig bilden. (Sie erinnern sich: Nur ein Drittel dieses natürlichen Saugers ist die Brustwarze, der Rest ist Brustgewebe.) Der Sauger reicht also nicht weit genug in den Mund des Kindes hinein, das Baby kann den Unterdruck nicht richtig aufbauen, und die Zunge hat Schwierigkeiten, den Sauger zu halten und mit wellenförmigen Bewegungen die Milchgänge richtig auszumassieren.

Wenn das Baby saugt, rutscht der Sauger im Mund hin und her. Durch die Reibung wird die Warze gequetscht und wund. Oft rutscht auch die Warze während des Saugens aus dem Mund.

»Bei einem Besuch auf der Wochenstation, im Rahmen einer Ausbildung von Gesundheitspersonal, wurden Mütter beim Stillen beobachtet und interviewt. Sehr eindrücklich erlebte meine Ausbildungsgruppe eine Mutter, die versuchte, ihr Baby anzulegen, sich beim ersten Ansaugen total verspannte und mit schmerzverzerrtem Gesicht und Tränen in den Augen das Kleine hielt. Wir beobachteten, dass das Baby Mühe hatte, die Brust richtig zu erfassen, da sein Körper zu weit von dem der Mutter entfernt war, und dass es nur die Brustwarze im Mund hatte und schnell und aufgeregt saugte, bis es schreiend die Brust losließ. Der Warzenbereich war gequetscht, der Warzenhof an zwei Stellen sichelmondförmig gerötet. Nachdem wir der Mutter zeigten, wie sie das Baby besser anlegen konnte, und ihr halfen, dass das Kind die Brust korrekt erfasste, ging von einer Minute zur anderen ein Leuchten über das Gesicht der Mutter. Sie entspannte sich, und das Baby begann, nach anfänglichem heftigen Saugen, in tiefen, koordinierten und ruhigen Schlucken zu trinken. Es war das erste Mal, dass das Stillen so gut klappte. Die anderen zwei Mütter in diesem Zimmer ließen sich ebenfalls zeigen, wie das Kind richtig angelegt wird.«

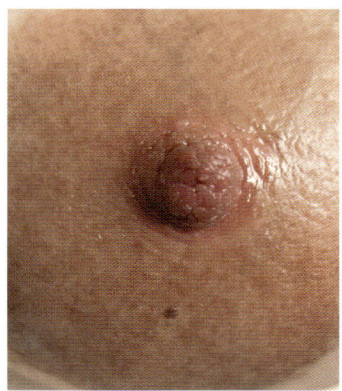
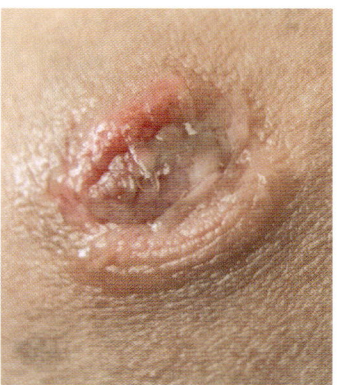
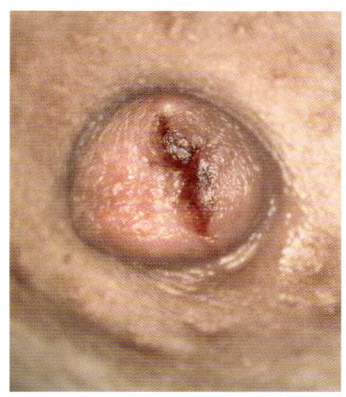

Gereizte und gerötet Brust-warze schmerzen beim Ansaugen stark.

Die Schlupfwarze mit der Ver-letzung am oberen Rand muss nach dem Stillen gut trocknen.

Die verletzte Brustwarze mit offenen Läsionen braucht Zeit zum Heilen.

Lassen Sie das Baby an einer wunden Brust nicht einfach darauf lossaugen. Nehmen Sie das Baby lieber ab und setzen Sie es neu an, auch wenn das bedeutet, dass Sie es mehr-mals ansetzen müssen. Wenn Sie nicht zurechtkommen, suchen Sie Hilfe bei einer erfahrenen Beraterin oder Hebamme.

Erfasst das Baby die Brust richtig, merken Sie, dass der Schmerz nach dem Ansaugen nachlässt. Das weitere Stillen soll nicht schmerzen. Wenn Sie das Gefühl haben, Sie können nur mit zusammengebissenen Zähnen stillen, stimmt etwas nicht.

Woran erkennen Sie wunde Warzen?

Die Warzen weisen eine Rötung, Risse, Blasen oder Schorf auf. Während das Kind saugt, fühlen Sie anhaltende Schmerzen. Die Brust-warze ist nach dem Loslassen verformt.

Was können Sie tun, um die Ursache herauszufinden?

Suchen Sie sich erfahrenes Fachpersonal oder eine Stillberaterin, die eine Stillmahlzeit von Anfang bis Ende beobachtet.

Folgende Punkte sind zu beachten:

- **Ist das Baby korrekt angelegt?**

Der Körper des Babys soll der Mutter zuge-wandt sein. Bevor es die Brust erfasst, liegt seine Nase auf Höhe der Brustwarze.

- **Wie erfasst das Baby die Brust?**

Das Baby soll den Mund weit öffnen und die Zunge über die untere Zahn-leiste schieben. Zum Saugen muss es die Brustwarze und einen Mund voll Brust erfas-sen. Wichtig ist auch, dass es problemlos atmen kann.

Wunde Warzen zeigen an, dass die Stilltechnik nicht ganz in Ordnung ist.

- **Wie sehen die Wangen des Kindes aus?**

Wenn das Baby die Brust richtig erfasst, sehen Sie während des Saugens Pustebäckchen. Sind die Wangen eingezogen, spricht dies dafür, dass das Baby wie aus einem Strohhalm zu trinken versucht oder nur an der Brustwarze nuckelt.

- **Wo liegt die Zunge?**

Die Lage der Zunge können Sie überprüfen, wenn Sie vorsichtig mit dem Finger die Unter-lippe wegschieben. Dann können Sie die Zunge sehen, die sich wie eine Regenrinne um den natürlichen Sauger legt.

Was hören Sie?

Klickende, schnalzende Geräusche weisen auf eine falsche Saugtechnik hin oder dass die Brustwarze gegen den Gaumen gedrückt wird.

Wie stark ist der Sog?

Wenn der Unterdruck gut ist, muss der Finger in den Mundwinkel des Babys geschoben werden, um den Sog zu lösen. Wenn das Kind den Sog nicht richtig aufbauen kann, ist das auch ein Zeichen dafür, dass es die Brust nicht richtig erfasst und zu wenig Brustgewebe mit eingezogen hat.

Wie sieht Ihre Brust aus?

Ist die Brust gerötet oder wund, ist das ein Zeichen dafür, dass das Baby die Brust nicht richtig erfasst hat.

Wund im unteren Bereich der Brustwarze

Schauen Sie nach, ob die Unterlippe des Babys eingezogen ist. Das bedeutet oft, dass der Mund nicht weit genug geöffnet ist und das Kind die Brust nicht korrekt erfassen kann. Wenn Sie den Eindruck haben, dass das Baby ausreichend Brustwarze und Brustgewebe eingesogen hat und nur die Unterlippe falsch positioniert ist, dann können Sie versuchen, die Lage der Unterlippe zu korrigieren, indem Sie die Unterlippe vorsichtig herausziehen. Ansonsten sollten Sie das Baby nochmals neu ansetzen. Manchmal ist es auch ein Hinweis, dass das Baby nicht nahe genug herangezogen wurde. Dies korrigieren Sie in dem Sie den Po des Babys nochmals nah an sich heranziehen.

Wund im oberen Bereich der Brustwarze

Auch hier ist das Wundsein ein Hinweis, dass das Baby nicht korrekt angelegt ist und daher nicht richtig saugt. Die eingezogenen Lippen verursachen durch die Reibung Verletzungen.

Ursachen für wunde Warzen:

- Nicht korrekt angelegt oder falsche Saugtechnik
- Der BH ist zu eng
- Falsche Pflege der Brust
- Pilzinfektion oder Ekzem
- Das Zungenbändchen ist zu kurz
- Die Zähne schießen ein, das Kind beißt
- Hormonveränderungen (Menstruation, Schwangerschaft)

Was kann helfen?

- Korrektes Anlegen und richtiges Erfassen der Brust
- Der BH muss groß genug sein, nichts soll einengen
- Pflege der Brust (Abwaschen der Brust mit klarem Wasser ohne Zusätze; keine Cremes, Öle oder andere Pflegemittel verwenden; nach dem Stillen einen Tropfen Muttermilch abdrücken und auf Brustwarze und Warzenhof verteilen)
- Brust trocken halten, Luft und Sonne daran lassen; feuchte Stilleinlagen wechseln; vorteilhaft sind welche aus Baumwolle, Wolle oder Seide, da waschbar und wiederverwendbar (Einmalstilleinlagen sollen keine Plastikfolie haben, da sonst feuchte Kammern entstehen, in denen sich Bakterien ansiedeln)
- Punktmassage des Warzenhofs und der Brustwarze (siehe Seite 103)
- Häufig anlegen. Sollte nur eine Seite wund sein, legen Sie das Kind erst an der nicht wunden oder auch weniger wunden Brust an. Lassen Sie das Baby, wenn es korrekt saugt, trinken, bis es von alleine loslässt; wenn es nur nuckelt, lösen Sie es von der Brust und setzen Sie es neu an
- Überwindung des Schmerzes zu Beginn durch manuelles Auslösen des Milchspendereflexes, vorsichtiges Auftragen von Lanolin vor dem Stillen

- Hilfreich kann auch die Anwendung von Rotlicht sein, zum Beispiel dreimal täglich. Da Rotlicht die Haut austrocknet ist ein Nachfetten mit Lanolin zu empfehlen.

Und wenn es nicht besser wird?

Nehmen Sie die fachliche Unterstützung durch eine Still- und Laktationsberaterin oder Hebamme in Anspruch.

In der Schweiz besteht die Möglichkeit, zur Beratung und Betreuung eine ambulante Stillberatung aufzusuchen oder eine freiberufliche Still- und Laktationsberaterin zu sich nach Hause zu bestellen. Ebenfalls können Hebammen kontaktiert werden. Die Leistungen werden von der Krankenkasse übernommen (drei Beratungen sind frei). In Deutschland ist die Leistungsabrechnung der Stillberatung nur über Hebammen möglich. Stillgruppen bieten jedoch kostenlose Beratung an. Still- und Laktationsberaterinnen rechnen privat ab.

Bei lang anhaltenden wunden Warzen sollte durch einen Abstrich überprüft werden, ob eine bakterielle Infektion oder eine Soorinfektion die Ursache sein könnten. Hier wäre dann die Unterstützung der konservativen Behandlung durch die Einnahme von einem stillfreundlichen Antibiotika oder einem Pilzmedikament erforderlich.

Bei wunden und offenen Brustwarzen wird heutzutage eine feuchte Wundheilung angestrebt. Lanolin (Lansinoh®, Purelan®) wäre eine Möglichkeit, die Sie ausprobieren können. Daneben gibt es Heilmittel auf der Basis von physiologischer Kochsalzlösung. Bei Rissen und größeren Verletzungen wird Hydrogel (Varihesive®) großzügig auf eine Kompresse gespritzt und dann auf die Brustwarze gelegt. Nach jedem Stillen wird eine neue Kompresse aufgelegt. Auch das Produkt Hydrosorb® ist geeignet.

Bei gereizten Brustwarzen und leichteren Verletzungen bietet sich die Anwendung von Hydrogeleinlagen (Mothermates®) an, um das Ankleben von Stilleinlagen zu vermeiden Diese Einlagen sehen aus wie Stilleinlage und sind aus gefestigtem Hydrogel. Eine solche Hydrogeleinlage kann bis zu sechs Tage rund um die Uhr verwendet werden. Der hohe Flüssigkeitsanteil verdunstet. Mit der Zeit wird die Einlage unansehnlich, braun und trocken und muss erneuert werden. Sie können die Hydrogeleinlage auch gekühlt aus dem Kühlschrank auflegen. Das tut ebenfalls gut. Neben den Hydrogeleinlagen gibt es auch Multi-Mam®-Kompressen. Dieses Gel ist zu 100 % aus natürlichen pflanzlichen Substanzen, enthält unter anderem Aloe vera. Die feuchte Wundheilung kann auch durch das Tragen von Zinnkappen (Capellinos) während den Stillpausen unterstützt werden. Ebenfalls wurden gute Behandlungserfolge bei der Anwendung einer lokalen Lasertherapie erzielt. Der Laserstrahl erreicht eine Fläche von einem Quadratzentimeter, dringt in die Zellen ein und erhöht die Sauerstoffversorgung. Dadurch werden die Stoffwechselaktivitäten angekurbelt und die Wundheilung beschleunigt. Für die Anwendung des Lasers ist eine Zusatzausbildung des Fachpersonals erforderlich. Erkundigen Sie sich, ob jemand in Ihrer Region mit dem Laser arbeitet.

Auch homöopathische Tinkturen und Globuli sowie die Anwendung von Kräuterkompressen wie zum Beispiel Salbei können die Heilung unterstützen. Bei all den Therapiemöglichkeiten steht immer das korrekte Anlegen und erfassen der Brust im Vordergrund. Wichtig ist, dass Sie sich aus der Vielfalt der Möglichkeiten für einen Weg entscheiden und diesen ausprobieren. Ein Zuviel gleichzeitig hindert eher die Abheilung, als das es hilft.

Tipp: Salbeiteekompressen

Salbei äußerlich angewandt wirkt entzündungshemmend und desinfizierend. Bei empfindlichen und geröteten Brustwarzen schafft er Linderung. Brühen Sie ein Deziliter Salbeitee auf –

mit einem Esslöffel getrocknetem Salbei oder zwei Teebeuteln. Tränken Sie eine Kompresse mit Salbeitee und legen Sie diese nach dem Stillen für zehn Minuten auf die Brustwarze und den Warzenhof. Salbeitee hilft auch bei Stauungen und Rötungen. Allerdings sollten Sie in der Stillzeit keinen Salbeitee trinken, denn er reduziert die Milchmenge.

Aufgebissene Warzen

Falls die Brustwarzen total aufgebissen sind und es nicht möglich ist, das Kind anzulegen, können Sie die Milch für einige Mahlzeiten abpumpen und mit dem Becher geben.

Stillhütchen als Notlösung

Als Notlösung ist auch der kurzzeitige Einsatz von einem Stillhütchen (12–24 Stunden) anzusehen. Besser ist es aber, Sie überbrücken die Zeit mit Abpumpen und Becherfüttern, da das Stillhütchen das Baby verwirren kann und es dann immer noch nicht richtig die Brust erfasst (siehe auch Seite 100f.).

Risse und offene Stellen

Haben Sie offene Verletzungen im Warzenbereich, hilft es, das Kind so anzulegen, dass die Verletzung im Mundwinkelbereich ist. Denn da wo der Ober- und Unterkiefer aufeinandertreffen, ist die größte Spannung beim Saugen.

Rissige, trockene Brustwarzen

Da die Hintermilch sehr fetthaltig ist, reicht in der Regel die Pflege der Brustwarze und des Warzenhofes mit Muttermilch völlig aus. Bei ganz trockenen, rissigen Brustwarzen kann eine Salbe helfen. Lanolin (Lansinoh®, Purelan®) bei rissigen und trockenen Brustwarzen dünn vor dem Stillen auftragen.

Es dichtet die wunden Stellen ab, hält die Haut geschmeidig und unterstützt so den Heilprozeß der Brustwarzen. Diese beiden Produkte sind hypoallergen und rückstandsfrei und müssen nicht vor dem Stillen abgewaschen werden.

Pilzinfektion der Brustwarzen

Anzeichen einer Pilzinfektion

- Lang anhaltende oder plötzlich auftretende wunde Brustwarzen, gerötete rosa bis lila gefärbt, glänzende perlmuttartige Haut von Brustwarze und Warzenhof, eventuell trocken und schuppend
- Starke Hornhautbildung
- Nicht abheilende Schrunden, so genannte Rhagaden, die trotz korrekter Stillposition immer tiefer werden
- Anhaltende Schmerzen beim Abpumpen trotz korrekter Pumpenhandhabung
- Weiße Flecken auf der Brustwarze und dem Warzenhof
- Stechende, brennende Schmerzen während und nach der Stillmahlzeit
- Jucken und Brennen bei Berührung später während des ganzen Stillens
- Vaginaler Pilzausfluss bei der Mutter
- Das Kind hat einen Windelausschlag
- Das Kind hat weißen Belag auf oder unter der Zunge, auf der Wangeninnenseite, zwischen den Lippen und Zahnleisten, der sich nicht wegwischen lässt
- Das Kind hat Schmerzen im Mund und will nicht mehr trinken, eventuell nimmt es schlecht zu

Besondere Anfälligkeit für Pilzinfektionen

- Eine geschwächte Immunabwehr durch eine chronische Erkrankung wie zum Beispiel Diabetis mellitus
- Eine vorangegangene Antibiotikabehandlung aufgrund einer Infektion
- Sehr einseitige kohlehydratreiche süße Ernährung der Mutter

Diagnose

Neben den oben beschriebenen Veränderungen gibt es die Möglichkeit, einen Erregernachweis über die Mikrobiologie vornehmen zu lassen. Oft ist die Pilzinfektion durch einen Hautabstrich nicht nachweisbar, da die Erreger über die Zellwände schnell nach innen wandern. Ein Mundabstrich des Kindes ist meist aussagekräftig, sogar wenn noch kein Befall sichtbar ist. Auch Muttermilch kann auf Pilzerreger untersucht werden.

Behandlung

Pilzinfektionen müssen ärztlich behandelt werden. Mutter und Kind erhalten Antimykotika (Pilzmittel), zum Beispiel Nystatin® oder Miconazol (Daktarin®). Bitte achten Sie darauf, wie das Präparat verwendet wird. Eine Emulsion für den Mund kann nicht gleichzeitig als Creme für die Brust verwendet werden. Sie müssen dieses Medikament mindestens 14 Tage einnehmen und auf alle Fälle zwei Tage nach Verschwinden der Symptome. Besteht der Verdacht, dass sich ein Milchgangsoor entwickelt hat, ist es sinnvoll den Pilz auch innerlich zu bekämpfen und Tabletten einzunehmen.

Pilze gedeihen in Milch gut. Von daher ist es erforderlich, die Brust nach dem Stillen mit einer Essiglösung (1 Esslöffel Essig auf eine Tasse Wasser) oder mit Salbeitee abzuwaschen und dann die Salbe aufzutragen.

Den Mund des Kindes sollten Sie vorsichtig ebenfalls mit einer leichten Essiglösung aus-

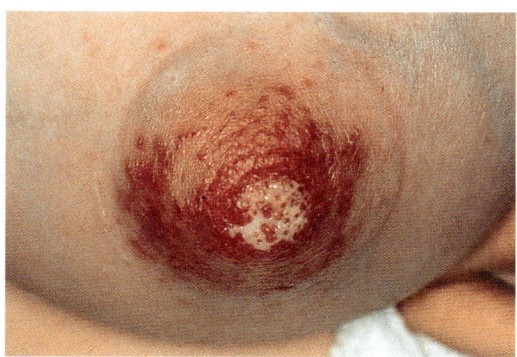

Pilzinfektion auf der Brustwarze

tupfen und dann die Emulsion in den Mund geben.

Ein Brustwarzenschutz kann Reibung durch Stilleinlagen und Kleidung vermeiden. Dieser muss dann täglich mindestens 20 Minuten ausgekocht werden.

Wenn Sie Milch abpumpen, sollten Sie diese Ihrem Kind frisch innerhalb von 24 Stunden geben. Das Einfrieren der Milch ist in dieser Zeit nicht ratsam, da der Pilzerreger konserviert wird und in Wärme wieder auflebt. Eine gründliche Hygiene der Hände ist erforderlich sowie häufiger Wäschewechsel, öfteres Waschen der Spielsachen und Auskochen des Schnullers. Zusätzlich hilft es, wenn Sie Ihre Ernährung umstellen und auf zuckerhaltige Nahrungsmittel verzichten. Gut geeignete Nahrungsmittel sind zum Beispiel Gemüse aller Art, saure Milchprodukte, saures Obst, Vollkornprodukte, Fleisch und Meeresfrüchte, Kräuter- und Schwarztee.

Das Zungenbändchen ist zu kurz

Typisch beim zu kurzen Zungenbändchen ist eine herzförmig eingezogene Zunge, wenn das Baby versucht, die Zunge herauszustrecken. Oft sehen Sie dies markanter, wenn das Baby schreit. Das straffe Zungenbändchen kann mehr oder weniger ausgeprägt sein. Manche Babys können trotz zu kurzem Zungenbändchen bei richtiger Anleitung korrekt saugen. Andere können die Zunge nicht über die untere Zahnleiste schieben und schaffen es einfach nicht, die Brustwarze und einen Mund voll Brust einzusaugen. Auch mit dem Stillhütchen und Flaschensauger ist kein korrektes Saugen möglich.

Anzeichen

- Zu häufiges Stillen und ein unzufriedenes Kind
- Das Baby nimmt nur schlecht zu, da kein effizientes Saugen möglich ist
- Wunde schmerzende Brustwarzen
- Häufige Milchstaus

Behandlung

Das Zungenbändchen muss durchtrennt werden. Wenn es in der Zeit des Wochenbettes dem Fachpersonal auffällt, wird dies nach Möglichkeit schon bei der U2 geschehen. Legen Sie das Baby gleich danach an. Das stoppt den Schmerz und die Blutung und tut Ihrem Baby gut.

Es ist wichtig, dass das Zungenbändchen durchtrennt wird, denn eine freibewegliche Zunge ist für ein effektives Saugen verantwortlich sowie auch für eine korrekte Laut- und Sprachentwicklung. Sollte der Kinderarzt die Notwendigkeit nicht einsehen, ist es ratsam eine weitere Fachkraft dazuzuziehen.

Ekzem

Ein plötzlich auftretendes Ekzem kann eine allergische Kontaktreaktion auf BH, Seife oder Waschmittel sein.

Die Mutter klagt über:

- Trockene, schuppige Haut

- Massiven Juckreiz
- Schmerzen bei der Berührung der Haut durch das Stillen

Behandlung

Eine Kontaktallergie behebt sich durch das Weglassen des Allergieauslösers. Schwarztee- oder Salbeiteekompressen helfen die Hautirritation zu beheben. Bei trockener Haut ist auch die Anwendung von Lanolin hilfreich. Wenn die Beschwerden nicht besser werden, der Juckreiz unerträglich ist, sollten Sie einen Facharzt hinzuziehen. Unter dem Stillen ist eine Behandlung mit Hydrocorticoiden und Corticosteroiden möglich und kann Erleichterung schaffen.

Beißen

Die ersten Zähne sind kein Grund zum Abstillen. Bieten Sie dem Baby zum Beispiel einen Beißring an. Es gibt Beißringe, die auch gekühlt werden können. Wenn das Baby die Brust richtig erfasst, beißt es während des Stillens nicht zu. Meist beißt das Kind zu Beginn oder am Ende der Stillmahlzeit, aber auf alle Fälle unvermittelt.

Was tun?

In der Regel sind die Babys einige Monate alt, wenn die ersten Zähne kommen, und sie verstehen zu diesem Zeitpunkt schon, dass Sie das Beißen nicht mögen.

Folgendes kann helfen:

- Nehmen Sie das Kind energisch von der Brust ab und betonen, dass Sie das nicht mögen.
- Ziehen Sie das Kind so nah wie möglich an sich heran, sodass die Nase in der Brust versinkt. Das Baby muss nun den Mund öffnen, um Luft zu holen.

- Lösen Sie es von der Brust durch Einschieben des Fingers in den Mundwinkel.
- Halten Sie dem Baby kurz die Nase zu, damit es den Mund öffnet.

Bläschen und wunde Stellen

Sie sind in der Regel sehr schmerzhaft. Wenn das Bläschen sich öffnet, kann eine wunde Stelle eine Eintrittspforte für Bakterien sein und eine Brustentzündung verursachen. Weiße oder klar gefüllte Bläschen verschließen oft einen Milchgang und können zu einer Abflussbehinderung führen. Die Milch staut sich dann zurück.

Behandlung

Eine warme Kompresse getränkt mit Wasser und Mandelöl (2/3 Wasser, 1/3 Mandelöl) zum Aufweichen zehn Minuten vor dem Stillen auflegen. Dadurch werden die Gänge erweitert und das Baby kann beim Stillen durch den Sog das Bläschen öffnen. Danach sollten Sie eine Salbeiteekompresse für zehn Minuten auflegen. Eingedickte Milch (weiße Bläschen) weist oft auf einen Mangel an essenziellen Fettsäuren hin. In diesem Fall sollten Sie ein Lecithingranulat einnehmen. Ratsam ist, dreimal täglich einen Esslöffel über 14 Tage einzunehmen. Lecithin erhöht den Anteil an essenziellen Fettsäuren in der Muttermilch. Wenn die Bläschen sich nicht von selbst öffnen, ist ein vorsichtiges Anstechen mit einer sterilen Nadel erforderlich. Befragen Sie dazu eine Fachkraft

Herpesbläschen – klar gefüllt

Herpesbläschen können auf der Brust oder auf dem Warzenhof entstehen. Wenn Sie als Eltern

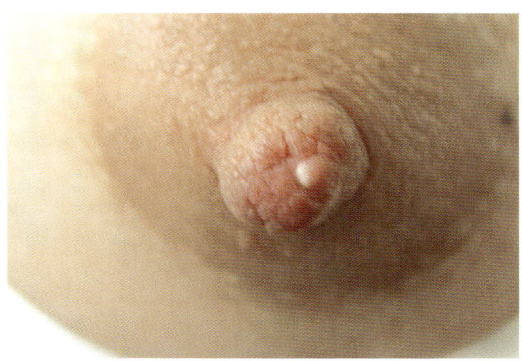

Das weiße Bläschen auf der Brustwarze lässt die Milch nicht abfließen.

Herpesbläschen am Mund oder im Genitalbereich haben, sollten Sie daran denken, dass das Herpesvirus bei Neugeborenen zu lebensbedrohlichen Infektionen führen kann. Daher ist hier Vorsicht geboten. Bei einem Bläschen im Mundbereich ist es sinnvoll, einen Mundschutz zu tragen.

Das Bläschen sollte keinen direkten Kontakt zum Kind haben. Ist es im Warzenhofbereich, kann bis zur Abheilung an dieser Seite nicht gestillt werden. Ein Bläschen im Brustbereich können Sie abdecken, dann ist Stillen möglich. Aciclovir (Zovirax®) kann äußerlich sowie oral angewandt werden.

Flach- und Schlupfwarzen

Viele Mütter sind besorgt über ihre Warzenform. Bei einer Flach- oder Schlupfwarze benötigen Sie am Anfang etwas mehr Unterstützung beim korrekten Anlegen. Wichtig ist, dass das Baby Brustwarze und einen Mund voll Brust gut erfasst, denn ein Drittel Brustwarze und zwei Drittel Gewebe formen den natürlichen Sauger.

Anfangs mag es für das Baby schwierig sein, die Brust richtig zu erfassen, aber wenn es ein- oder zweimal gut getrunken hat, klappt es auch weiterhin. Viele Babys haben überhaupt keine Probleme mit den Warzenformen, wenn sie innerhalb der ersten zwei Stunden nach der Entbindung angelegt werden. Auf alle Fälle sollte die Verwendung eines künstlichen Saugers vermieden werden, da dies das Baby total irritiert.

Was hilft?

- Die Stimulation der Brustwarze vor dem Anlegen löst den Warzenaufrichtungsreflex aus. Nehmen Sie die Brustwarze sanft zwischen Zeigefinger und Daumen und rollen oder drehen Sie diese.
- Eine sanfte Partnerstimulation hilft ebenfalls.
- Durch einen Kältereiz (Eiswürfel) richtet sich die Brustwarze auch auf.
- Ist die Brust hart und geschwollen (Milcheinschuss), hilft es, wenn Sie vor dem Anlegen etwas Milch abdrücken. Die Brust wird weicher und die Brustwarze lässt sich besser stimulieren.
- Schneiden Sie ein Loch in den BH, durch den Druck des BHs auf die Brust tritt die Brustwarze hervor.
- Etwa eine halbe Stunde vor dem Anlegen Brustschilder tragen.
- Hervorholen mit dem Sog durch eine umgedrehte Spritze.

Am effektvollsten ist die Stimulation direkt vor dem Anlegen. Manchmal lässt sich auch mit einem Druck der Hand unterhalb der Brust die Richtung der Brustwarze verändern und sie schlüpft heraus.

Hohlwarzen

Der Unterschied zur Flach- und Schlupfwarze liegt darin, dass die Brustwarze bei Stimulation nicht hervortritt, sondern sich noch mehr zurückzieht.

Eine ausgeprägte Hohlwarze ist selten. Wenn das Baby es schafft, die Brust richtig zu erfassen, arbeitet sich durch den Unterdruck die Brustwarze hervor. Wichtig ist es, das Selbstvertrauen der Mütter zu stärken. Es kann sein, dass das Stillen anfangs nicht klappt. Der Mutter sollte gezeigt werden, wie sie Milch abpumpen kann und dem Baby diese dann mit dem Becher oder dem Löffel füttern kann. Das nimmt vorerst den Druck. Wichtig ist, dass Mutter und Baby zusammen sind und den Haut-zu-Haut-Kontakt genießen (siehe Seite 31 und 98).

Was hilft?

- Wenn Sie Daumen und Zeigefinger hinter den Warzenhof legen und die Brusthaut nach hinten drücken, tritt manchmal die Warze hervor.
- Wenn Sie die Finger unterhalb der Brust platzieren und den Daumen oberhalb und damit leichten Druck ausüben, lässt sich die Warze in ihrer Position verändern.
- Stimulation der Brustwarze mit den Fingern, mit der Pumpe, mit einer Spritze, durch den Partner.
- Der Rückengriff ist gut geeignet, da Sie eine gute Sicht haben und dadurch Kontrolle möglich ist.
- Unterstützung durch eine Helferin, die während des Ansaugvorgangs die Brust hinter der Brustwarze zurückzieht und beim Anlegen behilflich sein kann.

Wenn das Baby nicht korrekt saugt

- Regelmäßig abpumpen, wegen der Milchbildung
- Anpumpen, damit die Brust weicher wird; dann kann das Baby besser ansaugen
- Becherfütterung
- Milch direkt in den Mund des Babys ausdrücken
- Hautkontakt mit dem Kind pflegen

Aufrichten der Brustwarze mithilfe einer Spritze

Nehmen Sie eine handelsübliche 20-ml-Spritze. Entfernen Sie den Kolben, schneiden Sie den Konus ab, sodass der Kolben sich von dieser Seite aus einführen lässt. Dadurch, dass die Spritze umgedreht wird, ist die Auflagefläche nicht scharfkantig. Nun können Sie die Spritze ansetzen und mittels Unterdruck die Brustwarze herausziehen. Wenn das Baby die Brust loslässt, schlüpft die Warze ganz schnell wieder zurück. Achten Sie darauf, dass Sie den Warzenbereich trocken halten, sei es durch Föhnen oder durch Einlegen eines Brustschilds, das die Warze hervortreten lässt, zumindest so lange, bis sie trocken ist. Andernfalls entzünden sich die feuchten Bereiche leicht.

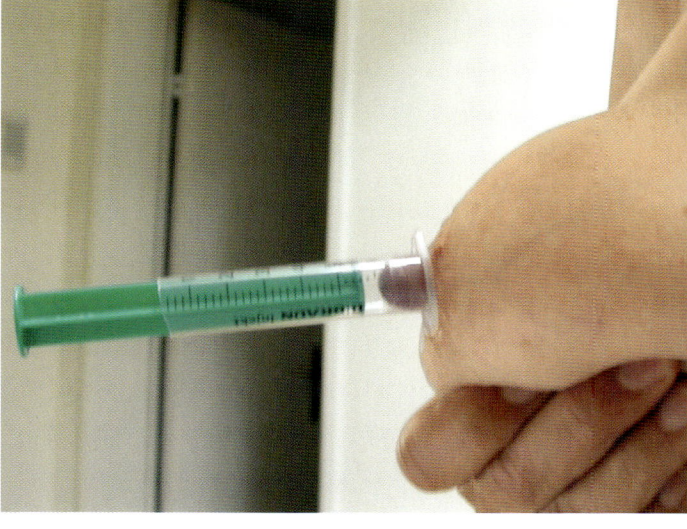

Sanftes Herausziehen mit einer Spritze richtet die Brustwarze auf.

Chaotische Kinder

Unruhige, schreiende, überaktive und verspannte Babys haben Probleme, die Brust zu erfassen. Sie verletzen die Brustwarze häufig durch ein unkoordiniertes Erfassen und Loslassen der Brust. Oft öffnen sie den Mund nicht weit genug oder schnappen mit leicht geöffnetem Mund. So ist keine korrekte Saughaltung möglich. Hier hilft es, die Muskelspannung weich zu bekommen durch Stillen in einer Beugehaltung und Bündeln des Babys. Zum Bündeln legen Sie das Baby auf ein Molton- oder Badetuch. Die Ecken oberhalb des Kopfes schlagen Sie ein. Beine und Arme sollen dem Körper anliegen. Die Ecke unterhalb der Beine schlagen Sie nach oben ein. Dann schlagen Sie die rechte Tuchecke über den Körper und fixieren so den rechten Arm, danach legen Sie die linke Tuchecke über den Körper zur Fixierung des linken Arms.

Das Kind ist nun eingewickelt wie eine Raupe und Sie können es jetzt stillen.

Probleme mit dem Milchangebot

Die Nachfrage regelt das Angebot. Ab und zu funktioniert das Milchangebot nicht nach diesem einfachen Prinzip. Zu wenig Milch, zu viel Milch oder auslaufende Milch weisen auf ein Ungleichgewicht hin.

Probleme mit dem Milchspendereflex

Wenn der Milchspendereflex gehemmt wird, fließt keine Milch. Alle Bemühungen des Babys, durch häufiges Saugen Milch zu bekommen, bleiben dann ohne Erfolg.

Der Milchspendereflex wird durch das Oxytozin gesteuert. Oxytozin wird gebildet, wenn das Baby an der Brust saugt. Die Oxytozinausschüttung ist durch Traurigkeit, Stress, Schmerzen und Ähnliches beeinflussbar. Oxytozin wird auch als Liebeshormon oder Glückseligkeitshormon bezeichnet. Milch fließt deshalb dann am besten, wenn Sie sich wohl in Ihrer Haut fühlen. Wenn negative Gefühle Sie beherrschen, wird Adrenalin und Dopamin ausgeschüttet und die Milch kann nicht fließen. Ursachen für eine Hemmung des Milchspendereflexes können sein:

- Stress, Schmerzen, Spannungen, Trauer, Sorgen
- Trauer über die Geburt, die anders wie erhofft verlief
- Einengende Kleidung, falsche Handhaltung beim Stillen, Abdrücken eines Milchgangs
- Keine Unterstützung Ihrer Entscheidung zum Stillen
- Es kann nicht nach Bedarf gestillt werden
- Falsches Anlegen
- Nicht effizientes Saugen

Was hilft?

- Alles, was Sie entspannt und die blockenden Stresshormone ausschaltet. Gut geeignet sind: eine Rückenmassage, ein Entspannungsbad, Ihre Lieblings-CD usw.
- Unterstützung und Ermutigung durch Ihren Partner oder Freunde.
- Legen Sie sich mit dem Baby ins Bett, der Hautkontakt tut Ihnen beiden gut.
- Überprüfen Sie die Anlegetechnik und wie das Baby die Brust erfasst.
- Kurzzeitig angewendete Medikamente mit Wirksubstanzen wie Oxytozin-Nasenspray (Syntocinon®) über 48 Stunden oder längerfristig anwendbar Metoclopramide (Paspertin®) können helfen.
- Ein Gläschen Sekt kann Wunder wirken.
- Eine Fußreflexzonenmassage oder auch Akupunktur können ebenfalls den Milchfluss in Gang bringen.

Zu wenig Milch

Wir wissen, dass über 95 % der Mütter in der Lage sind, ausreichend Milch zu bilden. Das »Zu-wenig-Milch-Syndrom« ist eines der häufigsten Stillprobleme. Da die Brust nicht gläsern ist und Kinder unterschiedliche Trinkverhalten entwickeln, sind stillende Frauen immer wieder verunsichert, ob ihre Milch denn ausreicht. Oft ist es ein subjektives Gefühl, dass die Milch zu wenig ist. Die Fragestellung sollte eher lauten: Trinkt das Baby genug Milch? Zu wenig Milch führt am häufigsten zum Abstillen.

Die Vordermilch-Hintermilch-Balance

Babys brauchen sowohl die Vordermilch als auch die Hintermilch, da beide in ihrer Zusammensetzung unterschiedlich sind. Ist die Balance nicht ausgeglichen, reagieren die Kinder oft folgendermaßen:
- Das Baby ist während und nach dem Stillen unzufrieden.
- Das Baby schreit oft.
- Das Baby will ständig an der Brust trinken (alle halbe Stunde bis eine Stunde über 24 Stunden).
- Das Baby trinkt immer über eine Stunde und ist dann doch noch unzufrieden.
- Das Baby lehnt die Brust ab.
- Das Baby hat grün gefärbten, dünnflüssigen Stuhlgang.
- Das Baby nimmt nicht ausreichend zu oder es nimmt zu, ist aber unzufrieden.

Hier handelt es sich um eine nicht ausgewogene Stillmahlzeit. Das Baby trinkt viel Vordermilch und zu wenig Hintermilch. Dadurch bekommt es zwar eine ausreichende Menge Milch, aber nicht genug Kalorien. Es wird nun schnell wieder hungrig. Ein Folgeproblem sind Koliken. Die Vordermilch enthält sehr viel Milchzucker (Laktose), der Koliken verursacht. Ein eindeutiges Zeichen ist auch der grün gefärbte Stuhlgang.

Dieses Problem kann behoben werden durch die richtige Anlegeposition, das korrekte Erfassen der Brust und das Bestimmen der Stilldauer durch das Baby – so oft und so lange es möchte und an jeder Seite.

Gewichtszunahme

Nach der Geburt nimmt das Termin geborene gesunde Neugeborene erst einmal bis zu 10 % ab. Dann hat es 14 Tage Zeit, das Geburtsgewicht wieder zu erreichen. Untergewichtige Neugeborene haben sogar drei Wochen Zeit, ihr Geburtsgewicht wieder zu erreichen. Innerhalb der ersten vier Monate nimmt das Baby durchschnittlich 500 g pro Monat zu. Danach

Gründe für zu wenig Milch

Stillfaktoren	Psyche der Mutter	körperliche Ursachen	kindliche Ursachen
• später Stillbeginn	• Schmerzen	• Medikamente	• zu früh geboren
• wenige Mahlzeiten, kurze Mahlzeiten	• Erschöpfung	• Entwässerung	• krank oder behindert
• keine nächtlichen Mahlzeiten	• keine Unterstützung	• Alkohol, Rauchen	• saugschwach
• nicht effizientes Saugen	• unerwünschtes Baby (Ablehnung)	• massive Unterernährung	• mangelnde Muskulatur im Mundbereich
• Flaschen, Sauger, Schnuller, schlecht sitzendes Stillhütchen	• Druck durch familiäres Umfeld, Sorgen, Stress	• Plazentarest in der Gebärmutter	• Stoffwechselerkrankungen
• Zufütterung in den ersten Tagen	• mangelndes Selbstvertrauen	• kein Drüsengewebe	• Saugverwirrung
• Einführung von Beikost	• nicht einstellen können auf die Signale des Babys	• Schilddrüsenunterfunktion	• zu kurzes Zungenbändchen

kann es weniger zunehmen, bis zu 400 g im Monat sind in Ordnung.

Urinausscheidung

Ein voll gestilltes Kind soll sechs bis acht nasse Windeln in 24 Stunden haben. Bei zu geringer Urinausscheidung – weniger als zwei bis fünf Windeln pro Tag – ist der Urin dunkel gefärbt und riecht stark.

Was hilft?

Es ist ganz wichtig, die Ursache herauszufinden. Lassen Sie sich von einer erfahrenen Stillberaterin oder Hebamme helfen. Diese kann eine Stillmahlzeit beobachten und dabei feststellen, ob es am Anlegen, Saugen, der Brust oder an Ihrer Erschöpfung liegen kann oder ob gar eine körperliche Ursache bei Ihnen oder beim Baby der Grund ist. Folgendes können Sie ausprobieren:

• Das Baby alle drei Stunden anlegen, es kann sein, dass Sie es wecken müssen.

• Das Baby dann zur Brust nehmen, wenn es erste Hungerzeichen zeigt, zum Beispiel Such- und Saugbewegungen.

• Das Baby nicht mit dem Schnuller ruhig stellen, denn dann saugt es weniger an der Brust.

• Wechseln Sie die Stillpositionen, damit verschiedene Bereiche der Brust ausmassiert werden. Gut geeignet ist der Beginn der Stillmahlzeit im Wiegegriff, dann der Wechsel an dieser Seite in den Rückengriff. Und falls notwendig das gleiche Vorgehen an der anderen Seite.

• Das Baby muss nicht in zehn Minuten pro Seite alles getrunken haben, es darf an einer Seite so lange aktiv saugen wie es möchte. Schlafen soll es nicht, dann müssen Sie es abnehmen und wecken.

• Vermeiden Sie Saugflaschen, wenn zugefüttert werden muss. Hilfreich ist hier das Brusternährungsset, da die Brust dadurch mehr stimuliert und die Milchbildung so angeregt wird.

• Falls das Baby saugverwirrt reagiert, sollten Sie zusätzlich erforderliche Nahrung mit dem Becher geben.

Nicht immer lässt sich das Milchdefizit durch häufigeres Anlegen lösen, manchmal möchte das Baby auch nicht öfters an die Brust, es saugt einfach nicht. Dann ist es notwendig, dass Sie eine Milchpumpe organisieren und zusätzlich die Brüste durch Abpumpen stimulieren.

Tipps zur Milchbildungssteigerung:

Milchbildungstee: Erhalten Sie in Apotheken und Kräuterläden.

Milchbildungsöl: Neben dem bekannten Oleum Lactagogum von Weleda können Sie über Apotheken andere Milchbildungsöle bestellen.

Milchbildungskugeln: Sie sind einfach herzustellen und können im Kühlschrank aufbewahrt werden. Je 300 g Gerste, Hafer und Weizen grob schroten und in einer Pfanne rösten bis zur Bräunung. 300 g gekochten Vollreis, 100 g gemahlene Cashewkerne und 300 g geschmolzene Butter darunter mischen. 300 g Honig dann hinzufügen. Am Schluss 200 ml Wasser dazugeben. Aus der Masse Kugeln formen und davon zwei bis drei pro Tag essen.

Zu viel Milch

Es gibt Mütter, die eine Unmenge Milch bilden und gleich mehrere Kinder stillen könnten.

Mögliche Ursachen:

• Das Kind erfasst die Brust nicht korrekt, ist nicht gut angelegt.

• Die Brust ist durch zu häufiges und zu langes Saugen überstimuliert.

• Abnehmen des Kindes von der einen und anlegen an der anderen Brust, ohne dass das Baby eine Brustmahlzeit beendet hat.

Dadurch trinkt das Baby zu viel Vordermilch, zu wenig Hintermilch und nimmt schlecht zu. Koliken, Schreien und grünlicher Stuhlgang sind Folgeerscheinungen davon. Die Mutter weiß in diesem Fall, dass sie genug Milch hat und geht folglich davon aus, dass das Kind auch genug trinkt. Dass es nicht an die Kalorien kommen kann, ist ihr in diesem Moment nicht bewusst.

Was hilft?

• Eine Brust pro Mahlzeit anbieten. Wird die zweite Brust bis zur nächsten Mahlzeit übervoll und spannt, soviel Milch ausstreichen, bis der Druck sich mindert.

• Geeignete Stillposition wählen. Bei zu viel Milch sollte eine Position gewählt werden, in der das Baby entgegengesetzt zum Milchfluss saugt, aber nicht gegen den starken Milchfluss ankämpfen muss. Herausschießende Milch soll abfließen können. Gut geeignet ist das Rücklingsstillen, seitlich liegende Stillen, aufrecht sitzende Stillen und der Hoppe-Reiter-Sitz. Mullwindel unterlegen, um die auslaufende Milch aufzufangen.

• Wenn das Baby innerhalb einer Stunde wieder an die Brust möchte, die gleiche Brust noch mal anbieten.

• Entspannen Sie sich, wenn der schmerzende Milchspendereflex einsetzt, durch tiefes Luftholen, bis zehn zählen und wieder tiefes Luftholen.

• Wenn die Milch beim Einsetzen des Milchspendereflexes spritzt, kann der Strom das Baby regelrecht überwältigen, und es würgt. Hier hilft es, wenn Sie den Milchspendereflex vorher auslösen und den ersten Schwall auf ein Handtuch laufen lassen und danach erst anlegen.

• Lassen Sie das Kind öfter aufstoßen.

• Die Milchmenge lässt sich durch ein bis zwei Tassen Salbeitee täglich reduzieren. Auch Pfefferminztee oder Petersilientee unterstützen den Milchrückgang.

Tipp zur Milchreduktion:

Kalter Quarkumschlag nach dem Stillen.
Gut geeignet ist Quark aus dem Kühlschrank. Streichen Sie diesen messerrückentief auf eine Gaze, ein Herrentaschentuch oder eine Mullwindel. Milchbildungshemmend wirkt Pfefferminz. Mischen Sie einfach einige Tropfen Pfefferminzöl unter den Quark.

Auslaufende Milch

Dieses Phänomen tritt am häufigsten innerhalb des ersten Monats auf, wenn Nachfrage und Angebot sich noch nicht eingespielt haben. Anlegehäufigkeit und Stilldauer unterliegen noch täglichen Schwankungen. Die Gefühlsschwankungen lassen den Milchspendereflex nicht kontrollieren.

Folgende Reize können die Milch zum Auslaufen bringen:

• Die Mutter denkt an das Baby und hört es schreien.

• Sie sieht Sachen des Babys.

• Sie ist glücklich und entspannt sich.

Was hilft?

• Ein sanfter Druck gegen die Brustwarze der auslaufenden Seite mithilfe des Fingers oder Handrückens stoppt das Auslaufen.

• Diskret in der Öffentlichkeit: Druck mit Unterarm und Ellbogen gegen die Brust in Verbindung mit Herumspielen am »Ohrring« oder Verschränken der Arme vor der Brust.

• Achten Sie darauf, dass die Brustwarzen trocken gehalten werden, wechseln Sie häufig die Stilleinlagen.

• Auch eine Milchauffangschale kann vor unangenehmen Situationen unterwegs schützen. Der BH muss groß genug sein, damit kein Gegendruck entsteht. Dies würde das Milchfließen fördern.

Brustprobleme können schmerzhaft sein

Nicht immer ist Stillen von Anfang an angenehm und schön. Die Brust ist ein sehr sensibles Organ. In der Stillzeit wird dies oft erst richtig bewusst. Brüste reagieren auf Stress, Trauer und Unwohlsein. Erschöpfte und übermüdete Mütter neigen oft zu Milchstaus – ein Zeichen des Körpers, dass sie ihre Ressourcen wieder auffüllen und sich Erholung gönnen müssen.

Milcheinschuss – übervolle Brust

Das Anschwellen der Brust, wenn die Milch einschießt, ist normal. Blut- und Lymphgefäße versorgen die Brust mit viel Flüssigkeit, gleichzeitig kommt die Milchbildung in Gang. Manchmal entsteht dadurch ein Balanceproblem und im Gewebe (interstitieller Raum) sammelt sich Flüssigkeit an. Die Brüste schwellen an und werden hart und schwer. Der Milcheinschuss wird von vielen Frauen sehnsüchtig erwartet, als Zeichen dafür, dass das Baby Milch bekommt. Ihr Baby erhält jedoch von Anfang an Muttermilch, wenn es korrekt an der Brust saugt. Das Anschwellen des Brustgewebes ist oft zwischen dem dritten und fünften Tag zu beobachten. Wenn das Baby weiterhin nach Bedarf gestillt wird, geht die Schwellung innerhalb von einem bis drei Tagen zurück, die Brüste sind dann wieder weich, etwas kleiner und liefern ausreichend Muttermilch.

Gründe für die übervolle Brust
- Viel Milch
- Verzögerter Stillbeginn
- Zu seltenes Anlegen
- Nicht korrekte Anlege-/Stilltechnik, dadurch kein richtiges Entleeren der Brust
- Stillen nach der Uhr
- Eingeschränkte Stillzeit
- Routinemäßiges Zufüttern von Flüssigkeiten nach dem Stillversuch

Vorbeugung
- Erstes Anlegen, sobald das Baby saugen möchte, meist innerhalb der ersten zwei Stunden nach der Entbindung
- 24-Stunden-Rooming-in
- Anlegen nach Bedarf
- Keine Zeitbegrenzung bei der Dauer der Stillmahlzeiten
- Kein Zufüttern bei gesunden Neugeborenen

Achten Sie auf die Signale Ihrer Brust. Dass die Brust heiß, voll und schwer wird, ist normal. Die Brust soll dabei jedoch nicht zum Platzen gespannt sein und schmerzen. Wenn Sie das Gefühl haben, die Spannung ist unangenehm, sollten Sie versuchen, die Brust zu entlasten, bis dieses Spannungsgefühl nachlässt.

Was tun bei übervoller Brust?

Entleeren der Brust

Das Baby entlastet die Brust am besten. Wenn es Hungerzeichen zeigt, nehmen Sie es an die Brust. Oft kommt das Kind einen Tag vor und an den Tagen während des Milcheinschusses häufiger (zweistündlich). Sie sollten ihm dann immer die Brust anbieten. In den Nachstunden ist es entlastend für Sie, wenn Sie das Baby zu sich ins Bett nehmen. Die Geborgenheit und Nähe lässt das Baby dann ruhiger schlafen. Ist die Brust so gespannt, dass das Baby nicht saugen möchte, sollten Sie einen feuchtwarmen Umschlag vorher auflegen. Auch durch Abdrücken oder Anpumpen mit minimalem Druck kann die Milch zum Fließen gebracht werden und dem Baby das Ansetzen erleichtern.

Die Milch wieder zum Fließen bringen

Vor dem Anlegen können Sie mithilfe von warmen Umschlägen oder einer warmen Dusche den Milchfluss anregen. Auch ein warmes Hirse- oder Kirschkernkissen kann helfen oder das Auflegen eines Heizkissens. Drücken Sie etwas Milch mit der Hand ab. Vielleicht kann Ihnen ihr Partner den Rücken massieren oder Sie massieren Ihre Brüste sanft mit Mandelöl.

Schwellung und Spannungsgefühl abbauen

Nach dem Anlegen helfen oft kühle Wickel. Sie sollten hierbei auf Ihren Körper achten. Manche Frauen empfinden auch danach einen warmen Umschlag angenehm, manche suchen nach etwas Kühle. Ihr Körper signalisiert Ihnen, was für Sie gut ist. Allerdings kälter als aus dem Kühlschrank sollten Sie nichts auflegen. Gut geeignet ist zum Beispiel ein Quarkumschlag. Hilfreich kann es auch sein, den Quark mit einem Tropfen Lavendelöl zu versetzen. Eine Quark-Retterspitzauflage hilft ebenfalls beim Abschwellen. Angenehme sind ebenso Kohlblätterauflagen. Das Weißkohlblatt muss hierbei mit einer Glasflasche vorher ausgewellt werden, dass die Säfte sich gut lösen. Wenn Sie wirklich zu zu viel Milch neigen, können ein bis zwei Tassen Pfefferminztee oder eine Tasse Salbeitee Abhilfe schaffen. Meist ist das Problem nicht zu viel Milch, sondern eingelagertes Wasser. Hier kann das Anregen des Lymphabflusses Wunder wirken. Dazu setzen Sie am besten einen Massageroller ein. Massieren Sie von der oberen Brust sowie von der rechten und linken Brustseite aus Richtung Achselhöhle. Auch eine Massage mit der flachen Hand oder eine kreisende Massage mit den Fingern von der gespannten Brust Richtung Achselhöhle aktiviert den Lymphabfluss.

Tipp:

Retterspitzwickel: Retterspitz ist ein flüssiges Naturheilmittel, dass seit 1902 hergestellt wird. Bestandteile sind: Zitronensäure, Weinsäure, Alumen, Rosmarinöl, Arnikatinktur, Thymol. Hilfsstoffe sind: Hühnerei denaturiert, gehärtet und keimfrei. Zitronenöl, Bergamottöl, Orangenblütenöl, Sapo med. Kolloid-Stab in wässriger, weingeistiger Verdünnung.

Retterspitz wirkt abschwellend, entgiftend und baut Fieber und Röte ab. Eingesetzt wird er beim Milcheinschuss, Milchstau, Mastitis, Abszess und bei offenen Verletzungen. Retterspitz kann dem Quark beigemischt werden. Er ist warm und kalt anwendbar. Als Wickeltuch eigenen sich Mullwindeln gut. Setzen Sie eine Lösung mit 1/3 Retterspitz und 2/3 Wasser an. Diese Mischung kann 24 Stunden aufbewahrt werden. Tauchen Sie das Wickeltuch in der Lösung ein und wringen Sie das Tuch aus. Legen Sie das Wickeltuch rund um die Brust. Sparen Sie dabei die Brustwarze und den Warzenhof aus. Der Wickel soll 30 Minuten einwirken.

Warme Hirsesäckchen mit Lavendel: Das Hirsesäckchen wird im Backofen bei 80°C 30 Minuten erwärmt. Es wirkt entspannend, verstärkt durch den Lavendel.

Kirschkernsäckchen: Das Kirschkernsäckchen wird im Backofen bei 150°C aufgewärmt oder im Tiefkühlfach gekühlt je nachdem, ob Sie eine heiße oder eine kalte Anwendung machen möchten. Die Kirschkerne laden sich mit Hitze oder Kälte auf und geben diese gezielt ab. Wenn Sie das Säckchen auf der Brust sanft hin und her bewegen, bewirken Sie gleichzeitig eine sanfte Massage.

Milchstau – geblockter Milchgang

Dieser entsteht, wenn die Milch nicht richtig abfließen kann und die Brust dadurch nicht richtig entleert wird. Es kommt dann zur so genannten Milchstasis – infolge eingedickter Milch zu einer Ansammlung von Milch oder abgestorbenen Zellen. Es gibt oberflächlich liegende und tiefer liegende Milchgänge, daher kann ein Milchstau sichtbar oder nur fühlbar sein. Wird die Milchstasis nicht behoben, kann es zur Entzündung des Gewebes kommen. Der Übergang zur nichtinfektiösen Brustentzündung ist oft fließend.

Anzeichen für einen geblockten Milchgang:

- Schmerz und Druckempfindlichkeit
- Überwärmung
- Mögliche Rötung in einem Bereich der Brust
- Tastbarer abgrenzbarer Knoten
- Erhöhte Temperatur (unter 38°C) möglich, aber kein Fieber
- Manchmal ist ein verstopfter Milchgang auf der Brustwarze als weißes Bläschen sichtbar.

Gründe

- Wunde Brustwarzen
- Nicht effektives Entleeren der Brust
- Mechanische Abflussbehinderung (Kleidung, einengender BH)
- Abdrücken eines Milchgangs durch falsches Unterstützen der Brust
- Stress, Überarbeitung der Mutter
- Trauma der Brust (verletztes Gewebe)

Was hilft?

- Bettruhe für ein bis drei Tage und Hilfe und Entlastung im Haushalt
- Häufiges Anlegen (alle zwei Stunden)
- Wenn das Baby nicht saugen kann, manuelles Abpumpen, da die Brust entleert werden muss
- Anlegeposition so wählen, dass der Unterkiefer des Kindes die Stelle ausmassieren kann
- Warme Wickel vor und während der Stillmahlzeit oder die Milch vor dem Anlegen unter der warmen Dusche zum Fließen bringen
- Vorsichtige Massage von der gestauten Stelle zur Brustwarze hin, eventuell mit Unterstützung eines Mandelöls oder Milchbildungsöles (Oleum Lactagogum, Fenchelöl)
- Die Einnahme von dreimal täglich ein Esslöffel Lecithingranulat über 14 Tage
- Kühlender Quarkumschlag nach dem Stillen mit Retterspitz oder Lavendel
- Kohlblätterauflagen

Wie unterscheidet sich die übervolle Brust vom Milchstau?

Übervolle Brust

- Ausbruch der Symptome: 2.–4.Tag (Milcheinschuss)
- Lokalisierung: beidseitig
- Schwellung: generalisiert

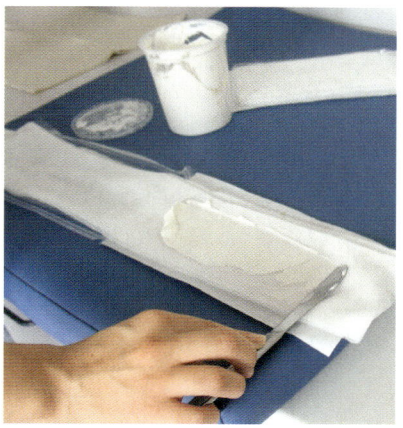 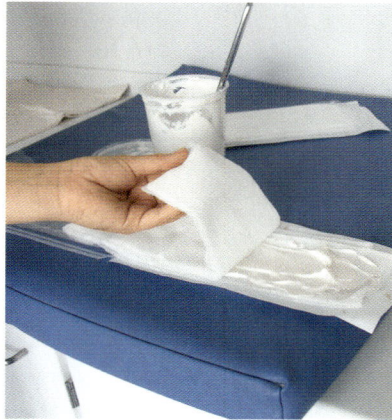 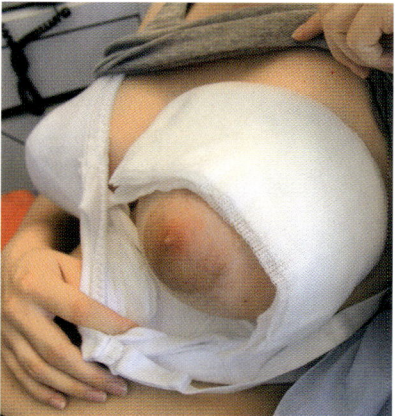

Ein kühler Quarkumschlag mit einigen Tropfen Lavendelöl nach dem Stillen für eine halbe Stunde schafft Erleichterung und verhindert das »sofortige Nachfüllen«.

- Überwärmung: gelegentlich
- Schmerzen: keine bzw. selten
- Rötung: keine
- Temperatur: unter 38,0 °C
- Zunehmende Spannung
- Abtasten der Brust: generell hart

Milchstau

- Ausbruch der Symptome: 2.–10. Tag
- Lokalisierung: meist einseitig
- Schwellung: an der betroffenen Brust
- Überwärmung: generalisiert
- Schmerzen: generalisiert
- Rötung: an der betroffenen Brust
- Temperatur: unter 38,5 °C
- Abtasten der Brust: Knoten fühlbar
- Gutes Allgemeinbefinden

Brustentzündung / Mastitis

Aus jedem Milchstau kann eine Brustentzündung werden, wenn er nicht richtig behandelt wird. Wunde Warzen, Fissuren und offene Stellen können eine Eintrittspforte für Bakterien sein und eine Infektion hervorrufen.

Anzeichen für Milchstau:

- Knoten, Bläschen
- Schmerzempfindlicher Bereich
- Lokalisierte Röte
- Erhöhte Temperatur (unter 38,5 °C)
- Gutes Allgemeinempfinden

Anzeichen für eine nicht-infektiöse Mastitis:

- Starke Schwellung, harter Brustbereich
- Starke Schmerzen
- Rotes Gebiet eines ganzen Drüsenlappens
- Fieber über 38,6 °C ansteigend
- Frösteln bis hin zum Schüttelfrost
- Kopfschmerzen, Gliederschmerzen wie bei einer beginnenden Grippe

Anzeichen für eine infektiöse Mastitis:

- Infektion erfolgt durch aufsteigende Bakterien oder über den Blutweg
- Anhaltendes hohes Fieber, Schüttelfrost
- Starke Schmerzen, Brust kann nicht berührt werden
- Drüsenlappen einer Brust betroffen, auch Infektion beider Brüste möglich

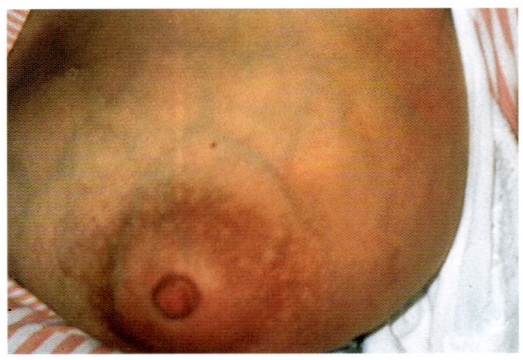

Die Röte eines ganzen Drüsenlappens weist oft auf eine Brustentzündung hin.

- Beschwerden wie bei einer beginnenden Grippe
- Sehr schlechtes Allgemeinbefinden wie bei starker Grippe
- Der Allgemeinzustand und der Brustbefund lassen sich nicht aufhalten durch konservative Behandlung – es geht Ihnen immer schlechter

Ursachen

Die Ursachen sind die gleichen wie beim Milchstau. Aufgrund von Fissuren und wunden offenen Stellen auf der Brustwarze können Bakterien eindringen und die Milchgänge und Milchbläschen infizieren. Wenn ein Übergreifen auf das umliegende Gewebe stattfindet, sprechen wir von einer »parenchymatösen Mastitis«. Genauso kann durch einen Milchstau / Rückstau, durch erhöhten Druck und das Austreten von Milch in den interstitiellen Raum eine Entzündung hervorgerufen werden oder eine bakterielle Infektion von der Mutter über die Blutbahn in der Brust zur Infektion führen.

Was hilft?

Rufen Sie Ihre Stillberaterin oder Ihre Hebamme an. Auch Ihr Gynäkologe kann Ihnen weiterhelfen. Prinzipiell sind ein Milchstau oder eine Brustentzündung kein Grund zum Abstillen.

Bakteriologische Untersuchung der Muttermilch

Kochen Sie ein Glas aus, damit es hygienisch einwandfrei ist. Reinigen Sie die Brust mit abgekochtem Wasser und einem sterilen Tupfer. Pumpen Sie mit der Hand etwas Milch ab, die ersten 5 ml lassen Sie auf ein Handtuch fließen, dann pumpen Sie direkt ins Glas. So kann der Arzt eine Kultur anlegen und Erreger nachweisen. Ein mikrobiologischer Erregernachweis, sowie das Austesten der Empfindlichkeit des Antibiotikums dauert in der Regel 48 bis 72 Stunden.

Eiternachweis

Wenn Sie etwas Muttermilch auf eine Kompresse spritzen, wird sie komplett aufgesaugt. Eiterbeimengungen in der Muttermilch werden nicht aufgesaugt.

Was hilft?

- Bettruhe ist das oberste Gebot (Sie brauchen Hilfe im Haushalt)
- Einmaliges komplettes Entleeren der Brust; das Baby soll saugen, solange es möchte; danach die betroffene Brust leer pumpen; (Das nimmt viel Zeit in Anspruch und ist wirklich unangenehm für Sie, ist aber unbedingt erforderlich). Während des Abpumpens sanft mit kreisenden Bewegungen mit den Fingerkuppen und einem Öl das verhärtete Gewebe massieren
- Weiterstillen; die Intensität, mit der das Baby saugt, kann eine Pumpe nicht nachahmen
- Häufiges Anlegen (alle zwei Stunden)
- Anlegeposition wechseln, sodass der betroffene Bereich durch den Unterkiefer des Kindes gut ausmassiert werden kann. Muttermilch schmeckt salziger!
- Manchmal hilft es, an der nicht betroffenen Seite zuerst anzulegen
- Wärmeanwendungen vor dem Stillen oder Abpumpen

- Kühlende Anwendungen direkt nach dem Stillen oder Abpumpen zum Beispiel mit Quark mit Lavendel, Retterspitz oder Kohlblätter (30 Minuten)
- Entzündungshemmende und abschwellende Kräuterzubereitungen zum Beispiel Retterspitz, Pasta Boli, Arnikagel oder -salbe
- Bei hohem Fieber ist es wichtig, ausreichend zu trinken, von daher sollten Sie die Trinkmenge nicht reduzieren.
- Die Reduktion der Milchbildung ist in der Regel nicht erforderlich. Falls doch, hilft zum Beispiel eine Tasse Salbeitee

Infektiöse Brustentzündung

Eine Brustentzündung durch Bakterien beginnt oft wie aus heiterem Himmel und innerhalb weniger Stunden fühlen Sie sich schwerkrank mit hohem Fieber. Bakterien können über die Blutbahn verteilt werden, ein entzündeter Zahn zum Beispiel kann Bakterien streuen. Oft dringen sie bei verletzten Brustwarzen ein. Wenn Sie grundsätzlich schon Träger eines Bakteriums sind, kann eine Entzündung aufgrund dessen aufflammen. Häufig nachgewiesene Erreger sind Streptokokken B, Stapyhlokokkus aureus oder auch Enterokokken.

Bei einer sich schnell entwickelnden Brustentzündung mit hohem Fieber und Schüttelfrost und flammend roten Hautteint der Drüsenlappen ist mit einer infektiösen Brustentzündung zu rechnen. Da der Erregernachweis durch das Anlegen einer Kultur zu lange dauert, muss bei begründetem Verdacht mit einer Antibiotikabehandlung begonnen werden. Das Weiterstillen bzw. die regelmäßige Entleerung der Brust sind ein Muss. Wenn ein Milchstau oder eine nichtinfektiöse Brustentzündung nach 24 bis 48 Stunden keine Besserung zeigt oder sich gar verschlechtert, muss ebenfalls antibiotisch behandelt werden.

Medikation, bei der weitergestillt werden kann:

- Beginn der Antibiose: Flucloxacillin, Ampicillin mit Clavulansäure, Cephalosporine oder Clindamycin für zehn bis vierzehn Tage ist zu empfehlen. Gegen Penicillin und Ampicillin sind verschiedene Erreger resistent.
- Schmerzmittel und fiebersenkende Medikamente, zum Beispiel Paracetamol oder Ibuprofen
- Milchbildungshemmer: Nicht zu empfehlen sind Bromocriptine (Parlodel, Pravidel); hilfreich ist das homöopathische Präparat Phytolacca oder der Einsatz von einer bis zwei Tassen Salbei- oder Petersilientee in 24 Stunden. Auch die Gabe von dreimal 15 Tropfen Methergin in 24 Stunden als einmaliger Einsatz reduziert die Milchbildung.

Tipp

Lindenblütentee: Bei einer Mastitis ist es wichtig genug zu trinken. Lindenblütentee wirkt fiebersenkend und fördert die Milchbildung. Manchmal geht die Milchmenge aufgrund einer Mastitis zurück. Mit Lindenblütentee können Sie dem entgegenwirken. Setzen Sie etwas Zitrone zu. Vitamin C steigert Ihre Immunabwehr. Als Süßmittel eignet sich Honig.

Warmer Kohlwickel zwischendurch: Einige Kohlblätter in heißes Wasser legen, etwas einweichen und dann abtropfen lassen. Um die Brust herumlegen, ein Tuch darüber legen und eine Stunde einwirken lassen. Falls Ihr Körper den Wunsch nach Kälte signalisiert, können Sie stattdessen auch kühle Kohlwickel auflegen.

Quark mit Retterspitz: Bereiten Sie einen Quarkumschlag vor und benetzen Sie diesen mit Retterspitz. Oder mischen Sie zwei Teile Quark und ein Teil Retterspitz und streichen Sie die Masse auf einer Mullwindel aus. Beides zusammen ist ein hervorragendes Hausmittel, um Schwellungen, Verhärtungen und Röte bei der Mastitis abklinken zu lassen.

Abszess

Ohne Behandlung der infektiösen Brustentzündungen liegt die Abszesshäufigkeit bei 11 %, mit Behandlung reduziert sich die Häufigkeit auf 4 %. Ein Abszess ist nicht immer klar zu erkennen. Er ist eine Gewebseinschmelzung, eine weiche Stelle, die in der Regel abgekapselt ist. Es sammelt sich darin Eiter an. In der Regel sind die Milchdrüsen und Milchgänge nicht direkt betroffen, es ist also kein Eiter in der Muttermilch nachweisbar. Die Haut wird an der Stelle oft etwas dünner, wölbt sich vor und kann sich von blass bis dunkel gefärbt von der umgebenden Hautfarbe abheben. Bei Verdacht ist eine Ultraschalldarstellung notwendig. Je nach Größe und Lage muss der Abszess chirurgisch geöffnet werden. Als Alternative ist eine Abszesspunktion unter Ultraschallsicht möglich. Die Punktionen müssen oft mehrfach wiederholt werden. Zusätzlich müssen Sie ein stillfreundliches Antibiotika einnehmen. Die betroffene Brust muss regelmäßig entleert werden. Das Kind kann gestillt werden oder es muss gepumpt werden. Ein Abstillen ist nicht notwendig.

Was hilft?

Ins Krankenhaus gehen

Ein Abszess wird punktiert oder muss chirurgisch geöffnet und drainiert werden. In der Regel wird die Drainage so gelegt, dass der Eiter in Richtung Achselhöhle abfließen kann.

Weiterstillen?

Liegt der Abszess im Bereich der Brust, sodass Warzenhof und Brustwarze nicht betroffen sind, wird Weiterstillen empfohlen. Es ist ganz wichtig, die Brust regelmäßig zu entleeren, um einem weiteren Stau vorzubeugen und um die Milchbildung aufrechtzuerhalten. Das heißt, falls Sie das Kind an dieser Seite für einige Tage nicht anlegen möchten, müssen Sie regelmäßig abpumpen. Wenn Eiter in der Muttermilch nachweisbar ist, wird in der Regel empfohlen, die Muttermilch abzupumpen und wegzuschütten, bis die Antibiotikabehandlung greift. Es gibt wissenschaftliche Untersuchungen, die hier eine andere Meinung vertreten. Es ist auch möglich, trotzdem weiterzustillen, da Immunstoffe in der Muttermilch gebildet werden, die das Kind schützen. Ob Sie stillen oder nicht, sollten Sie mit Ihrem behandelnden Arzt besprechen. Die Abheilung kann, je nach Lage des Abszesses und nach Ausmaß, vier Tage bis vier Wochen dauern.

Brustoperationen

Brustoperationen können die Stillfähigkeit beeinflussen, dabei kommt es auf das Operationsverfahren an. Wenn Drüsenapparat und Milchgänge unverletzt bleiben, ist Stillen kein Problem. Sind die Milchgänge durchtrennt, können Stauungen auftreten. Aber auch das Durchtrennen der Nervenfasern und Blutgefäße kann die Sensibilität der Brustwarze beeinträchtigen. Die Brustwarze richtet sich nicht mehr auf, Milchbildung und Milchspendereflex sind dadurch beeinträchtigt.

Brustvergrößerung

In der Regel erfolgt bei der Einlage eines Implantats keine Verletzung des Brustdrüsengewebes und der Milchgänge. Das Implantat wird in der Regel hinter dem Brustmuskel platziert. Die Füllmaterialien der Implantate sind nicht schädlich für das Kind. Während dem Milcheinschuss ist darauf zu achten, dass keine zu massive Stausymptomatik entsteht. Ein frühzeitiger Beginn mit warmen und kühlen Wickeln beugt dem vor. Stillen verschlechtert langfristig nicht die kosmetischen Ergebnisse.

Brustverkleinerung

Bei einer Brustverkleinerung kommt es auf das Operationsverfahren an. Wichtig ist, dass die Brustwarze und der Brustwarzenhof mit den darunter liegenden Milchgängen weitgehend geschont und die Nervenversorgung möglichst wenig beeinträchtigt wird. Es kann zu einer verminderten Milchbildung kommen. Von daher ist es wichtig, darauf zu achten, dass das Kind gut zunimmt. Manchmal ist es nicht möglich sechs Monate ausschließlich zu stillen.

Falls die Muttermilch alleine nicht ausreicht, ist mit dem Brusternährungsset Stillen und somit die Gabe von Ersatzmilch möglich, sodass auf eine zusätzliche Flaschengabe verzichtet werden kann.

Brustgewebeveränderungen

In der Stillzeit verändert sich durch die Hormoneinflüsse das Brustgewebe. Es wird mal größer und mal kleiner. Wenn Sie Verhärtungen und Knoten fühlen, die nicht auf einen Milchstau zurückzuführen sind, sollten Sie einen stillerfahrenen Arzt aufsuchen. Mit einem Ultraschall und eventuell auch mit einer Gewebeentnahme können Knoten differenziert werden.

Knoten in der Brust

Knoten in der Brust lassen sich durch eine Ultraschalluntersuchung abgrenzen.

Bösartige Knoten sind sehr selten. Es kann sich um eine Milchzyste, Fibrozyste oder Fibroadenom handeln. Ganz selten ist Brustkrebs die Ursache.

Galaktozele (= Milchzyste)

Eine Milchzyste ist vor und nach dem Abpumpen und Stillen in gleicher Größe als Verhärtung tastbar. Beschwerden können sich durch den Druck auf das umliegende Gewebe entwickeln. Stillen Sie weiter. Bei größeren Be-

schwerden ist eine Punktion notwendig, die in regelmäßigen Abständen bis zum Ende der Stillzeit wiederholt werden muss.

Fibrozysten und Fibroadenom

70 % der Knoten fallen in diese Kategorie. Wenn der Nachweis erfolgt ist, besteht kein Grund nicht weiterzustillen. Je nach Lage kann der Druck auf die Milchgänge und das Drüsengewebe die Entstehung von Milchstaus begünstigen.

Die Zysten können in der Stillzeit bei starken Beschwerden abpunktiert werden, operativ müssen sie in der Regel nicht entfernt werden. Ein Vitamin-E-Präparat (Tocopherol) und auch Lecithin können helfen Beschwerden vorzubeugen.

Brustkrebs

Bei der Diagnose Brustkrebs während der Schwangerschaft und Stillzeit hat die Behandlung des Krebs Vorrang und es muss abgestillt werden.

In der Regel ist ein schnellstmöglicher operativer Eingriff erforderlich, mit eventueller anschließender Chemo- und Bestrahlungstherapie. Der hohe Prolaktinspiegel in der Stillzeit würde den Krankheitsverlauf ungünstig beeinflussen. Nach der Behandlung von Brustkrebs kann eine Frau wieder schwanger werden.

Frühestens ein Jahr nach Behandlungsabschluss sollte eine neue Schwangerschaft geplant werden, gut wäre es drei bis fünf Jahre zu warten.

Sie können Ihr Kind nach Abschluss der Behandlung auch an der erkrankten Seite stillen. Ob die Milchmenge zum ausschließlich Stillen ausreicht, hängt von der Art der Behandlung ab. Es kann auch einseitig gestillt werden. Eventuell ist die Zugabe einer Säuglingsmilch erforderlich, falls die Muttermilchmenge sich nicht ausreichend aufbauen lässt.

Erkrankung der Mutter

Sie können Ihr Baby bei den meisten akuten Erkrankungen weiterstillen. Das Baby erhält über die Muttermilch spezielle Abwehrstoffe, sodass es einen Schutz erfährt und nicht erkrankt. Bei einer Grippe sollten Sie sich Ruhe gönnen und sich mit Ihrem Kind ins Bett legen. Trinken Sie ausreichend und stillen Sie das Baby nach Bedarf weiter. Vielleicht haben Sie eine Freundin oder eine Verwandte, die sich um Sie kümmern kann, für Sie kocht und den Haushalt versorgt.

Wenn Sie ins Krankenhaus müssen

Versuchen Sie zu erreichen, dass das Baby mit Ihnen aufgenommen wird und Sie es so weiterstillen können. Falls das nicht geht, pumpen Sie Ihre Milch ab und geben Sie diese mit nach Hause zum Füttern. Wenn Sie sich zu krank fühlen, um die Milch abzupumpen, bitten Sie das Pflegepersonal um Hilfe. Vielleicht kann Ihnen auch jemand das Baby zum Stillen ins Krankenhaus bringen.

Falls es erforderlich ist, dass Sie eine Stillpause einlegen und die Milch dadurch zurückgeht, können Sie die Milchbildung jederzeit wieder anregen (siehe Seite 39).

Wenn Sie operiert werden müssen

Wenn Sie den Zeitpunkt der Operation planen können, sollten Sie sich einen Muttermilchvorrat anlegen, mit dem dann der Zeitraum überbrückt werden kann, bis Sie das Baby wieder stillen können.

Nach der Operation sollten Sie so bald wie möglich die Milchbildung durch Abpumpen anregen und aufrechterhalten. Solange die Narkosemittel nicht abgebaut sind, müssen Sie die Milch wegschütten.

Falls Sie weiterhin Medikamente einnehmen müssen, bitten Sie um Präparate, bei denen Sie unbedenklich stillen können. Kleinere Eingriffe wie eine Bauchspiegelung oder eine Ausschabung werden heute auch schon ambulant durchgeführt.

Muttermilch pasteurisieren

Bei einigen bakteriellen und virösen Infektionen kann die Muttermilch pasteurisiert werden. Die Pasteurisierung bei 62,5 °C über dreißig Minuten zerstört zum Beispiel HIV-Viren, Zytomegalieviren, Rötelnviren, Streptokokken, Staphylokokken, Herpes-simplex-Viren, Hepatitis-B-Viren.

Weiterstillen bei Erkrankungen der Mutter?

Aids

Nicht stillen. Bis heute keine greifende Therapie möglich. Pasteurisierte Muttermilch ist HIV-frei. Oft wird jedoch von vornherein Abstillen empfohlen.

Alkoholismus

Alkohol geht in die Muttermilch über und kann dem Baby Schaden zu fügen. Stillen wird bei Alkoholikerinnen nicht empfohlen.

Asthma bronchiale, Ekzem, Neurodermitis, Schuppenflechte

Stillen ist ratsam. Medikamente je nach Zustand (Stillverträglichkeit prüfen). Besonderer Schutz durch die Muttermilch für das Kind vor Allergien. Gehen Sie zum Hautarzt, wenn die Brust betroffen ist.

Chlamydien

Stillen wird empfohlen, wenn behandelt. Antibiotika. Übertragung während der Geburt kann eine eitrige Bindehautentzündung oder eine Lungenentzündung beim Kind verursachen.

Diabetes mellitus

Stillen ist möglich. Betreuung durch Arzt; Blutzuckerkontrolle; Insulingabe. Milcheinschuss kann verzögert sein; erhöhte Infektionsgefahr.

Drogenabhängigkeit (Marihuana, Heroin)

Sie sollten nicht stillen. Wenn Sie im Methadonprogramm sind, können Sie unter ärztlicher Kontrolle stillen. Das Kind ist oft zum Entzug für eine längere Zeit nach der Geburt in der Kinderklinik.

Durchfälle durch Salmonellen, Generalisierte Infekte durch Streptokokken, Staphylokokken, Typhus

Wenn akut: Stillpause, bis Antibiotika greifen. Aufnahme der Mutter ins Krankenhaus; Antibiotika. Kind mindestens 24 bis 36 Stunden medikamentös mitbehandeln.

Epilepsie

Stillen ist möglich. Auf stillverträgliche Medikamente achten; Antiepileptika (zum Beispiel Phenobarbital, Carbamazpin); Kind gut überwachen – kann mit Schläfrigkeit reagieren, schlechte Gewichtszunahme.

Fieber

Weiterstillen. Bei hoher Temperatur (über 39,5 °C) und anhaltendem Fieber länger als eine Woche Arzt aufsuchen. Eventuell Antibiotika; viel trinken. Kind erhält Schutz über die Muttermilch.

Galaktosämie

Teilstillen ist möglich. Ärztliche Betreuung erforderlich. Die Zusammensetzung der Muttermilch ist normal.

Geschlechtskrankheiten wie Syphilis, Gonorrhoe

Stillen ist möglich, wenn Primärinfekt behandelt und keimfrei. Wenn akut: nicht stillen, bis Medikamente greifen. Antibiotika länger als zehn Tage. Bei offenem Primärinfekt ist Isolierung von Mutter und Kind erforderlich.

Gestose in der Schwangerschaft

Stillen je nach Zustand der Mutter und erforderlicher Medikation möglich. Ärztliche Betreuung und Medikamente erforderlich; frühestmöglich abpumpen.

Grippe, Schnupfen, Erkältung

Stillen ist möglich. Medikamente nach Bedarf. Kind erhält Schutzstoffe über die Muttermilch; Tröpfcheninfektion.

Hepatitis A, B, C

Bei Hepatitis A wird das Kind passiv, bei Hepatitis B aktiv und passiv immunisiert. Es kann gestillt werden. Bei Hepatitis C werden die mütterlichen Anti-HCV-Antikörper im Serum bestimmt. Sind diese erhöht, kann nicht gestillt werden. Hier wird im Einzelfall entschieden.

Herpes simplex (Fieberbläschen an der Lippe und im Genitalbereich)

Kein direkter Kontakt beim Stillvorgang mit Bläschen. Wenn abdeckbar, kann gestillt werden. Orale und lokale Behandlung mit Aciclovir (Zovirax®) möglich. Herpes im Geburtskanal erfordert Kaiserschnitt zum Schutz des Kindes unter der Geburt. Herpes im Mundbereich: Mundschutz

Herzkrankheiten

Stillen ist je nach Zustand der Mutter möglich. Je nach Diagnose: Digitalis, Diuretika – auf Stillverträglichkeit der Medikamente achten. Nicht Stillen nach Transplantation, da Medikamente verabreicht werden, die eine Immunabwehr unterdrücken.

Krebserkrankungen

Akut: nicht stillen. Nach abgeschlossener Therapie kann gestillt werden. Chemotherapie, Radiotherapie, Operation: nach Krebsbehandlung sollte die Mutter drei bis fünf Jahre warten, bis sie erneut schwanger wird; Rezidivgefahr erhöht bei erneuter Schwangerschaft.

Lepra

Stillen ist möglich. Medikamente für Mutter und Kind. Stillen schützt das Kind.

Listeriose (über Rohmilchprodukte)

Wenn akut, in den ersten vier Tagen nicht stillen, dann ja. Antibiotika; Kind mitbehandeln. Gefahr: Neugeborenensepsis, Hirnhautentzündung.

Lokaler Infekt

Stillen ist möglich. Lokal eventuell Antibiotika. Vorsicht: Schmierinfektion vermeiden.

Masern

Stillen möglich, wenn Antikörper nachweisbar. Hyperimmunglobuline für das Kind. Mutter und Kind trennen, bis Antikörper bei Mutter nachweisbar (nach ca. 48 Stunden).

Morbus Crohn

Stillen ist möglich. Bei akuter Erkrankung sind Medikamente erforderlich; Medikation mit Sulfapyridine (Anturana®) möglich. Kind beobachten, wenn die Mutter Medikamente einnimmt.

Mukoviszidose

Stillen ist möglich, abhängig vom Zustand der Mutter. Stillverträgliche Medikation möglich. Entwicklung des Kindes überwachen, da eventuell Fettgehalt der Muttermilch niedrig, Chlorid- und Salzgehalt hoch.

Multiple Sklerose

Stillen möglich, abhängig vom Zustand der Mutter. Stillen kann akuten Schub auslösen.

Mumps

Stillen ist möglich. Infektion erfolgt lange vor Krankheitsausbruch.

Nierenerkrankung

Stillen ist möglich, je nach Schwere der Erkrankung. Nicht stillen nach Transplantation, da Medikamente verabreicht werden, die eine Immunabwehr unterdrücken.

Pfeiffersches Drüsenfieber, Epstein-Barr-Virus

Nicht stillen, bis Mutter Antikörper gebildet hat. Achtung: Tröpfcheninfektion.

Phenylketonurie

Stillen ist möglich. Medikamente und Diät der Mutter unter ärztlicher Betreuung. Muttermilchzusammensetzung normal.

Psychosen

Prinzipiell kann gestillt werden. Mutter-und-Kindeinheiten gibt es inzwischen in vielen psychiatrischen Einrichtungen. Je nach Schweregrad müssen Mutter und Kind getrennt werden oder es muss ständige Aufsicht gewährleistet sein. Psychopharmaka und Hormongaben: Stillverträglichkeit bei den Medikamenten beachten.

Röteln

Stillen ist möglich; Infektion erfolgt lange vor Krankheitsausbruch. Impfung der Mutter nach der Geburt; Kind erhält Antikörper mit Muttermilch; Kontakt zu Schwangeren meiden.

Rheumaerkrankungen

Stillen ist möglich. Stillverträgliche Medikamente sind Gold oder Sulfasalazine; keine Immunsuppressiva.

Rotaviren (häufigste Erreger von Durchfällen beim Kind)

Stillen möglich. Kind kann schon vor Ausbruch der Erkrankung infiziert worden sein. Eventuell Antibiotika; beste Heilnahrung bei Durchfall ist Muttermilch.

Schilddrüsenunterfunktion oder -überfunktion, Morbus Basedow

Stillen ist möglich. Schilddrüsenhormone. Medikamente wie Propylthiouracil möglich, kein Jod! Oft wenig Muttermilch; Schilddrüsenfunktion des Kindes überwachen; Baby überwachen. Mutter oft übernervös. Stillpause ist nötig, wenn ein Szintigramm erforderlich ist, bis Radionukleide abgebaut sind.

Shigellen, Escherichia coli

Stillen ist möglich, wenn die Stuhlkultur negativ ist. Antibiotika. Kind mindestens 24 bis 36 Stunden mitbehandeln.

Thrombosen

Bei der Behandlung von akuten Thrombosen mit Heparin® oder Marcumar® kann gestillt werden. Kind soll bei Marcumar® bezüglich der Blutungsgefahr beobachtet werden. Vitamin-K-Gaben schützen es.

Toxoplasmose

Stillen ist möglich. Antibiotika für Mutter und Kind. Antikörper über die Muttermilch schützen das Baby.

Tuberkulose

Stillen ist möglich, wenn behandelt. Nicht stillen in der ersten Woche, bis Behandlung greift. Tuberkulostatika. Kind untersuchen; Kind eventuell auch medikamentös behandeln; Schutzimpfung nach der Geburt. Muttermilch bildet Antikörper.

Varizellen, Windpocken, Gürtelrose

Stillen möglich, wenn Antikörper nachweisbar und der Ausbruch der Krankheit mindestens fünf Tage vor der Geburt war. Stillen möglich, wenn die Mutter Antikörper hat. Wenn Geburt in kritischer Zeit, müssen Baby und Mutter mit Varizella Zoster Immunglobulinen behandelt werden; vier Tage vor der Geburt und acht Tage danach werden beim Krankheitsausbruch als kritisch gesehen – Trennung erforderlich, wenn Mutter Ausschlag hat. Antikörperbildung nach 48 Stunden. Muttermilchgabe dann möglich.

Zytomegalie (CMV)

Bei einer frischen Infektion der Mutter sollte nicht gestillt werden, bis die Antikörper nachgewiesen sind. Ansonsten kann gestillt werden. Bei zu früh geborenen Kindern (vor 30. Schwangerschaftswoche, leichter als 1500 g) kann Pasteurisieren der Muttermilch erforderlich sein, wenn die Mutter Virusträgerin ist.

Erkrankung
beim Kind

**Auch wenn Ihr Baby gesund-
heitliche Probleme hat, kann
das Stillen gut gelingen. Die
häufigsten Fragen, die Mütter
immer wieder stellen, werden
nachfolgend beantwortet.**

Anpassungsstörungen nach der Geburt

Ein Baby mit Sauerstoffmangel und niedrigen APGAR-Werten nach der Geburt bedarf spezieller Beobachtung und Behandlung und wird in die Kinderklinik verlegt.

Ein Kind, das unter Sauerstoffmangel litt, kann mindestens 48 Stunden nicht gefüttert werden. Es erhält Infusionen. Oft kann erst nach 96 Stunden mit der Nahrungszufuhr begonnen werden. Diese Kinder saugen meist schlecht und haben Probleme, das Saugen und das Schlucken miteinander zu koordinieren.

Brust oder Flasche – was ist schwieriger?

Wissenschaftliche Untersuchungen besagen, dass bei einem Baby, das aus der Brust trinkt, die Atmung und Sauerstoffsättigung stabiler sind als bei einem Kind, das aus der Flasche trinkt. Wenn Ihr Baby nun gleich nach der Geburt in die Kinderklinik verlegt wurde, können Sie sich und ihm folgendermaßen helfen:

• Beginnen Sie innerhalb der ersten sechs Stunden nach der Entbindung mit dem Abpumpen und pumpen Sie sechs- bis achtmal innerhalb von 24 Stunden ab, um die Milchbildung in Gang zu bekommen.

• Bringen Sie die Milch in die Kinderklinik und lassen Sie diese dort einfrieren.

• Falls es möglich ist, tragen Sie das Baby Haut auf Haut (Känguru-Methode).

• Wenn Sie abgepumpt haben, kann das Baby an der leeren Brust saugen, das stimuliert.

• Sobald es geht, sollten Sie das Baby anlegen. Haben Sie Geduld, bis es saugt.

• Unterstützen Sie das Kinn des Babys mit dem DanCer-Griff, da es dann weniger Energie braucht und leichter saugen kann.

• Wählen Sie eine Position (zum Beispiel Rückengriff), die das Saugen erleichtert. Aufrecht stillen ist hilfreich.

Hypoglykämie (Unterzuckerung) beim gesunden Neugeborenen

Während der Schwangerschaft entspricht der Blutzuckerwert des Babys dem der Mutter. Nach der Entbindung und der Durchtrennung der Nabelschnur sinken die Blutzuckerwerte und der Körper des Babys reagiert darauf naturgemäß durch eingeschränkte Insulinfreigabe und Gewinnung von Glukose (Zucker) aus den Fettgewebsreserven.

Innerhalb der ersten Stunden ist bei allen Reifgeborenen der Blutzuckergehalt am niedrigsten und steigt dann an, auch wenn keine Nahrungsaufnahme erfolgt, da der Körper Glukose selbst mobilisieren kann (ein Blutzuckerabfall wäre ein Hinweis auf eine Begleiterkrankung).

Wird das Baby von Anfang an nach Bedarf angelegt, erhält es über das Kolostrum alles, was es braucht. Eine Blutzuckerkontrolle ist normalerweise nicht erforderlich.

Als Risikogruppen gelten:

- Babys, die für ihre Tragzeit zu klein sind
- Babys von diabetischen Müttern oder schwergewichtige Babys ab 4000 g
- Frühgeborene
- Babys mit Stoffwechselerkrankungen
- Babys mit Anpassungsstörungen nach der Geburt (Atemnot, Untertemperatur)
- Babys, deren Mütter während der Entbindung Schmerzmedikamente (Pethidine) verabreicht wurden; Babys werden aus diesem Grund schläfrig

Glukoseflasche – Ja oder Nein?

Das Füttern eines Glukosefläschchens bewirkt alles andere als eine Verhütung der Hypoglykämie. Durch die einmalige Gabe von zum Beispiel 10 % Glukose kommt der Stoffwechsel des Babys aus dem Gleichgewicht. Das Baby reagiert auf die hohe Glukosedosierung mit einer Ausschüttung von Insulin mit der Folge, dass die Blutzuckerwerte dann in den Keller sinken. So kann eine Hypoglykämie ausgelöst werden.

Ausnahme: Zu früh geborene und kranke Kinder. Früh geborene Babys können Glukose nicht aus den Fettspeichern gewinnen. Meist haben sie keine Fettspeicher und die Leber ist noch ziemlich unreif. Sie brauchen daher eine niedrige Glukoseinfusion in 24 Stunden, um die Verstoffwechselung anzukurbeln.

Vorbeugung:

- Erstes Anlegen innerhalb der ersten zwei Stunden nach der Geburt, Stillen nach Bedarf (Tag und Nacht, so oft und so lange das Baby es will), Wärme
- Ein schläfriges Baby sollte gut beobachtet werden; eventuell zum Anlegen wecken
- Korrekte Stillpositionen und korrektes Saugen sind wichtig

Nekrotisierende Enterokolitis bei Frühgeborenen

Hierbei handelt es sich um eine Darmentzündung mit Bildung von Geschwüren und Auflösung der Darmschleimhaut. Diese Erkrankung betrifft 1 bis 8 % der Frühgeborenen auf der Intensivstation. Sie beginnt mit Darmschleimhautschäden, dann erfolgt eine Infektion, die Bildung von Geschwüren, die Schleimhaut zersetzt sich und kann in die Bauchhöhle einbrechen. Diese Erkrankung ist oft lebensbedrohlich und das Frühgeborene muss notoperiert werden. Dabei werden Teile des Darms entfernt und schlimmstenfalls muss ein künstlicher Darmausgang gelegt werden. Die ersten Anzeichen für diese Erkrankung sind oft Blässe, Teilnahmslosigkeit und ein aufgetriebener Bauch. Nach diesen ersten Symptomen folgen Erbrechen, blutiger Durchfall, Kreislaufschock und Sepsis.

Im akuten Zustand ist Stillen nicht möglich. Das Frühgeborene erhält keine Nahrung mehr, dafür Infusionen. Der Magensaft kann durch die Magensonde abfließen. Das Kind wird gut überwacht und regelmäßig werden die Darmgeräusche abgehört.

Vorbeugung: Ausschließliche Muttermilchgabe. Das bedeutet keine andere Flüssigkeitsgabe bzw. Nahrungszufuhr über den Magen-Darm-Trakt.

Lippen-Kiefer-Gaumenspalte

Je nachdem wie stark ausgeprägt die Spaltbildung ist, versetzt diese Missbildung vielen Eltern erst einmal einen Schock. Auch hier ist es ganz wichtig, dass Sie die Möglichkeit erhalten, das Baby direkt nach der Geburt kennen zu lernen. Oft dauert es Tage, bis Sie das Baby so annehmen können, wie es ist, und bis Sie

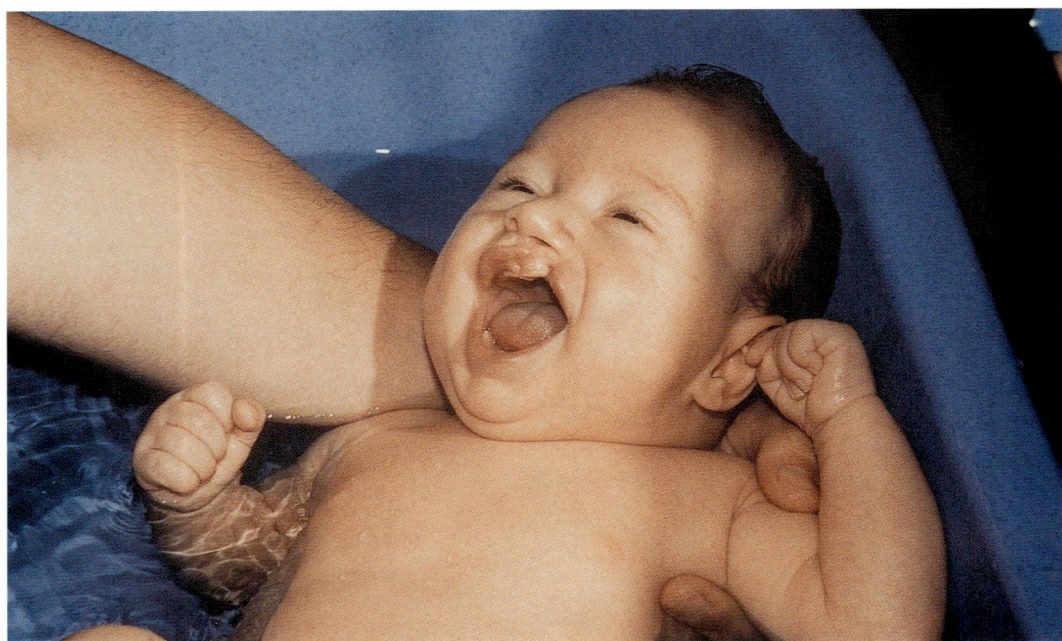

Stillen von Spaltkindern stärkt ihre Muskulatur und schützt vor Mittelohrinfektionen.

mit Ihren Schuldgefühlen und Ihrer Verzweiflung fertig werden. Lassen Sie Ihre Gefühle zu. Spaltbildungen sind operativ behebbar. Spaltkinder brauchen Muttermilch ganz besonders, denn sie sind sehr anfällig für Infektionen der Atemwege und Ohren.

Es ist ganz wichtig, dass Sie das Baby von Anfang an anlegen. Je nach Art der Spalte gibt es Hilfsmittel, die eine Spalte überbrücken können. Das Kind braucht mehr Zeit beim Trinken und Sie sollten es öfter aufstoßen lassen, da es viel Luft mitschluckt.

Beim Stillen sollten Sie das Baby so positionieren, dass Nase und Speiseröhre höher liegen als die Brust. Das verhindert, dass Milch in den Nasen-Rachen-Raum fließen kann und die Atmung dadurch erschwert wird. Muttermilch ist ein altbewährtes Heilmittel, daher ist es auch nicht schlimm, wenn das Baby Muttermilch in die Nase bekommt oder vielleicht aspiriert. Es wurde festgestellt, dass ein Muttermilchtropfen in der Lunge im Gegensatz zur

künstlichen Säuglingsnahrung keine Entzündung oder Abwehrreaktion hervorruft.

Lippen- oder Lippen-Kieferspalte

Diese kann eventuell mit einem Finger verschlossen werden, dann kann das Kind ohne Probleme saugen. Eine künstliche Platte ist nicht erforderlich.

Gaumenspalte

Hier wird in der Regel eine Gaumenplatte aus Kunststoff angefertigt, die den Nasen-Rachen-Raum trennt. Die bei Spaltbildung des Gaumens nach hinten verlagerte Zunge wird so nach vorne gebracht. In vielen Kliniken wird der Abdruck vom Oberkiefer so früh wie möglich gemacht, um normale anatomische Verhältnisse im Mund zu schaffen. Das ist gerade für das Saugen von Bedeutung. Das Baby schafft es nur kurzzeitig, zum Ansaugen ein Vakuum aufzubauen. Wenn dies gelingt, ist schon viel gewonnen, da sich dadurch die Brustwarze und der Mund voll Brustgewebe zum natürlichen Sauger formen lassen. Nun kann die Zunge die Milchgänge ausstreichen. Entgegen früherer Veröffentlichungen weiß man, dass trotz Gaumenplatte kein Vakuum aufgebaut werden kann. Trotzdem fließt die Milch.

Was tun?

• Beginnen Sie mit dem Abpumpen der Muttermilch so bald wie möglich nach der Geburt.

• Eventuell wird das Baby in den ersten Tagen mit einer Magensonde ernährt.

• Legen Sie das Baby regelmäßig an und lassen Sie es die Milchbildung anregen. Auch an der leeren Brust, nach dem Abpumpen, fühlt sich das Baby wohl.

• In den ersten Tagen benötigen Sie oft ein Hilfsmittel, um das Baby zu ernähren. Das Kind ist in der Lage, aus dem Becher zu trinken. Auch geeignet sind: Spritze mit Fingerfeeder, Brusternährungsset und Flasche mit Haberman Sauger.

• Anfangs sollten Sie aufrechte Stillpositionen auswählen. Wenn die Gaumenplatte angepasst ist, kann das Baby in jeder Position gestillt werden. Hilfreich ist es, den Kopf mit dem DanCer-Griff zu stützen.

Operation

Zwischen dem zweiten und sechsten Monat kann die Gaumenspalte operiert werden. Wichtig ist, dass Sie die Milchbildung durch Abpumpen aufrechterhalten. So bald wie möglich sollten Sie wieder stillen.

Physiologische Neugeborenengelbsucht

Physiologisch heißt immer, es ist ein normaler Anpassungsprozess, der sich da vollzieht. Jedes Neugeborene hat in den ersten Tagen erhöhte Bilirubinwerte. Jedes zweite Neugeborene weist eine mehr oder weniger starke Gelbfärbung (Augen und Gesicht) auf, meist zwischen dem zweiten und zehnten Lebenstag. Die Werte steigen in den ersten vier bis fünf Tagen an und fallen dann langsam wieder ab.

Wie kommt das?

Im Mutterleib erfolgte die Sauerstoffversorgung über den Blutkreislauf. Abfallprodukte (Bilirubin) wurden im Darm gesammelt und nach der Geburt im so genannten Kindspech ausgeschieden.

Nach der Entbindung atmet das Baby über die Lunge, und rote Blutkörperchen werden in der Menge wie vorher zur Sauerstoffversorgung nicht mehr gebraucht. Diese überschüssigen roten Blutkörperchen werden nun in der Milz gespalten. Das Eisen wird vom Körper weiterverwendet, das Bilirubin an Eiweiß gebunden und in der Leber, mithilfe eines Enzyms, umgebaut. Das nun wasserlösliche Bilirubin wird über den Gallensaft in den Darm transportiert und mit dem Stuhlgang ausgeschieden. Der umgekehrte Prozess ist auch möglich. Durch ein Enzym in der Darmwand kann Sterkobilin wieder in den Blutkreislauf gelangen. Aufgrund dessen ist es ganz wichtig, dass das bilirubinreiche Kindspech (Mekonium) schnell ausgeschieden wird.

Was tun?

• Anlegen frühestmöglich nach der Geburt und dann nach Bedarf (mindestens achtmal in 24 Stunden). Das Kolostrum enthält abführende Stoffe, die eine Ausscheidung des Kindspechs beschleunigen. Außerdem ist der Eiweißgehalt des Kolostrum um fast das Dreifache höher, was den Abtransport des an Eiweiß gebundenen Bilirubins aus der Milz zur Leber unterstützt

Frühes Anlegen nach Bedarf vermindert die Ausprägung der Gelbsucht.

und dort den Umbau mithilfe eines Enzyms begünstigt. Eine ausreichende kalorische Versorgung ist Grundvoraussetzung für diesen Vorgang.

- Ausschließlich stillen, keine Gabe von zusätzlicher Flüssigkeit oder Nahrung.
- Wird das Baby mit abgepumpter Muttermilch gefüttert, sollte die Menge um 20 % gesteigert werden.
- Wecken Sie ein schläfriges Baby, wenn es nicht mindestens achtmal innerhalb von 24 Stunden gestillt werden will.
- Die Beobachtung des Stuhlgangs gibt Aufschluss darüber, ob das Mekonium ausgeschieden wird, was eine Farbänderung von Schwarz zu Grün und dann auf Gelb bewirkt.
- Lassen Sie Sonnenlicht ins Bettchen scheinen und sorgen Sie für Wärme.

Ausnahmen

Eine Gelbsucht wird immer vom Kinderarzt mitbetreut, so lassen sich andere Ursachen, die in der Regel selten sind, ausschließen. Eine Gelbsucht kann auch in Verbindung mit einer Neugeboreneninfektion, Blutgruppenunverträglichkeit, Stoffwechselstörung oder Medikamentengabe auftreten.

Besondere Behandlung

Heutzutage werden viel höhere Bilirubinwerte beim gestillten Kind toleriert und Phototherapie erst bei hohen Werten angesetzt, und auch dann nicht als Dauerbestrahlung (zum Beispiel abwechselnd je zwei Stunden Bestrahlung und Mutterkontakt). Die Werte sinken auf diese Art schneller. Bei hohen Werten (zum Beispiel beim gesunden Neugeborenen am dritten Tag mit einem Gewicht von über 3500 g – Anstieg über 20 mg %) wird Phototherapie erforderlich. Weißes, blaues oder grünes Licht verändert in den obersten Hautschichten eingelagerte Bilirubinanteile, sodass diese wasserlöslich werden und unter

Umgehung der Leber über die Niere ausgeschieden werden können. Bei der Phototherapie muss darauf geachtet werden, dass das Baby genug Flüssigkeit zu sich nimmt. Ein Problem bei der Phototherapie ist das Bedecken der Augen des Babys und seine dadurch verminderte Wahrnehmungsmöglichkeit. Auch müssen Mutter und Baby stundenweise getrennt werden, wenn die Bestrahlung im Inkubator erfolgt. Das löst Ängste aus, dass mit dem Kind etwas nicht stimmt.

Es gibt auch Lampen, die am Bett der Mutter angebracht werden können und eine Bestrahlung des Säuglings auf dem Bauch der Mutter erlauben.

Eine andere Möglichkeit ist eine Lichtbehandlung durch eine direkt auf der Haut des Kindes aufliegende Decke (Bilibed). Das erfordert kein Bedecken der Augen mehr und wird als die schonendste Methode beschrieben. Wichtig ist, dass das Baby dabei gedreht wird.

Austauschtransfusionen

Eine Austauschtransfusion wird nur bei Blutgruppenunverträglichkeit oder Rhesusfaktorunverträglichkeit erforderlich.

Häufige Fragen

Wie beeinflusst Stillen die Gelbsucht?

Stillen kann die Gelbsucht zwar nicht verhindern, aber durch die abführenden Stoffe im Kolostrum wird das Kindspech schneller ausgeschieden. Es wurde beobachtet, dass Babys, die frühestmöglich nach Bedarf angelegt wurden, nicht so gelb wurden.

Gestillte Babys, die nicht oft genug angelegt werden, haben aufgrund der kalorischen Unterversorgung höhere Werte als Flaschenkinder.

Beeinträchtigt die Schläfrigkeit das Stillen?

Hohe Bilirubinwerte machen das Baby müde. Das nimmt aber in der Regel keinen negativen Einfluss auf das Saugverhalten. Die an der Brust getrunkene Milchmenge von Babys mit Gelbsucht und ohne ist die gleiche.

Braucht ein Neugeborenes mit Gelbsucht zusätzlich Flüssigkeit?

Da Bilirubin im Blutkreislauf nicht wasserlöslich ist und nur in der Leber umgewandelt werden kann und über den Darm ausgeschieden wird, fördert zusätzliche Flüssigkeit nicht die Ausscheidung.

Dagegen nimmt sie negativen Einfluss auf die Darmtätigkeit und führt zum Ansteigen des Bilirubins. Auch die Milchbildung wird durch zusätzliche Flüssigkeit negativ beeinflusst.

Hilft Sonnenlicht bei Gelbsucht?

Wenn Sonnenlicht unbekleidete Körperteile des Babys erreicht, ist wohl eine Umwandlung des Bilirubins möglich. Allerdings verbrennen die UV-Strahlen auch leicht die empfindliche Haut des Säuglings. Das in der Klinik verwendete Blaulicht ist ein so genanntes Kaltlicht und nicht mit UV-Licht gleichzusetzen. Auch Hydrokulturlampen und Höhensonne haben ein anderes Licht und sind nicht zu empfehlen.

Späte Gelbsucht

Diese tritt meist erst nach dem siebten Tag auf und die Werte bleiben über Wochen hoch. Nimmt das Kind ausreichend zu, hat es keine Infektion, ist die Leber nicht vergrößert und findet der Kinderarzt keine Ursache, handelt es sich um eine so genannte Muttermilchgelbsucht.

Muttermilchgelbsucht

Diese Form der Gelbsucht betrifft 2 bis 4 % der ausschließlich gestillten Babys. Das Baby entwickelt sich normal, nimmt ausreichend zu und scheidet genug aus. Die Bilirubinwerte sind oft über Wochen und Monate hoch. Vermutet wird, dass das Baby auf bestimmte Inhaltsstoffe in der Muttermilch reagiert. Interessant ist, dass eine Pasteurisierung der Muttermilch diese Faktoren außer Kraft setzt.

Was hilft?

- Ziehen Sie einen Kinderarzt hinzu.
- Lassen Sie das Kind häufig an die Sonne.
- Stillen Sie weiter.

Ist eine Stillunterbrechung sinnvoll?

Durch eine Stillunterbrechung von 24 bis 48 Stunden lässt sich die Diagnose Muttermilchgelbsucht sichern. Das Baby wird in dieser Zeit mit künstlich hergestellter Säuglingsmilch ernährt. Sinken die Bilirubinwerte ab, ist die Diagnose Muttermilchgelbsucht gesichert und das Baby kann weitergestillt werden. Bei Werten bis zu 20 mg % wurden bei der Muttermilchgelbsucht keine Folgeschäden festgestellt.

Während der Stillunterbrechung muss dem Baby zugefüttert werden, sei es mit Spendermilch, pasteurisierter abgepumpter Muttermilch oder künstliche Säuglingsnahrung. Die Mutter muss in dieser Zeit regelmäßig abpumpen, um das Milchangebot aufrechtzuerhalten. Da die Bestätigung der Muttermilchgelbsucht keine Behandlung erforderlich macht, sondern weitergestillt werden kann, ist diese Praxis infrage zu stellen. Anstelle einer Stillpause kann bei Muttermilchgelbsucht mit hohem Bilirubinwert eine kurzzeitige Photoherapie die Werte senken.

> Wenn Sie das Stillen unterbrechen, ist es notwendig zuzufüttern.

Das Kind ist krank — Jetzt ist Stillen besonders wichtig

Bei den meisten Erkrankungen des Kindes ist Stillen möglich. Je nach Fähigkeit des Kindes kann auch ein Teilstillen erst mal eine Lösung sein. In ganz seltenen Fällen ist direktes Stillen nicht möglich, jedoch eine dosierte Gabe von Muttermilch. Manchmal folgt auf eine lange Phase des Nichtstillens, die Möglichkeit mit einem Stillbeginn. Ziehen Sie eine Fachkraft zurate.

Allergien

Sechs Monate lang ausschließlich stillen. Diät der Mutter allergienarm. Hydrolysatnahrung bei zu wenig Milch.

Bronchitis / Pneumonie

Stillen ist möglich. Antibiotika. Erhobene Stillposition erleichtert Atmung.

Botulismus

Stillen ist möglich. Behandlung je nach Zustand des Kindes. Medikation; oft Intensivstation. Lähmungen erschweren Anlegen.

Wichtig: Sie sollten Kindern unter zwölf Monaten keinesfalls Honig geben, da die Botulismus-Erreger unter anderem durch Honig übertragen werden.

Diabetes mellitus

Stillen ist möglich. Insulin und Diät. Ständige Blutzuckerkontrolle.

Downsyndrom (Trisomie 21)

Stillen ist von großem Vorteil für die Entwicklung der Gesichtsmuskulatur und schützt vor Infektionen.

Epilepsie

Stillen ist möglich. Medikamente erforderlich. Kinder sind oft müde und schlaff.

Erbrechen, Durchfall

Stillen ist möglich. Eventuell zusätzlich Gaben von Flüssigkeit und Elektrolyten erforderlich. Muttermilch ist die beste Heilnahrung.

Galaktosämie

War ein absolutes Stillhindernis. Galaktose (Zweifachzucker) kann wegen Leberenzymmangel nicht umgebaut werden. Spezialnahrung. Nicht behandeltes Kind leidet an später Gelbsucht, Gedeihstörung, Durchfall und Erbrechen. Dosierte Muttermilchgaben unter ärztlicher Aufsicht sind inzwischen möglich und wertvoll.

Gelbsucht

Stillen ist wichtig. Je nach Schweregrad muss das Kind im Inkubator unter eine spezielle Fotolampe gelegt werden.

Hirnhautentzündung, Meningitis

Stillen ist möglich. Behandlung je nach Zustand des Kindes. Je nach Erreger Anti-

biotika; oft Intensivstation. Berührungsemp-
findlich.

Hydrocephalus (Wasserkopf)
Stillen ist möglich. Behandlung je nach
Zustand, entsprechend der Krankheit und
Operation. Das Kind ist oft schläfrig und
schlaff.

Lippen-Kiefer-Gaumenspalte
Stillen ist möglich. Das Kind braucht jedoch
etwas länger dazu. Es gibt Hilfsmittel, die eine
Spalte überbrücken.

Milchzuckerunverträglichkeit
Nicht stillen in akuter Phase. Spezialnahrung ist
erforderlich. Muttermilch und Enzym Laktase
über Brusternährungsset möglich.

Missbildungen der Atemwege und des Herzens
Stillen ist möglich, je nach Gesundheitszu-
stand. Die Behandlung variiert. Typische
Anzeichen dafür sind Appetitlosigkeit, Blau-
färbung der Haut, Atemnot, schnelles
Ermüden.

Missbildungen des Harnwegs
Stillen ist möglich, je nach Gesundheitszustand
des Kindes. Die Behandlung variiert.

Missbildung des Magen-Darm-Trakts
Stillen ist möglich, je nach Zustand des Kindes. Die Behandlung variiert; zehn Stunden
nach der Operation von Speiseröhre und
Pylorus (Mageneingangpförtner) ist Stillen
möglich.

Mukoviszidose
Stillen ist möglich, je nach Zustand des Kindes.
Diät und Dauermedikation. Das Stillen wird oft
durch Begleiterscheinungen erschwert.

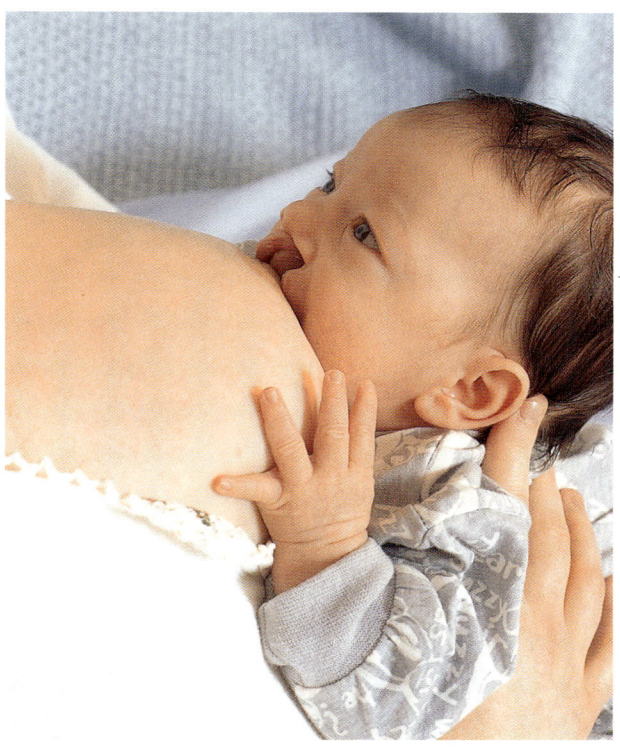

*Das Baby schafft es gut, an die Milch zu
kommen. Es saugt perfekt.*

Phenylketonurie
Teilstillen ist möglich. Diät und Medikamente;
abnorme Erhöhung der essenziellen Aminosäuren kann Probleme bereiten.

Schnupfen, Grippe, Halsentzündung, Mittelohrentzündung
Stillen ist möglich. Die Behandlung variiert.
Erhobene Stillposition; Rückengriff; Mutter-
milch in die Nase geträufelt, macht frei.

Zöliakie (Allergie gegen Klebereiweiß von Getreide)
Mindestens sechs Monate lang ausschließlich
stillen. Lebenslang glutenfreie Ernährung: kein
Weizen, Roggen, Hafer, Gerste, dafür Reis,
Mais, Hirse.

Wenn Ihr Baby häufig schreit

Babys äußern ihren Unmut und ihr Unwohlsein durch Schreien. Dies ist immer der Hinweis, dass das Baby ein Bedürfnis hat. Herauszufinden was es ist, kann manchmal eine große Herausforderung sein. Manche Babys schreien regelmäßig in den Abendstunden. Das Baby kann sich nur durch Schreien äußern, sei es, dass es hungrig ist, Schmerzen hat, getragen werden möchte, sich nicht wohl fühlt oder übermüdet ist. Sie werden schnell lernen, die unterschiedlichen Botschaften, die hinter dem Schreien stecken, zu erkennen.

Ein schreiendes Baby kann Sie zur Verzweiflung bringen und es ist ganz wichtig, dass Sie versuchen herauszufinden, warum das Baby schreit. Auch den Kinderarzt können Sie in diese Ursachensuche mit einbeziehen. Versuchen Sie, Hilfe und Entlastung bei der Betreuung des Kindes zu bekommen, damit Sie neue Energie auftanken können. Vielleicht kann die Oma oder eine Freundin das schreiende Baby spazieren fahren, während Sie sich etwas ausruhen. Unter Umständen hilft es auch einfach, wenn Sie selbst das Baby in den Kinderwagen packen und eine Runde fahren. Manche Babys wollen einfach nur etwas Abwechslung und Anregung.

Wachstumsschub

Vielleicht hatten Sie bisher ein ruhiges Baby und plötzlich fängt es an, ständig an die Brust zu wollen und schreit. Wenn das Baby wächst, braucht es mehr Nahrung. Es will häufiger trinken, um das Milchangebot zu erhöhen. Oft entsteht so ein Wachstumsschub um den zehnten Tag herum und dann nochmals nach sechs und zwölf Wochen.

Was tun?

• Gönnen Sie sich Ruhe und legen Sie das Baby so oft es möchte an. Nach ein paar Tagen hat sich das Milchangebot auf den Mehrbedarf eingestellt.
• Achten Sie darauf, dass Sie genug essen und nach Durst trinken.

Allergie auf Nahrungsmittel

Es ist wichtig, sich ausgewogen zu ernähren. Nur wenige Substanzen aus der Nahrung gehen in die Muttermilch über. Sie sollten in der Stillzeit darauf achten, dass Sie das essen, was Ihnen gut tut und während der Schwangerschaft schon geschmeckt hat. Babys reagieren selten auf Nahrungsmittel, die sie schon über den Genuss des Fruchtwassers kennen gelernt haben. Wenn Sie oder Ihr Partner eine Nahrungsmittelallergie haben, sollten Sie auf die allergieauslösenden Nahrungsmittel verzichten. Hier kann es sein, dass Ihr Baby ebenfalls empfindlich reagiert und zum Beispiel eine Allergie auf Fremdeiweiß entwickelt.

Genussmittel

Wenn Sie viel Tee, Kaffee oder Cola trinken, geht das Koffein in die Muttermilch über und die Folge ist ein schreiendes, unruhiges Baby. Die gleiche Reaktion erfolgt auf Nikotin. Wenn Sie auf diese Genussmittel nicht verzichten können oder wollen, trinken Sie diese am besten nach der Stillmahlzeit, dann baut sich bis zur nächsten Mahlzeit ein Teil wieder ab.

Koliken

Manches Baby schreit, und wenn Sie es anlegen wollen, schreit es weiter und wendet sich ab.

Vielleicht zieht das Baby die Beinchen an, verkrampft sich, wird rot und ist aufgeregt. Sie haben den Eindruck, das Baby hat Blähungen. Oft tritt dieses Phänomen in den ersten drei Monaten auf. Man geht davon aus, dass der Magen-Darm-Trakt noch nicht ausgereift ist.

Babys reagieren auf Nahrungs- und Genussmittel, aber auch auf ihr Umfeld. Stress und Unruhe spüren sie ganz genau. Falls dies der Grund für ihr Weinen ist, versuchen Sie, dem Kind wieder zur Ruhe zu verhelfen.

Was hilft?

- Tragen im Tragetuch
- Wärme (eine Wärmflasche, ein Wollhemd, ein warmes Bad)
- Bauchmassage (Massieren Sie im Uhrzeigersinn rund um den Bauchnabelbereich mit einem Fenchel-Anis-Kümmelöl für Babys)
- Ein warmes Kirschkern-, Hirse oder Dinkelspelzsäckchen
- Trinken Sie Fencheltee, Kümmeltee oder eine Mischung aus Fenchel, Anis, Kümmel, Koriander und Dill. Die Substanzen gehen in die Muttermilch über und helfen so dem Baby, Blähungen zu lösen.
- Legen Sie das Baby in einer aufrechten Position an, damit es weniger Luft schluckt und die herausschießende Milch abfließen kann.

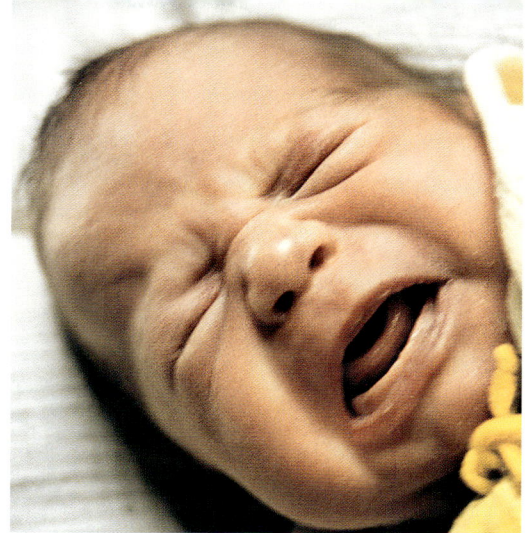

Babys schreien, um sich mitzuteilen.

- Achten Sie darauf, dass das Baby die Brust richtig erfasst und effektiv saugt.

Blähungen lösen

1. Legen Sie das Baby über Ihren Unterarm und massieren Sie seinen Rücken.
2. Setzen Sie das Baby auf Ihren Schoß, sein Rücken lehnt an Ihrem Bauch und massieren Sie mit Ihren Händen den Bauch des Babys.
3. Halten Sie das Baby in aufrechter Position, sodass sein Brustkorb auf Ihrem Brustkorb liegt, oder legen Sie es über Ihre Schulter und streichen Sie über seinen Rücken.
4. Legen Sie das Baby mit dem Bauch über Ihren Oberschenkel. Heben Sie den Po leicht an und bewegen Sie das Baby sanft von rechts nach links.

Geborgenheit

Der Bedarf an Geborgenheit ist sehr unterschiedlich ausgeprägt. Es gibt Babys, die brauchen besonders intensiven Körperkontakt und die Wärme des Körpers ihrer Mutter. Sie sehnen sich nach der innigen Verbundenheit, wie sie im Mutterleib bestand, zurück. Nehmen Sie das Baby zu sich ins Bett, tragen Sie es in einem Tragetuch, achten Sie darauf, dass es immer die Möglichkeit hat, Augenkontakt zu Ihnen zu halten – so wird es weniger schreien.

Gewichts- entwicklung und Gedeihstörungen

Die stetige Gewichtszunahme eines Säuglings ist ein wichtiges Kriterium dafür, ob er genug Milch trinkt. Ob ein Kind schnell zunimmt oder langsam, ob es schwer oder leicht ist, hängt von seiner Veranlagung, seiner Gesundheit und seiner Ernährung ab. Babys wachsen und entwickeln sich unterschiedlich. Es scheint, dass Wachstumsschübe neue Entwicklungsschritte einleiten. Gewichtszunahme, Längenwachstum und motorische Entwicklung stehen in engem Zusammenhang. Die Kontrolle über die großen Muskeln erfolgt vor der Entwicklung der Feinmotorik. Das Kind kann eher mit der Hand winken, als nach einem Gegenstand greifen.

Die momentan gültigen Wachstumskurven zeigen überwiegend die Entwicklung von Flaschenkindern. Es gibt Untersuchungen darüber, dass die Wachstumskurve eines ausschließlich gestillten Kindes von dieser »Norm« abweicht, wobei diskutiert wird, ob Flaschenkinder früher nicht schlicht und ergreifend überernährt wurden.

Gestillte Kinder wachsen in den ersten Monaten gleich schnell wie Flaschenkinder, dann beginnen Flaschenkinder schneller, an Gewicht zuzulegen. Mit Zahlen belegt bedeutet dies: Ein gestilltes Kind nimmt im ersten Monat pro Tag durchschnittlich 34,5 g zu. Ein Flaschenkind 34,4 g.

Im vierten Lebensmonat liegt die Gewichtszunahme beim ausschließlich gestillten Kind bei 18,7 g pro Tag, beim flaschengefütterten Kind bei 23 g pro Tag. Das bedeutet, um den vierten Monat herum nimmt das ausschließlich gestillte Baby weniger Milch auf, wertet diese aber effizient aus.

Nimmt mein Baby genug zu?

In der ersten Woche verliert das Baby bis zu 10 % vom Geburtsgewicht. Dies sollte aber innerhalb der ersten zwei bis drei Wochen wieder erreicht werden. Es ist daher sinnvoll, das Gewicht regelmäßig zu kontrollieren.

Die Gewichtszunahme sollte in den ersten vier Monaten mindestens 125 g pro Woche betragen. Das entspricht der WHO-Empfehlung von durchschnittlich 500 g pro Monat. Danach ist es durchaus in Ordnung, wenn das Kind 80 g pro Woche und mehr zunimmt. Das Baby kann auch mal in einer Woche weniger zunehmen und dafür in der nächsten mehr.

Wenn es nach Appetit isst, kann die Zunahme nicht genormt werden. Nach fünf bis sechs Monaten hat sich das Geburtsgewicht in der Regel verdoppelt, nach zwölf Monaten verdreifacht.

In einer amerikanischen Studie wurden Wachstumskurven von flaschenernährten Säuglingen mit denen ausschließlich gestillter Kinder verglichen. Das Ergebnis war: Brustkinder nehmen erst sehr schnell zu, später langsamer als Flaschenkinder. Zwischen dem sechsten und zwölften Monat sind Brustkinder leichter als Flaschenkinder, dies wird aber bis zum 18. Monat ausgeglichen. Die Aufnahme der Milchmenge ist individuell sehr unterschiedlich. Es wurde festgestellt, dass die Brust nie komplett leer getrunken wird. Eine Restmenge von ca. 15–40 % wurde ermittelt. Brustkinder bestimmen selbst, wie viel sie zu sich nehmen wollen. Ausschließlich gestille Kinder entwickeln sich in der Regel hervorragend. Das Längenwachstum und die Zunahme der Kopfgröße sollten im richtigen Verhältnis zur Gewichtszunahme stehen. Bei einem Längenwachstum von ca. 2,5 cm pro Monat sollte der Kopfumfang ca. 1,2 cm pro Monat zunehmen.

Richtwerte für die tägliche Gewichtszunahme

Alter des Kindes*	Durchschnittliche tägliche Gewichtszunahme	Empfohlene tägliche Kalorienmenge
0–3 Monate	26–31 g	108 kcal/kg
3–6 Monate	17–18 g	108 kcal/kg
6–9 Monate	12–13 g	98 kcal/kg
9–12 Monate	9 g	98 kcal/kg

*(Ausgang von gesunden Termin geb. Neugeborenen)

Diese Übersicht zeigt die Spannbreite. Kinder unter 2500 g nehmen weniger pro Tag zu. Und auch hier gibt es Abweichungen nach oben und unten, vorausgesetzt das Kind entwickelt sich gut. Gewicht und Körpergröße sind genetisch festgelegt. Kleine schmächtige Eltern haben in der Regel keinen langen Riesen. Auch kulturelle Einflüsse prägen Gewichtszunahme und Längenwachstum. So sind tamilische Kinder in der Regel kleiner und leichter als deutsche Kinder.

Das langsam wachsende Kind

Darunter versteht man Kinder, die an der Untergrenze der Gewichtskurve liegen, aber stetig zunehmen und deren Kurve sich im gleichen Verhältnis fortführen lässt. Proportional stimmen Längenwachstum, Kopfwachstum und Gewichtsentwicklung überein. Die Entwicklung des Kindes entspricht der Norm.

Gewichtsentwicklung oder Gedeihstörung?

Kind mit langsamer Gewichtszunahme

- Gesundes munteres Aussehen
- Guter Muskeltonus
- Gute Hautspannung
- Mindestens sechs nasse Windeln pro Tag
- Heller, dünner Urin
- Stuhlgang sämig (wenn selten, dann voluminös und weich)
- Mindestens acht Stillmahlzeiten innerhalb von 24 Stunden, Dauer pro Mahlzeit ca. 20 Minuten
- Gut funktionierender Milchspendereflex
- Langsame, aber stetige Gewichtszunahme

Gedeihstörung

- Apathisch oder weinend
- Schlaffer Muskeltonus
- Schlechte Hautspannung
- Wenige nasse Windeln
- Urin dunkel gefärbt, riecht stark (konzentriert)
- Stuhlgang selten, spärlich

- Weniger als acht Mahlzeiten, oft von kurzer Dauer
- Milchspendereflex problematisch
- Gewichtszunahme wechselhaft

Das Kind gedeiht nicht

Wenn das Baby sein Geburtsgewicht nach drei Wochen nicht wiedererreicht hat, es unterhalb der dritten Perzentile der Gewichtskurve liegt, besteht der Verdacht, dass eine Gedeihstörung vorliegt. Eine Gedeihstörung kann sich langsam, schleichend entwickeln oder akut auftreten. **Vorbeugung:** In den ersten vier Wochen, bis die Milchbildung sich auf den Bedarf des Kindes eingestellt hat, sollten Sie das Baby einmal in der Woche morgens vor dem Stillen nackt wiegen. Wenn es in der einen Woche zu wenig zunimmt, kann es sein, dass es in der nächsten mehr zunimmt. Sie sollten das aber kontrollieren.

Akute Gedeihstörung

Eine akute Gedeihstörung tritt auf, wenn das Baby einen Infekt hat, hohes Fieber, Durchfall, Erbrechen und dadurch viel Flüssigkeit verliert. Aber auch ein schläfriges, sehr ruhiges Baby muss gut überwacht werden. Wenn ein Kind krank aussieht, schläfrig ist, erbricht, an Durchfall leidet, wenige nasse Windeln hat, ausgetrocknet aussieht, wenn die Augen tief liegen, Mund und Zunge trocken und rissig sind, die Atmung schneller als sonst, die Fontanelle eingezogen und eine deutliche Gewichtsabnahme festzustellen ist, geht es dem Kind schlecht.

Was tun?

- Sofort den Kinderarzt aufsuchen und eine Stillberaterin oder Hebamme kontaktieren.
- Es ist wichtig zu prüfen, ob das Kind korrekt saugt und ausreichend an Muttermilch kommt.
- In der Regel benötigt das Baby sofort Flüssigkeit, eventuell Elekrolyte.

Wenn es nicht gut an der Brust saugt, ist es notwendig, abzupumpen und die Milch zu sondieren bzw. mit der Flasche zu geben.

Wenn das Kind massiv Gewicht verloren hat und ausgetrocknet ist, ist ein Aufenthalt in der Kinderklinik notwendig bis die kritische Phase überstanden ist.

Langsam schleichende Gedeihstörung

Diese Form ist tückisch, denn Sie bemerken sie schlechter. Gerade die ersten vier Wochen sind besonders gefährlich. Nicht immer melden sich Kinder lautstark, wenn es ihnen nicht gut geht. Wenn Sie also ein ruhiges, schläfriges Baby haben, das nachts zwölf Stunden durchschläft, weniger als sechs Mahlzeiten zu sich nimmt, dann sollten Sie das Gewicht kontrollieren. Nimmt Ihr Kind gut zu, darf es so lange schlafen. Nimmt es nicht genug zu, müssen Sie es drei- bis vierstündlich wecken und stillen.

Manchmal liegt der Grund für das Nichtgedeihen im »Stillmanagement«. Ein Baby, das die Brust nicht richtig erfasst, saugt nicht effektiv und bekommt nicht ausreichend von der kalorienreichen Hintermilch.

Ein Baby, das mit Stillhütchen gestillt wird, muss dieses korrekt erfassen und darf nicht nur darauf herumkauen. Erfasst es das Stillhütchen nicht korrekt, kann es nicht ausreichend an Muttermilch gelangen. Es kann auch zu einer Balancestörung von Vorder- und Hintermilch führen, wenn Sie das Baby an einer Seite nicht fertig trinken lassen, sondern lösen und an der anderen anlegen.

Mögliche Ursachen für Gedeihstörungen:

Fehler bei der Stillhandhabung

- Unterbrechen Sie die Stillmahlzeit nicht. Das Kind soll so oft und so lange es will an einer

Seite trinken. Lassen Sie ihm Zeit dabei.

- Wenn das Kind zu warm angezogen ist und es auch noch heiß im Raum ist, saugt es schlecht und wird schläfrig. Ziehen Sie es aus, wecken Sie es auf, indem Sie seine Fußsohlen massieren.
- Legen Sie das Baby auch nachts an. Meist schlafen Säuglinge erst nach sechs Wochen länger als vier Stunden am Stück.
- Keinen Schnuller geben. Der Schnuller verhindert, dass das Baby an der Brust saugt, er beruhigt es und zögert hinaus, dass das Kind die Brust verlangt.
- Keine Zufütterung von Flüssigkeit und zusätzlicher Nahrung, lieber häufig anlegen.

Zusätzliches Abpumpen kann Ihnen helfen, Ihr Milchangebot zu erhöhen, denn wenn das Baby zu wenig Milch an der Brust trinkt bzw. nicht richtig saugt, stellt sich der Bedarf nicht auf die eigentlich erforderliche Milchmenge ein. Falls Sie mit Stillhütchen stillen, überprüfen Sie, ob das Baby genug in den Mund nimmt und effektiv und korrekt saugt und schluckt.

Fehler beim Saugverhalten

- Das Kind hat die Augen beim Saugen geschlossen. Es schläft tief und fest. Wecken Sie das Baby auf, indem Sie es ausziehen, die Füße massieren oder wickeln.
- Wenn Sie das Gefühl haben, das Kind trinkt nur ein paar Schlucke, schläft dann wieder ein oder nuckelt nur noch, sollten Sie es von der Brust lösen und an der anderen Seite ansetzen oder die Anlegeposition wechseln (zum Beispiel erst Wiegehaltung, dann Rücklingsstillen).
- Wenn das Baby korrekt saugt, wird es nicht so oft trinken wollen, da es ausreichend Kalorien zu sich nimmt. Will es jede Stunde an die Brust, sollten Sie überprüfen, warum es nicht richtig saugt.
- Das Baby ist nach der Mahlzeit unzufrieden. Sie können abgepumpte Muttermilch mit dem

Becher nachfüttern. Aber auch das Brusternährungsset kann helfen, dass das Baby zusätzliche Nahrung bekommt, ohne saugverwirrt zu werden. Dadurch wird die Brust auch mehr stimuliert und die Milchbildung erhöht.

- Wenn das Kind nachts durchschläft, wecken Sie es und legen Sie es auch nachts alle drei bis vier Stunden an.

Probleme beim Kind

Folgende Erkrankungen können eine schlechte Gewichtszunahme mit sich bringen: Stoffwechselerkrankungen (Mukoviszidose), neurologische Störungen, Downsyndrom, Herzfehler, Lippen-Kiefer-Gaumenspalte (siehe auch Seite 165f.).

Neurologische-motorische Störungen (Hypo-/Hypertonie)

Das Kind hat aufgrund des schlechten Muskeltonus Probleme, Saugen und Schlucken zu koordinieren. Eine aufrechte Stillposition und das Unterstützen mit dem DanCer-Griff können helfen. Lösen Sie den Milchspendereflex vor dem Anlegen aus, damit das Kind gleich einen Erfolg beim Trinken hat. Vielleicht hilft es auch die Brust anzupumpen, sodass die Milch schneller fließt. Eine Zufütterung mithilfe von Brusternährungsset oder Becher ist aufgrund der Saugschwäche oft erforderlich.

Spastik (Hypertonie)

Ein überaktives, unruhiges oder auch verkrampftes Baby lässt sich oft besser anlegen, wenn es die Möglichkeit erhält, eine optimale Körperhaltung und Muskelspannung zu erzielen. Das kann man durch das »Bündeln« unterstützen. Verschränken Sie die Arme des Babys über dem Brustkorb, auch die Beine werden aneinander gelegt. Dann wird das Baby in ein Tuch eingebunden (siehe Seite 147).

Medikamente einnehmen in der Stillzeit?

Jede Einnahme von Medikamenten in der Stillzeit sollte mit dem Arzt besprochen werden. Bei der Verordnung eines Präparates muss darauf geachtet werden, ob die Substanzen muttermilchgängig sind und ob Nebeneffekte bekannt sind. Es gibt eine ganze Anzahl von Medikamenten, bei deren Einnahme eine Mutter weiterstillen kann. Eine Einzeldosis ist in der Regel weniger gefährlich als eine Dauermedikation. Holen Sie auf jeden Fall einen fachkundigen Rat ein.

Bei jeder Medikamenteneinnahme sollten Sie Ihr Baby gut beobachten. Folgende Anzeichen können darauf hinweisen, dass Ihr Kind auf das Medikament reagiert. Es ist im Gegensatz zu früher nervös, aufgeregt, hat Koliken oder es ist sehr schläfrig, trinkt anders, hat einen Hautausschlag, einen Windelausschlag, Magen-Darm-Beschwerden, verliert an Gewicht, nimmt schlecht zu, atmet anders, die Haut verfärbt sich oder es entwickelt sich eine Gelbsucht.

Wenn wegen der Medikamente nicht gestillt werden kann

Falls Sie einige Tage lang ein Präparat einnehmen müssen, bei dem Sie nicht weiterstillen können und bei dem es keine stillfreundliche Alternative gibt, heißt das nicht, dass Sie abstillen müssen.

Pumpen Sie dann so oft, wie das Kind sonst gestillt würde, Muttermilch ab, um die Milchproduktion aufrechtzuerhalten, und schütten Sie die Muttermilch weg. Je nach Halbwertszeit des Präparates können Sie das Kind einige Stunden bzw. Tage nach der Einnahme der letzten Medikamentendosis wieder anlegen.

Bei folgenden Medikamentengruppen dürfen Sie auf keinen Fall stillen:

- Immunsuppressiva
- Zytostatika
- Radioaktive Substanzen

Medikamente auf alle Fälle mit dem Arzt absprechen

In der nachfolgenden Medikamentenzusammenstellung wird auf die gängigsten Wirkstoffe und Präparate eingegangen. Soweit bisher Forschungsergebnisse vorliegen, sind diese mit eingearbeitet. Bislang liegt wenig deutsche Literatur vor.

Auch hier gibt es jedes Jahr neue Erkenntnisse. Daher sollten Sie auf alle Fälle die Medikation immer mit Ihrem Arzt absprechen.

Antiinfektive (Entzündungsbekämpfung)

Antibiotika

Geht das Medikament in die Muttermilch über, kann die kindliche Darmflora zerstört werden. Daher sollte das Kind auf Nebenwirkungen hin gut beobachtet werden:

- Zerstörung der Darmflora (Durchfall)
- Sensibilisierung (Allergie, Hautausschlag)
- Entwicklung resistenter Keime
- Verminderung der Abwehrkräfte (Pilzinfektion, Windelausschlag)

Treten solche Nebeneffekte auf, sollte ein alternatives Präparat gewählt werden.

Penicillinderivate

- Stillen ist uneingeschränkt möglich
- Tritt eine allergische Reaktion auf, Alternativpräparat wählen

Präparat und Wirkstoff aufschreiben, damit das Kind künftig bei Bedarf Alternativen erhält. Folgende Wirkstoffe sind möglich:

- Wirkstoff: Amoxicillin (Augmentin®, Clamoxyl®)
- Wirkstoff: Ampicillin (Binotal®)
- Wirkstoff: Benzathine, Benzylpenicillin (Penicillin G®)
- Wirkstoff: Dicloxacillin (Dichlor Stapenor®, Stapenor®, Stapyhlex®)
- Wirkstoff: Piperacillin (Pipril®)

Aminoglykosid-Antibiotika

Können in der Stillzeit eingenommen werden, erscheinen nur minimal in der Muttermilch. Folgende Wirkstoffe/Präparate können empfohlen werden:

- Wirkstoff: Gentamycin (Refobacin®)
- Wirkstoff: Tobramycin (Gernebcin®)
- Wirkstoff: Streptomycin, Amikacin (Biklin®)

Nur in Ausnahmefällen erlaubt, somit generell kontraindiziert in der Stillzeit sind:

- Wirkstoff: Tetrazycline (Vibramycin®, Doxy-Wolff®) Das in der Muttermilch enthaltene Kalzium deaktiviert zum Teil die Substanz. Diskutiert werden bei den Tetrazyclinen Zahnschäden und Zahnverfärbungen.

Absolut kontraindiziert und in den ersten Wochen mit dem Stillen unvereinbar sind:

- Wirkstoff: Chloramphenicol (Paraxin®, Chloramsaar®)
- Wirkstoff: Sulfonamide/Trimethoprim (Bactrim®, Co-Trimoxacol®, Eusaprim®, Bactoreduct®)
- Wirkstoff: Nalidixinsäure/Gyrase-Hemmstoffe (Nogram®, Ciprobay®, Tarivid®)
- Wirkstoff: Metronidazol (Clont®, Arilin®, Flagyl®)

Anästhetika (Narkosemittel)

Wenn eine Narkose durchgeführt werden muss, sollte die Mutter vorher einen Muttermilchvorrat durch Abpumpen anlegen, damit die Zeit, bis das Narkosemittel sich abgebaut hat, überbrückt werden kann.

Folgende allgemeine Narkosemittel und Sauerstoff sind mit dem Stillen vereinbar: Äther (Äther zur Narkose®), Halothane (Fluothane®, Halothan Höchst®), Ketamine (Ketanest®), Lachgas (Stickoxydul Höchst®), Thiopental (Trapanal®, Penthothal®). Thiopentale sind muttermilchgängig, haben aber eine sehr kurze Halbwertszeit und sind daher unbedenklich.

Lokalanästhetika

Bei einmaliger Anwendung können alle Präparate bis auf die den Wirkstoff Prilocain enthaltenden (zum Beispiel Xylonest®) verwendet werden.

**Lidocain (Xylocain®) und Bupivacaine
(Bupivacain®, Carbostesin®)**

Sind nur minimal in der Muttermilch nachweisbar; können verwendet werden. Die zusätzliche Gabe von Adrenalin wirkt einem Übergang in die Muttermilch entgegen.

Präoperative Medikation

- Atropine (Atropin®): stillen möglich; Nebeneffekte beim Kind beobachten
- Chloralhydrat (Chloraldurat®): einmalige Gabe möglich; auf Kind achten wegen Schläfrigkeit
- Diazepam (Valium®, Diazepam ratiopharm®): einmalige Dosis in Verbindung mit Stillen möglich; Kind gut beobachten wegen möglicher Nebeneffekte
- Morphine: einmalige Gabe trotz Stillen möglich; Kind gut beobachten
- Promethazine (Atosil®): einmalige Gabe in Verbindung mit dem Stillen möglich; Kind gut beobachten.

Herz-Kreislauf-Mittel

Digitalis

Stillen ist uneingeschränkt möglich bei:
- Wirkstoff: Digitalis (Lanicor®)
- Wirkstoff: Methyldigoxin (Lanitop®)
- Wirkstoff: Acetyldigoxin (Novodigal®)

Diuretika

Werden eingesetzt zur Ausschwemmung von eingelagertem Wasser.
- Können Milchbildung negativ beeinflussen.
- Als Nebeneffekt beim Kind wurde ein Anstieg des Bilirubins beobachtet, insbesondere bei den Wirkstoffen Furosemid (Lasix®) und Thiazide.

Als gelegentliche Dosis können folgende Präparate eingesetzt werden:
- Wirkstoff: Furosemid (Lasix®)
- Wirkstoff: Hydrochlorthiazid (Esidrix®)
- Wirkstoff: Spironolacton (Aldactone®)

Kontrainidiziert ist Wirkstoff: Chlortalidon (Hygroton®)

Antihypertensiva (Blutdrucksenkende Medikamente)

Auf Nebeneffekte wie Hypoglykämie oder Kreislaufsymptome beim Kind achten.
- **Beta-Rezeptorenblocker**

Mit dem Stillen zu vereinbaren sind:
- Wirkstoff: Labetalol (Trandate®)
- Wirkstoff: Oxyprenolol (Trasicor®)
- Wirkstoff: Propanolol (Dociton®)
- Wirkstoff: Metoprolol (Lopresor®, Beloc®)
- Wirkstoff: Timolol (Temserin®)
- Wirkstoff: Nadolol (Solgol®)

Kontraindiziert sind:
- Wirkstoff: Sotalol (Sotalex®)
- Wirkstoff: Atenolol (Tenormin®)
- Wirkstoff: Acebutolol (Prent®)
- Wirkstoff: Mepindolol (Corindolan®)

- **Hydralazine**

Unerwünschte Nebenwirkungen wurden bisher nicht beobachtet. Allerdings liegen noch wenig Daten vor.
- Bei Wirkstoff Dihydralazin (Dhyzin®, Nepresol®) ist eine Einnahme in der Stillzeit möglich.

- **Alpha-Methyldopa** Negative Nebenwirkungen liegen nicht vor. Im Gegenteil, es wurde ein positiver Effekt festgestellt. Der Wirkstoff Alpha-Methyldopa (Dopergyt®, Presinol®) führt zu einer vermehrten Prolaktinausscheidung und somit zum Ansteigen der Milchproduktion.

Folgende blutdrucksenkende Mittel sollten nicht verwendet werden:
- Wirkstoff: Clonidin (Catapresan®)
- Wirkstoff: Reserpin (Reserpinsaar®)
- Wirkstoff: Prazosin (Minipress®)
- Wirkstoff: Minoxidil (Lonolox®)
- Wirkstoff: Captopril (Lopirin®)

Antiarrhythmika (gegen Herzrhythmusstörungen)

In der Stillzeit eingenommen werden können folgende Präparate:

- Wirkstoff: Verapamil (Isoptin®)
- Wirkstoff: Diltiazem (Dilzem®)
- Wirkstoff: Nifedipin (Adalat®)
- Wirkstoff: Nintrendepin (Bayotensin®)
- Wirkstoff: Lidocain (Xylocain®)
- Wirkstoff: Mexiletin (Mexitil®)
- Wirkstoff: Chinidin (Chinidin duriles®)

Nicht vereinbar mit dem Stillen und absolut kontraindiziert sind folgende Medikamente:

- Wirkstoff: Procainamid (Procainamid Duriles®)
- Wirkstoff: Disopyramid (Rythmodul®)
- Wirkstoff: Amiodaron (Cordarex®)

Blutdrucksteigernde Medikamente

Dihydroergotamine (Angionorm®, Dihydergot®) können eingenommen werden.

Durchblutungsmittel

Bisher keine Nebenwirkungen bei Einnahme in der Stillzeit bekannt. Gängig sind:

- Wirkstoff: Pentoxyfyllin (Claudicat®, Trental®)
- Wirkstoff: Naftidrofuryl (Nafti ratiopharm®, Dusodril®)

Schmerzmittel

Analgetika (Schmerzmittel), Antipyretika (fiebersenkende Mittel), nicht steroide Antirheumatika

Paracetamol (Benuron®, Treupel Mono®) kann in der Stillzeit unbedenklich eingenommen werden; es wurden bisher keine Nebeneffekte beim Kind beschrieben; die Halbwertszeit in der Muttermilch liegt bei 2,6 Stunden.

Salycylsäurederivate

Aspirin® oder ASS-Ratiopharm® können in der Stillzeit einmalig oder kurzzeitig in niedriger Dosierung eingenommen werden (1,5 g pro Tag). Nebeneffekte beim Kind können auftreten; Gerinnungsstörungen, metabolische Übersäuerung; Halbwertszeit in der Muttermilch über sieben Stunden. Präparate mit dem Wirkstoff Paracetamol sind vorzuziehen!

Nicht steroide Antiphlogistika (Entzündungshemmer)

- Wirkstoff: Ibuprofen (Dolgit®, Aktren®, Gynofug®, Optalidon®)
- Wirkstoff: Flurbiprofen (Froben®)
- Beide Wirkstoffe sind stillverträglich.
- Es sind keine Nebeneffekte beim Kind beobachtet worden.
- Halbwertszeit in der Muttermilch bei Ibuprofen ca. zwei Stunden, bei Flurbiprofen ca. drei Stunden.
- Nicht zu empfehlen sind in dieser Medikamentengruppe die Wirkstoffe Naproxen (Proxen®), Indometacin (Amuno®) und Piroxicam (Felden®)

Opiate zur Schmerzbekämpfung

- Gehen bei einmaliger Dosis in geringer Konzentration in die Muttermilch über, bei mehrmaligen Gaben kann es zu einer Anhäufung kommen.
- Nebeneffekte beim Kind: Atemnot, niedriger Puls oder Zyanose
- Erhält die Mutter während der Entbindung Opiate, kann das Kind schläfrig sein und Probleme beim ersten Anlegen haben.

Pethidine

Einzelgaben von Dolantin® sind möglich. Nebeneffekte beim Kind: Atempausen, Pulsabfall, Zyanose, Schläfrigkeit nach der Geburt, bauen sich langsam ab.

Dextropropoxyphen

Develin®, Fentanyl®, Fentanyl-Janssen® können in Einzelgaben gegeben werden.

Morphine zur Schmerzbekämpfung

Können in Einzeldosen gegeben werden, mehrfache Gabe vermeiden, auf Nebeneffekte beim Kind achten.

Codeine zur Schmerzbekämpfung

Hier gilt das Gleiche wie für Morphine.

Antiallergika, Antiasthmatika, Hustenmittel

Antihistaminika (H1-Blocker)

Diese Präparate werden zur Behandlung allergischer Erkrankungen und gegen Erbrechen eingesetzt. Nebeneffekte beim Kind wurden kaum beobachtet. Wichtig ist hier die Wahl eines Medikaments mit niedriger Halbwertzeit. Empfohlen werden können:

- Wirkstoff: Triprolidin (Pro Actidil®)
- Wirkstoff: Meclozin (Bonamine®)

Es gibt keine Daten zum Übergang in die Muttermilch; die Halbwertszeit im Blutplasma beträgt zwei bis drei Stunden

Antiasthmatika

Diese Medikamente werden zur Behandlung von Asthma und Bronchialkrampf eingesetzt. Folgende Präparate können in der Stillzeit unbedenklich angewendet werden, da die Halbwertszeit kurz (ca. zwei bis drei Stunden) ist und bisher keine Nebeneffekte beim Kind beobachtet wurden.

Bei Inhalation ist der Übergang in die Muttermilch noch geringer als bei oraler Einnahme: Terbutalin (Bricanyl®), Salbutamol (Sultanol®, Broncho Spray®), Fenoterol (Berotec®).
Achtung: nicht überdosieren!

Theophylline

Theophyllinpräparate (Duraphyllin®, Euphyllin®) können in der Stillzeit in Retarddosierung angewendet werden, bei Bedarf zweimal Einzeldosis pro Tag.

Bei Dosierung mit Tropfen, Zäpfchen, Injektionen, Infusionen ist aufgrund höherer Konzentration eventuell eine Stillpause erforderlich.

Plasma-Halbwertszeit beim Neugeborenen 15 bis 40 Stunden!

Corticosteroide

In niedriger Dosierung bis maximal 40 mg pro Tag können die folgenden Präparate auch während der Stillzeit eingenommen werden. Ist die Tagesdosis höher, sollte eine Stillpause von vier Stunden nach der Einnahme eingehalten werden.

Prednison (Prednison Dorsch®, Decortin®), Prednisolon (Ultracorten®), Methylprednisolon (Medrate®, Urbason®)

Schleimlöser

In der Stillzeit gut verträglich sind:

- Wirkstoff: Ambroxol; (Expit®, Stas-Hustenlöser®)
- Wirkstoff: Bromhexin; (Bisolvon®, Bromhexin Ratiopharm®)
- Wirkstoff: Acetylcystein (Fluimucil®, ACC®)

Hustenstiller

Medikamente mit dem Wirkstoff Dextromethorphan (Rheila Hustenstiller®, WICK Formel 44®) und Codein (Bronchoforton Codeinsaft®, Tussipect®) sind in Einzelgaben erlaubt. Eingesetzt werden sollten diese nur bei lange anhaltendem, quälendem Husten.

Magen-Darm-Mittel

Abführmittel

Natürliche Mittel wie zum Beispiel Agar Agar, Leinsamen und Kleie sollten bevorzugt werden. Als Nebeneffekt beim Kind kann Durchfall auftreten. Bei folgenden Präparaten / Wirkstoffen wurden keine Nebeneffekte beobachtet, und sie können daher ab und zu in der Stillzeit eingenommen werden:

- Wirkstoff: Senna (Pursenid®, Agiolax®)
- Wirkstoff: Bisacodyl (Dulcolax®, Stadalax®)

Kontraindiziert ist Natriumpicosulfat (Laxoberal®, Rizinus®).

Antacida (gegen Magenübersäuerung, Magengeschwürtherapeutika)

In der Stillzeit sind möglich:

- Wirkstoff: Aluminiumhydroxyd (Aludrox®)
- Wirkstoff: Magnesiumcarbonat (Solugastril®, Maaloxan®)

Absolut kontraindiziert in der Stillzeit sind folgende Medikamente, bei denen sofort abgestillt werden muss, wenn es keine Alternative gibt:

- Wirkstoff: Cimetidin (Tagamet®)
- Wirkstoff: Ranitidin (Sostril®, Zantic®)
- Wirkstoff: Famotidin (Gamor®, Peptul®)
- Wirkstoff: Nizatidin (Gastrax®)

Zur Behandlung von Colitis Ulcerosa; unter Beobachtung eingesetzt, ist stillen erlaubt bei:

- Wirkstoff: Mesalazin (Asacolitin®, Salofalk®)
- Wirkstoff: Olsalazin (Dipentum®)
- Wirkstoff: Salazosulfapyridin (Colo-Pleon®, Azulfidine®)

Magen-Darm-Mittel

Bei Blähungen ist Simethicinon (Sab simplex®, Elugan®) unbedenklich.

Beim Wirkstoff: Metoclopramid (Duraclamid®, Paspertin®) sind Nebeneffekte beim Kind möglich; eventuell Beeinträchtigung der Entwicklung des zentralen Nervensystems; blockiert Dopaminrezeptoren und stimuliert dadurch über Prolaktin die Milchbildung.

Mittel gegen Erbrechen

Wirkstoff Butylscopolamin (Buscopan®) kann beim Stillen eingenommen werden. Kontraindiziert sind alle atropinhaltigen Magenpräparate.

Gegen spezielle Infektionen

Virustatika

Bei den Virustatika ist eine Beeinflussung des kindlichen Immunsystems möglich. Eine Stillpause nach Einnahme ist deshalb erforderlich. Die äußerliche Anwendung mit Salbe bei Herpes simplex mit Aziclovir (Zovirax®) ist möglich.

Tuberkulostatika

- Das Kind bezüglich Nebeneffekten gut beobachten
- Wenn Nebeneffekte, zum Beispiel Bilirubin-Anstieg, beobachtet werden, auf anderes Präparat ausweichen. Ist dies nicht möglich, ist eine Stillpause erforderlich.

Als Wirkstoff kann Streptomycin empfohlen werden. Ebenfalls möglich sind:

- Wirkstoff: Isoniazid (Isozid®)
- Wirkstoff: Pyrazinamide (Pyrafat®)
- Wirkstoff: Rifampizin (Rifa®)
- Wirkstoff: Ethambutol (Myambutol®)

Antimykotika (gegen Pilzerkrankungen)

Folgende Medikamente können in der Stillzeit unbedenklich eingenommen werden:

- Wirkstoff: Nystatin (Nystatin®, Mykundex®, Moronal®)
- Wirkstoff: Miconazole (Daktar®)

Kopfläuse

Behandlung in der Stillzeit mit Wirkstoff Pyrethrumextrakt (Goldgeist forte®) ist möglich. Kontraindiziert ist Wirkstoff Lindan (Jacutin®)!

Gynäkologische Medikamente

Hormone

Einnahme von Wirkstoff Oxytozin (Syntocinon®) ist in der Stillzeit möglich.

Kurzzeitige Gabe von Syntocin-Nasenspray über zwei Tage unterstützt Milchspendereflex und Gebärmutterrückbildung.

Empfängnisverhütung

Niedrig dosierte Kombinationspräparate oder Gestagen-Monopräparate (Minipille) sind in der Stillzeit erlaubt. Beginn der Einnahme frühestens sechs Wochen nach der Entbindung. Nebenwirkungen können auftreten.

Einfluss auf die Milchproduktion: Bei Einnahme von Östrogenen wurde ein Rückgang der Milchproduktion um 42% beobachtet. Der Muttermilchgeschmack verändert sich ebenfalls.

Bei mangelernährten Müttern oder auch bei Müttern mit eingeschränkter Milchbildung ist dies ein drastischer Nebeneffekt. Zu wenig Milch führt zu Gedeihstörungen beim Kind.

Bei folgenden Medikamenten wurde keine Beeinflussung der Milchmenge beobachtet:
- Wirkstoff: Norethisteron (Micronovum®)
- Wirkstoff: Levonorgestrel (Microlut®, Norgestrel®)
- Wirkstoff: Medroxyprogesteron (Clinovir®, Farlutal®)

Kontraindiziert in der Stillzeit ist Wirkstoff: Cyproteronacetat (Diane®)

Sonstige Medikamente

Thyreostatika (Schilddrüsenmedikamente)

Zur Behandlung von Schilddrüsenerkrankungen ist die Einnahme von folgenden Medikamenten mit dem Stillen vereinbar:
- Wirkstoff: L-Thyroxin (Euthyrox®)
- Wirkstoff: Propylthioracil (Propycil®, Thyreostat II®)

Kontraindiziert sind hier:
- Wirkstoff: Thiamazol (Favistan®)
- Wirkstoff: Carbimazol (Neo-Thyreostat®)

Antidiabetika (Insulin)

Gelangt nicht in die Muttermilch; wird auch nicht im Magen-Darm-Trakt aufgenommen. Von daher ist es in der Stillzeit uneingeschränkt einsetzbar. Mütter mit Diabetes mellitus können stillen. Wirkstoff Tolbutamid (Rastinon®) kann eingenommen werden, allerdings sollte man auf Nebeneffekte beim Kind achten (Gelbsucht).

Antiepileptika

Diese Mittel gehen in die Muttermilch über:
- Wirkstoff: Valproinsäure (Convulex®, Ergenyl®) Geringster Übergang in Muttermilch, aber Halbwertszeit von 40 Stunden, bisher keine Nebeneffekte beim Kind bekannt; Stillen uneingeschränkt erlaubt.
- Wirkstoff: Phenyroin (Phenhydan®) Geringer Übergang in Muttermilch; Stillen uneingeschränkt erlaubt.
- Wirkstoff: Carbamezepin (Sirtal®, Tegretal®)
- Wirkstoff: Phenobarbital, Primidon (Mylepsinum®) Stillen ist möglich. Allerdings muss das Kind auf Nebenwirkungen hin gut beobachtet werden; möglich sind: Trinkschwäche, Erbrechen, Müdigkeit.
- Wirkstoff: Barbexaclon (Maliasin®, Clonazepam Rivotril®) Hierbei müssen die Serumkonzentrationen von Mutter und Kind

gut überwacht werden, dann ist Stillen möglich. Nebeneffekte beim Kind: Trinkschwäche, Müdigkeit, Atempausen.

Psychopharmaka

Es sollten nur Mittel mit kurzer Halbwertszeit und geringem Übergang in die Milch verwendet werden.

Benzodiazepine

- Wirkstoff: Lormetazepam (Ergocalm®, Noctamid®) Im Plasma des Kindes nicht nachweisbar; keine Nebeneffekte beobachtet.
- Wirkstoff: Oxazepam (Azutranquil® und Adumbran®) Halbwertszeit 6 bis 25 Stunden; im Plasma des Kindes nicht nachweisbar.
- Wirkstoff: Flunitrazepam (Rohypnol®) Halbwertszeit 9 bis 25 Stunden; ca. 3 % gehen in die Muttermilch über.
- Wirkstoff: Nitrazepam (Novanox®, Mogadan®) Halbwertszeit 18 bis 34 Stunden; im Plasma des Kindes nicht nachweisbar.
- Wirkstoff: Diazepam (Valium®) Halbwertszeit 30 bis 90 Stunden; sollte nicht als Dauermedikation eingesetzt werden, kurzzeitige oder einmalige Dosierung bis 10 mg ist möglich.

Kontrainidiziert sind:

- Wirkstoff: Lorazepam (Tavor®)
- Wirkstoff: Globazam (Frisium®)
- Wirkstoff: Prazepam (Demetrin®)
- Wirkstoff: Bromazepam (Lexotanil®)
- Wirkstoff: Chlomethiazol (Distraneurin®)

Neuroleptika

Eine vorübergehende Anwendung in der Stillzeit ist möglich, wobei die Dosis sehr vorsichtig eingestellt werden muss. Nach Möglichkeit meiden. Als Nebeneffekte beim Kind können Verhaltensauffälligkeiten, Störungen im Bereich des Zentralen Nervensystems, Lethargie sowie Trinkschwäche auftreten. Alle Neuroleptika haben hohe Halbwertszeiten von 12 bis 30 Stunden. Unter ärztlicher Kontrolle ist die Einnahme von folgenden Medikamenten möglich:

- Wirkstoff: Chlorprothixen (Truxal®, Taractan®)
- Wirkstoff: Zuclopenthixol (Sedanxol®)
- Wirkstoff: Flupentixol (Fluanxol®)
- Wirkstoff: Haloperidol (Haldol®)

Kontraindiziert ist Wirkstoff Chlorpromazin (Megaphen®)

Antidepressiva (Mittel gegen Depressionen)

Die Einnahme folgender Medikamente (Trizyklische Antidepressiva) ist in der Stillzeit unter ärztlicher Aufsicht möglich:

- Wirkstoff: Amitriptylin (Euplit®, Saroten®)
- Wirkstoff: Nortriptylin (Nortrilen®)
- Wirkstoff: Imipramin (Tofranil®)
- Wirkstoff: Desipramin (Pertofran®)
- Wirkstoff: Lithium (Lithium Duriles®, Quilonum®) kann nur bei ausgesprochen genauer Beobachtung und Kontrolle der Plasmawerte des Kindes während der Stillzeit eingenommen werden.

Antikoagulantien

(blutverdünnende Medikamente)

- Wirkstoff: Heparin (Calciparin®, Liquemin®, Thrombophob®)
- Wirkstoff: Streptokinase (Streptase®).

Gehen nicht in die Muttermilch über; werden im Magen-Darm-Trakt nicht resorbiert; uneingeschränktes Stillen während der Einnahme ist möglich.

Cumarinderivate

Während einer oralen Behandlung mit den oralen Antikoagulantien Phenoprocoumon (Marcumar) und Warfarin (Coumadin) darf weiter gestillt werden.

Kind erhält eventuell Vitamin-K-Gaben zur Prophylaxe.

Hilfreiche Adressen

Arbeitsgemeinschaft Freier Stillgruppen (AFS) e.V.

Stillgruppen der AFS sind in Deutschland und dem deutschsprachigen Ausland organisiert. Sie bieten Kontakt und Beratung für schwangere und stillende Frauen.

AFS-Geschäftsstelle Deutschland
Rüngsdorfer Straße 17
53173 Bonn
geschaeftsstelle@afs-stillen.de
www.afs-stillen.de

La Leche Liga (LLL) e.V.

Stillgruppen der LLL sind weltweit gleich organisiert und bieten Kontakt und Beratung für schwangere und stillende Frauen. Die LLL ist in den verschiedenen Ländern eigenständig organisiert.

La Leche Liga Deutschland e.V.
Dannenkamp 25
32479 Hille
beratung@lalecheliga.de
www.lalecheliga.de

La Leche Liga Schweiz
Postfach 197
CH–8053 Zürich
info@stillberatung.ch
www.stillberatung.ch

La Leche Liga Österreich
Postfach
A–6240 Rattenberg
lalecheliga@gmx.at
www.lalecheliga.at

Hebammenverbände

Jede Wöchnerin hat per Gesetz ein Anrecht auf Hebammenhilfe. Das bedeutet: Nachsorge täglich bis zum zehnten Tag, bei Bedarf bis zu acht Wochen, darüber hinaus nach ärztlicher Indikation auch länger.

Bund Deutscher Hebammen e.V. (BDH)
Gartenstraße 26
76133 Karlsruhe
info@bdh.de
www.hebammenverband.de

Bund freiberuflicher Hebammen Deutschlands e.V. (BfHD)
Kasseler Straße 1a
60486 Frankfurt/Main
geschaeftstelle@bfhd.de
www.bfhd.de

Schweizerischer Hebammenverband
Flurstraße 26
CH–3000 Bern 22
info@hebamme.ch
www.hebamme.ch

Österreichisches Hebammen-Gremium
Postfach 438
A–1060 Wien
oehg@hebammen.at
www.hebamme.at

Netzwerk der Geburtshäuser – Verein zur Förderung der Idee der Geburtshäuser in Deutschland e.V.
Kasseler Straße 1a
60486 Frankfurt
info@geburtshaus.de
www.geburtshaus.de

Laktationsberaterinnen

Verband Europäischer Laktationsberaterinnen IBCLC (VELB)
www.velb.org

Berufsverband Deutscher Laktationsberaterinnen IBCLC (BDL) e.V. und Verband Europäischer Laktationsberaterinnen
Saarbrückener Straße 172
38116 Braunschweig
BDL-Sekretariat@t-online.de
www.bdl-stillen.de

Verein der Still- und Laktationsberaterinnen Österreichs IBCLC (VSLÖ)
Lindenstraße 20
A–2362 Biedermannsdorf
info@stillen.at
www.stillen.at

Berufsverband Schweizerische Stillberaterinnen IBCLC (BSS)
BSS Geschäftsstelle
Postfach 686
CH- 3000 Bern 25
office@stillen.ch
www.stillen.ch

Initiative Stillfreundliches Krankenhaus (BFHI)

Die Initiative Stillfreundliches Krankenhaus zeichnet Krankenhäuser auf der ganzen Welt nach den gleichen Qualitätskriterien aus. Über die Websites der einzelnen Länder ist die jeweilige aktuelle Liste der ausgezeichneten Häuser zu finden.

BFHI-Koordination International
www.unicef.org

Verein zur Unterstützung der WHO/
UNICEF-Initiative »Stillfreundliches
Krankenhaus« (BFHI) e.V.
Homburger Straße 22
50969 Köln
info@StillfreundlichesKrankenhaus.de
www.stillfreundlich.de

Schweizerische Stiftung
zur Förderung des Stillens
Franklinstraße 14
CH-8050 Zürich
stiftungstillen@bluewin.ch
www.allaiter.ch

Österreichisches Komitee für
UNICEF
Heitzinger Hauptstraße 55
A-1130 Wien
www.unicef.at

Stillfreundliche Krankenhäuser
Luxemburg
UNICEF Luxemburg
Maryse Lehners über
Initiative Liewensufank
20, rue de Contern
L-5955 Itzig
info@liewensufank.lu
www.liewensufank.lu

Weitere Adressen:
Aktionsgruppe
Babynahrung (AGB) e.V.
Untere-Masch-Straße 21
37073 Göttingen
info@babynahrung.org
www.babynahrung.org

Arbeitsgemeinschaft Allergiekrankes
Kind – Hilfen für Kinder mit Asthma,
Ekzem oder Heuschnupfen e.V.
Nassaustraße 22
35745 Herborn
www.aak.de

Arbeitsgemeinschaft
Gestose-Frauen e.V.
Geldener Straße 45
Postfach 1253
47661 Issum
info@gestose-frauen.de
www.gestose-frauen.de

Bundesverband
»Das frühgeborene Kind« e.V.
Kurhessenstraße 5
60431 Frankfurt/Main
www.frühgeborene.de
www.frühgeborene.ch

Bundeszentrale für gesundheitliche
Aufklärung
Ostmerheimer Straße 220
51109 Köln
poststelle@bzga.de
www.bzga.de

Deutsche Liga für das Kind e.V.
Chausseestraße 17
10115 Bonn
Emailpost@liga-kind.de
www.liga-kind.de

Gesellschaft für Geburtsvorbereitung
(GFG) e.V.
Antwerper Straße 43
13353 Berlin
gfg@gfg-bv.de
www.gfg-bv.de

Gesellschaft zur Erforschung des
plötzlichen Kindstodes (GEPS) e.V.
Rheinstraße 26
30519 Hannover
geps-deutschland@t-online.de
www.geps-online.de
www.schlafumgebung.de

Initiative Regenbogen e.V.
Hauptgeschäftsstelle
In der Schweiz 9
72636 Frickenhausen
BV@initiative-regenbogen.de
www.glueckose-schwangerschaft.de
www.initiative-regenbogen.de

Kindernetzwerk
Das Kindernetzwerk für kranke und
behinderte Kinder und Jugendliche in
der Gesellschaft vermittelt mit seiner
bundesweit einmaligen Datenbank
umfassende Hilfe bei 2000 Erkrankungen und Behinderungen.
    Die Datenbank enthält über 90 000
Adressen, zum Beispiel von Eltern,
Selbsthilfegruppen, Kliniken, Bundes-
verbänden oder Internet-Adressen.

Kindernetzwerk e.V.
Hanauerstraße 15
63739 Aschaffenburg
info@kindernetzwerk.de
www.kindernetzwerk.de

Nationale Stillkommission
Deutschland
Bundesinstitut für Risikobewertung (BfR)
Thielallee 88–92
14195 Berlin
stillkommission@bfr.bund.de
www.bfr.bund.de

Schatten und Licht –
Krise nach der Geburt e.V.
Obere Weinbergstr. 3
86465 Welden
info@schatten-und-licht.de
www.schatten-und-licht.de

Stillpumpen
Medela Medizintechnik GmbH
Postfach 1148
85378 Eching
info@medela.de
www.medela.de

Ardo medical GmbH
(Ameda-Produkte)
Gewerbestraße 74
82211 Herrsching
info@ardomedical.de
www.ardomedical.de

Stillkissen
Theraline
Industriepark Nord 56
53567 Buchholz Ww.
www.theraline.de

Literatur

Anianson, G. et al.: A prospective cohort study on breast-feeding and otitis media Swedish infant. Pediatr Infect Dis J., 1994.

Benkert, B.: Muttermilch im Blickpunkt. Hebammeninfo, 1999

Both, D.: Stillen und Zahngesundheit. Laktation und Stillen, 2003

Chen, A. , Rogan, W. J.: Breastfeeding and the risk of post-neonatal death in the United States. Pediatrics 113, 2004

Cumming, R. G., Klineberg, R. J.: Breast-feeding and other reproductive factors and the risk of hip fractures in elderly Women. International Journal of Epidemiology, 1993

Dewey, K. G., Heinig, M. J., Nommson, L. A. et al: Breastfed infants are leaner than formula-fed infants at one year of age: the DARLING study. Am. Journ. Nutrition, 1993

Dewey, K.G., Heinig, M. J., Nommsen, L. A. et al: Growth of breastfed and formula-fed infants from 0 to 18 months: the DARLING study. Pediatrics, 1992

Dulon, M., Kersting, M.: Stillförderung in Geburtskliniken in Deutschland. Ergebnisse der SuSe Studie in: Deutsche Gesellschaft für Ernährung: Ernährungsbericht 2000

Gonzales, Dr. C.: Mein Kind will nicht essen. La Leche Liga Deutschland, 2002

Escamilla, P. et al: Infant feeding policies in maternity wards and their effect on breastfeeding success: An analytical overview. American Journal of Public Health, Vol. 84, 1994

Frischknecht, K.: Auf den Spuren der Wissenschaft. Laktation und Stillen, 2/2003

Galton Bachran, V. R. et al: Breastfeeding and the risk of hospitalisation for respiratory disease in infancy. A meta-analysis. Arch Pediatric Adolesc Med. 157, 2003

Gerstein, H. C.: Cows milk exposure and type 1 diabetes mellitus. Diabetes Care 17, 1994

Haug-Schnabel, G.: Frühe Suchtprophylaxe – das Angebot des Originals, bevor die Suche nach Ersatz beginnt. Springer, S., (Hrsg). Leipziger Universitätsverlag, 2001

Howie, P.W. et al.: Protective effect of breastfeeding against infection. BMJ 300, 1990

Kerstin, M.: Erwärmung von Säuglingsmilchnahrung und Muttermilch. Gynäkolog. Praxis 25, 2001

Kramer, M. S. et al.: Infant growth and health outcomes associated with 3 compared with 6-month exclusive breastfeeding. Am J. Clin Nutr 78, 2003

Lang, S., Lawrence, C. J.,Orme, J. E.: Sodium in hand expressed and pump expressed human breast milk. Early Hum Dev., 1994

Lang, S.: Cup-feeding: An alternative method of infant feeding. Arch child Dis, 1994

Lawrence, R.: Breastfeeding a guide for the medical profession, 5. Aufl. p. 403-417, Mosby, St. Louis, 1999

Marild, S., Hannsson, S., Jodal, U., Oden, A., Svedberg, K.: Protective effect of breastfeeding against urinary tract infection. Acta Paediatr, February 1, 2004

Marshall, H., Kennell, J. H., Klaus, P. H.: Der Bund fürs Leben. Rowohlt, 1997

Marshall, H., Klaus, P. H.: Das Wunder der ersten Lebenswoche. Kösel, 1998

Meier, P.: Nipple shields for preterm infants: effect of milk transfer and duration of breastfeeding. J. Hum Lact., 2000

Meier, P.: Suck-breathe patterning during bottle and breastfeeding for preterm infants. Royal Society of medicine press, 1996

Mohrbacher N., Stock, J.: Handbuch für die Stillberatung. La Leche Liga, 2000

Nationale Stillkommission: Stillen und Muttermilchernährung, neue Aufl. Bundeszentrale für gesundheitliche Aufklärung, Köln, 2001

Newcomb, P. A. et al: Lactation and a reduced risk of premenopausal breast cancer. New Engl. J Med 330, 1994

Newmann, J.: Breastfeeding problems associated with the early introduction of bottles and pacifiers. J. Human Lactation, 1990

Oddy, W. H. et al.: Maternal asthma, infant feeding and the risk of asthma in childhood. J Allergy Clin Immunol 110, 2002

Palmer, B.: The influence of breastfeeding on the developement of the oral cavity: a commentary. J Hum Lact 14, 1998

Pisacane, A. et al.: Iron status in breastfed infants. J. Pediatrics, 1995

Polatti, F et al.: Bone mineral changes during and after lactation. Obstet Gynecol. 94, 1999

Porter, R. Winberg, J.: Unique salience of maternal breast odors for newborn infants. Neurosci Biobehav. Rev., 1999

Rajan, L.: The impact of obstetric procedures and analgesia/anaesthesia during labour and delivery on breastfeeding. Midwifery, 1994

Righard, L., Alade, M.: Effect of delivery room routines on success of first breastfeed. Lancet, 1990

Righard L., Alade, M.: Sucking Technique and its effect on success of breastfeeding. Birth, 1992

Riordan, J. M.: übersetzt von Both D.: Stillen nach Periduralanästhesie. Laktation und Stillen, 2001

Rocha, N. M., Martinez, F. E., Jorge, S. M.: Cup or bottle for preterm infants: Effect on oxygen saturation, weight gain and breastfeeding. J. Hum. Lact., 2002

Rosenblatt, K. A. et al.: Lactation and the risk of epithelial ovarian cancer – The WHC Colaborative Study of Neoplasia and Steroid Contraceptives. International Journal of Epidemiology, 22, 1993

Sadauskaite-Kuehne, V., Ludvigsson, J., Padaiga, Z., Jasinskiene, E. and Samuelsson, U.: Longer breastfeeding is an independent protective factor against development of type 1 diabetes mellitus in childhood. Diabetis metab Res Rev, March 1, 2004

Spielmann, H., Schaefer, Ch., Vetter, K.: Arzneiverordnung in Schwangerschaft und Stillzeit. 6. Aufl., Gustav Fischer, 2004

Sporleder, E., Nationale Stillkommission: Zufütterungstechniken für gestillte Säuglinge. Bundesinstitut für Risikobewertung, 2003

Springer, S.: Sammlung, Aufbewahrung und Umgang mit abgepumpter Muttermilch für das eigene Kind im Krankenhaus und zu Hause; Empfehlungen der Nationalen Stillkommission, Leipziger Universitätsverlag, 1998

WHO: Kangaroo mother care: a practical guide. Genf, 2003

WHO: Evidence for the ten steps to successful breastfeeding. Genf, 1998

Wilson, A. C. et al.: Relation of infant diet to childhood health: seven year follow-up cohort of children in Dundee infant feeding study. BMJ 316, 1998

Woolridge, M., Baum, J., Drewett, R.: Effect of a traditional and of a new nipple shield on sucking patterns and milk flow. Early Human Dev.,1980

Yamauchi, Y., Yamanouchi, I: The Relationship between Rooming-in, not Rooming-in and breastfeeding. Acta Pädiatrica Scandinavia,1990

Register